H.-J. Haase
Depressionen

Depressionen

Entstehung - Erscheinung - Behandlung

Von

Hans-Joachim Haase

mit 21 Abbildungen, davon 20 mehrfarbig,
und 4 Tabellen

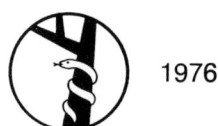 1976

F. K. SCHATTAUER VERLAG · STUTTGART — NEW YORK

Prof. Dr. med. Dr. phil. Hans-Joachim Haase
Ärztlicher Direktor der Pfalzklinik Landeck
6749 Klingenmünster 2

Printed in Germany

Satz, Druck und Einband: Schwetzinger Verlagsdruckerei GmbH

ISBN 3 7945 0475 5

Vorwort

Angesichts der drohenden Gefahren und belastenden Nöte kennzeichnet es die Stärke der Selbsterhaltungstriebe, daß menschliche Lebensentfaltung relativ selten durch Angst und Depressionen langdauernd beeinträchtigt wird. Die depressive Verneinung der gegenwärtigen Situation gehört als vorübergehende Trauerreaktion ebenso zum normalen Leben wie Freude und Hochstimmung. Das Verstricktsein in langdauernde depressive Lebensverneinung liegt meist außerhalb der Norm, entzieht sich dem freien Willen und bedarf der Hilfe und Behandlung.

Die Hilfs- und Behandlungsbedürftigkeit wendet sich an den Fachmann, wenn die depressive Verneinung der gegenwärtigen Situation einhergeht mit der depressiven Selbstverneinung, die mangelnde Lebensbejahung mit der gestörten Selbstbejahung.

Das Verständnis des behandlungsbedürftigen Depressiven ist erschwert, wenn unbewußte Angst- und Schuldreflexe seine Auseinandersetzung mit der Welt behindern.

Das Verständnis des behandlungsbedürftigen Depressiven hat seine Grenzen und ist schließlich unmöglich, wenn seine Depression als letztlich unverständliche depressive Psychose, d. h. als »endomorphe« Depression, auftritt.

In der ärztlichen Praxis häufen sich Depressive mit Körperbeschwerden, die nicht selten vordergründig behandelt werden. Fehlbehandlungen sind häufig, indem bei noch verständlicher Depression Psychopharmaka, insbesondere Antidepressiva verordnet werden, während psychotherapeutische Maßnahmen den Vorrang haben sollten. Auf der anderen Seite werden Leidende mit endomorpher Depression fälschlich nicht mit Antidepressiva, sondern evtl. ausschließlich psychotherapeutisch behandelt. Vermeidbare Selbstmorde sind nicht selten die Folge.

Die Situation wird erschwert, weil die psychotherapeutische Ausbildung der Ärzteschaft noch ganz unzureichend ist und umgekehrt manchen nicht ärztlichen Psychotherapeuten Kenntnisse von den Besonderheiten der nicht mehr verständlichen »endomorphen« Depression fehlen.

Hinzu kommt, daß die Ergebnisse der Psychoanalyse noch nicht ausreichend in die Psychiatrie integriert sind und Psychiatrie und Psychoanalyse nicht selten auf Kosten der Patienten getrennte Wege gehen.

Verfasser hat sich mit beiden Wegen des Verstehens und der Behandlung Depressiver auseinandergesetzt und möchte mit diesem Buch versuchen, eine Brücke zu schlagen, und einem möglichst großen Personenkreis Informationen vermitteln, die ihm unabhängig von seinem Ausbildungsgang zugänglich sein sollen.

Landeck, Oktober 1975   Hans-Joachim Haase

Inhaltsverzeichnis

Vorausgehende Definition zur Einführung

Exomorphe Depression

Die Kennzeichnung exomorph meint, daß eine depressive Verstimmung nicht nur von außen (d. h. exo) entstanden ist bzw. ausgelöst wurde (exogen), sondern auch ihr Erscheinungsbild (μορφη [morphe] = Gestalt) im Hinblick auf diese äußere Auslösung bzw. äußere situative Belastung geprägt ist. Der exomorph Depressive bleibt in seinem Erleben in sinnvoller (wenn auch evtl. verdrängter) Einstellung zur äußeren Situation. Er ist behandlungsbedürftig, weil er im Unterschied zur normalen Trauer nicht nur evtl. durch Schuld- und Angstreflexe in der realistischen Bewältigung der gegenwärtigen Situation beeinträchtigt ist, sondern weil die depressive Wertminderung der äußeren Situation Hand in Hand geht mit der Minderung des Selbstwerterlebens. Die Behandlung der exomorphen Depression setzt den Akzent grundsätzlich auf psychotherapeutische Maßnahmen.

Endomorphe Depression

Die Kennzeichnung endomorph meint, daß eine depressive Verstimmung zwar auch von außen entstanden sein kann bzw. ausgelöst wurde (exogen), daß aber ihr Erscheinungsbild keine sinnvolle und verständliche Beziehung mehr zur evtl. auslösenden Situation hat. Dieses nicht mehr verständliche Erscheinungsbild der endomorphen Depression wird vielmehr von innen heraus (= endogen) bedingt durch die Veranlagung des Erkrankten. Diese Veranlagung umfaßt eingeboren bedingte wie erworbene charakteristische Persönlichkeitseigenschaften. Endomorphe Depressionen können auch unabhängig von äußeren situativen Belastungen auftreten. Die Behandlung setzt den Akzent grundsätzlich während der Erkrankung auf körperliche Behandlungsverfahren (antidepressive Medikamente, Elektroschocks u. a.), ganz gleich, ob die endomorphe Depression durch situative Belastung, d. h. exogen, ausgelöst wurde oder nicht, d. h. endogen in Gang kam. Nach Abklingen der endomorphen Depression ist von Fall zu Fall zu entscheiden, ob eine psychotherapeutische Behandlung der die endomorphe Depression bedingenden Persönlichkeitseigenschaften angezeigt ist.

Begründung der Einführung dieser Begriffe

Wie Verf. bei der Prüfung des Faches Psychiatrie im Staatsexamen einer großen Anzahl angehender Ärzte immer wieder feststellen konnte, setzt der Begriff »endogen« Assoziationen, wie ausschließlich vererbt, angeboren, nicht von außen (exogen) bedingt bzw. ausgelöst.

Die Ideen und Begriffe, mit denen der Therapeut bzw. die Umgebung an den kranken Menschen herantreten, sind oft entscheidend für den Umgang mit ihm. Wie der Depressive »begriffen« wird, wird er behandelt. Der Begriff »endogene Depression« führte vielfach zu einer persönlichkeitsfernen Psychiatrie, wie umgekehrt die besonders in den USA gebräuchliche Terminierung »depressive psychotic reaction« die Besonderheiten endomorpher Depressionen vernachlässigt und damit Raum gibt für unrealistische Erwartungen und Behandlungsweisen.

I. Zur Erscheinungsweise bzw. Symptomatik verständlicher = exomorpher Depressionen

Von der traurigen Verstimmung, die jedem widerfährt, bis zur zwar verständlichen, aber behandlungsbedürftigen Depression finden sich fließende Übergänge. Was jeder bei sich erleben kann, sollte jeder auch beim anderen verstehen können. So ist es verständlich, wenn sich der depressiv Verstimmte mit der Enttäuschung, mit dem Verlust, grübelnd, in Kummer, Gram oder Verzweiflung beschäftigt. Seine Gefühle sind in diesem Sinne motiviert, nachfühlbar. Seine Verstimmung ist einfühlbare Antwort und ist vielfach nicht nur dem Betroffenen selbst verständlich, sondern auch dem Außenstehenden, handelt es sich um das unmittelbar einsichtige Ineinander, etwa eines schweren Verlustes einer nahestehenden Person oder einer Lebensstellung. In diesem Zusammenhang bleibt auch nachfühlbar, daß er seine Lebensenergie, seine Libido, wie es in der Psychoanalyse heißt, in der depressiven Verstimmtheit von der Außenwelt abzieht und sich ganz mit dem auslösenden Ereignis beschäftigt. Er verneint die gegenwärtige Lebenssituation, er kann ihr sogar mit Hilfe von Alkohol oder Narkotika entfliehen, er kann sich im Gram zurückziehen, kann sogar die vitalen Bedürfnisse des täglichen Lebens – Essen, Trinken, Körperpflege – vernachlässigen, doch bleibt er im allgemeinen potentiell leistungsfähig. Er kann seiner Tätigkeit, wenn auch mit vermindertem Interesse, nachgehen. Der Zuspruch ihm Nahestehender vom Trost bis zum »Nimm dich zusammen«, hat hier durchaus seine Möglichkeiten, denn die Fähigkeit sich zu verwirklichen ist nicht im Kern getroffen. Die Arbeit wird und kann verrichtet werden, wenn auch oft lustlos, freudlos, schwunglos, oder aber es kommt zur Flucht in die Arbeit mit verbissenem Einsatz, die als erwünschte Ablenkung empfunden werden kann. Die potentielle Leistungsfähigkeit ist jedoch ganz im Unterschied zur krankhaften, nicht verständlichen = endomorphen (s. u.) Depression im wesentlichen nicht beeinträchtigt und im typischen Fall auf keinen Fall aufgehoben. Wir sehen dabei ab von hysterischen Färbungen im Sinne des Totstellreflexes, des völlig apathischen Resignierens mit evtl. hysterischer Verdrängung im Sinne eines »Die Geister, die ich rief, die werd ich nun nicht los«, die dann auch zur Leistungsunfähigkeit führen können.
Wir sehen auch ab von jenen Neurotikern, bei denen reaktiv im Zusammenhang mit der depressiven Verstimmung Schuld- bzw. Angstreflexe ausgeklinkt werden mit evtl. zwanghaftem Grübeln, die derart von der Realität ablenken und zu einem solchen Leidensdruck führen, daß die Selbstverwirklichung in Tätigkeit vorübergehend ernsthaft beeinträchtigt ist. Es sei nochmals gesagt, der verständlich depressiv Verstimmte, der einer Behandlung

bedarf und dessen Zustand nicht allzusehr durch Angst, Zwangs- bzw. hysterisch-neurotische Symptomatik gefärbt ist, ist in der Lage, sich in Tätigkeit weiterhin zu verwirklichen. Er wird daher auch im allgemeinen sich nur dann einer stationären Behandlung zuführen lassen, wenn Komplikationen des Zustandes mit Flucht aus der Realität durch Mißbrauch von Narkotika oder Alkohol oder einen Suizidversuch oder durch andere neurotische Symptome in eine Sackgasse geführt haben.

Als Beispiel dieser Aufnahmen mit exomorpher Depression und beeinträchtigter Leistungsfähigkeit sei ein 27 Jahre alter, verheirateter Mann erwähnt. Der Patient war als Kind von der Mutter überbehütet und überängstlich erzogen worden und neigte bei Belastungen zu Ausweichreaktionen. Im Rahmen eines Lehrganges war er den bevorstehenden Prüfungen schon wiederholt ausgewichen, indem er sich nicht zum Examen anmeldete, sondern seiner Frau fälschlich berichtete, er habe sich angemeldet. Die Ehefrau drohte nunmehr mit der Scheidung und beschloß, getrennt von ihm zu leben, bis er die Prüfungen bestanden habe. Während er daraufhin allein wohnte, setzten in den Wochen vor Beginn der schriftlichen Arbeiten depressive Verstimmungen ein, in denen er in seiner Leistungsfähigkeit nachließ und resignierte. Der Patient dachte ständig ängstlich-depressiv grübelnd an die bevorstehenden Examina wie an seine von ihm getrennt lebende Frau und das nur wenige Monate alte Kind. Er weinte häufig und betrank sich wiederholt. Noch nach der stationären Aufnahme trank er wiederholt heimlich Alkohol und schrieb flehentliche Briefe an seine Frau, die konsequent bei der Forderung blieb, daß sie nur dann von einer Scheidung absehen würde, wenn er sein Examen durchstehe. Der Bezug zur auslösenden Situation blieb im Unterschied zu den nicht mehr verständlichen = endomorphen Depressionen (s. u.) beim Grübeln dieses Patienten voll erhalten und sinnvoll. Sofern er weniger leistete, entsprach dies der ängstlich-depressiven Verneinung der Prüfungssituation, die zum infantil-hysterisch gefärbten Ausweichen aus der Situation führte.

Eine bei verständlicher exomorpher Depression evtl. beeinträchtigte Leistungsfähigkeit entspricht eher, wie bei diesem Examenskandidaten, einem Nicht-wollen-Können, während es sich beim typisch nicht verständlich = endomorph Depressiven um ein Nicht-Können trotz Wollens handelt (s. u.).
Es heißt, daß bei der verständlichen, behandlungsbedürftigen Depression jene Gefühle betroffen seien, die in den romanischen und ihnen verwandten Sprachen mit der wehen Vorsilbe »des« verbunden sind: despair, désespoir, desolazione, desenganio, desenparo.
Wir wissen, daß je nach Temperament und Persönlichkeit die Depressionen ihre Färbungen haben. Sie mögen gefärbt sein von Selbstmitleid, Selbstbedauern, Selbstanklagen, Minderwertigkeitsgefühlen wie von Mißmut, Unwillen, Reizbarkeit, Ärger und Zorn, die sich sowohl gegen den Betroffenen selbst wie gegen andere richten können. Das letztere steht allerdings zurück wegen der für die abnorm depressiv Reagierenden typischen beeinträchtigten Fähigkeit, gegen andere aggressiv fordernd sein zu können. Wir werden an anderer Stelle auf diese Persönlichkeitseigenschaften zurückkommen. Uns interessiert jetzt hier der Zustand, der die verständlichen = exomorphen Depressionen charakterisiert und wesentlich vom nicht mehr verständlichen = endomorphen Zustand wie aber auch von der normalen Trauer unterscheidet. Die exomorphe Depression hebt sich von der normalen Trauer, der normalen Depression, die gleichsam wie ein Spiegelbild zum Leben gehört wie die Freude, ab durch die Behandlungsbedürftigkeit des Betroffenen.

Der normal Trauernde wird Mitgefühl, Trost, Zuspruch als wohltuend empfinden. Er bedarf nicht selten auch der Hilfe, aber er bedarf nicht der Behandlung. Während er einen Verlust, eine Einbuße depressiv bedauert, hat die Welt für ihn eine Einbuße erfahren, eine Wertminderung. Jedoch er selbst hat keine Wertminderung erfahren. Wie die Freude über ein lebensbereicherndes Geschehen die Lebensfreude erhöht, aber im Normalfall nicht das Selbstbewußtsein, das Selbstwerterleben, so berührt umgekehrt die normale Trauer nicht dieses Selbstwerterleben. Der Übergang von der normalen Trauer zu der behandlungsbedürftigen exomorphen Depression ergibt sich aus der tiefgehenden Beeinträchtigung des exomorph Depressiven, sich selbst bejahen zu können, und der Hemmung, das Leben fordernd gestalten zu können. Während das Nicht-wollen-Können des Examenskandidaten (s. o.) durch Angstreflexe beeinträchtigt sein mag, bilden sein gestörtes Selbstwertgefühl und damit sein unzureichendes Selbstzutrauen zur Lebensbewältigung den Hintergrund und die Basis seiner exomorphen Depression. Während die Selbstbejahung nicht gelingt, kann der Betroffene sich nicht an seinem eigenen Schopf herausziehen und bedarf damit der Behandlung.
Wird der exomorph-depressive Rückzug aus der gegenwärtigen Situation bedingt durch eine akute Einbuße bzw. einen Verlust, so läßt sich die Abgrenzung zum normal depressiven Bedauern und Betrauern wiederum vollziehen, indem Minderungen des Selbstwerterlebens aufgezeigt werden.

Eine 35 Jahre alte, verheiratete Frau liebte platonisch einen verheirateten Mann, der die mehrjährige, von ihrem Ehemann tolerierte Freundschaft plötzlich abbrach. Sie dekompensierte im Sinne einer exomorphen Depression, indem sie Tag und Nacht weinte, nicht schlafen konnte und unruhig in der Wohnung umherlief sowie Suizidideen hatte. Dabei war charakteristisch, daß die Sinnkontinuität ihres Lebens erhalten blieb. Sie dachte nicht nur ständig an diesen Mann, sondern vor allem an ihre Selbstwerteinbuße, die sich besonders auch daraus ergeben hatte, daß er ihr überraschend über einen anderen eine Absage erteilt hatte. Sie fühlte sich mißachtet, überflüssig, wertlos, weil gerade diese Liebe die für ihr Selbstwertleben wesentliche Selbstbestätigung erbracht hatte.

Bei der exomorphen Depression stehen Lebensverneinung und je nach Persönlichkeit mehr oder weniger Selbstverneinung bei normalerweise nicht entscheidend beeinträchtigter Fähigkeit, sich in Tätigkeit weiterhin zu verwirklichen, im Vordergrund. Daher finden wir im Unterschied zur nicht verständlichen = endomorphen Depression einen sehr viel breiteren Fächer von Depressionsfärbungen, geklagten Beschwerden und Symptomen.
So kann der Schlaf entweder erheblich beeinträchtigt sein, indem die Nacht verbracht wird, sich grübelnd mit dem auslösenden Anlaß zu beschäftigen, oder es kann zur Flucht in den Schlaf kommen mit anhaltendem Schlafbedürfnis und auch der Möglichkeit, lange und ausdauernd zu schlafen.
Es können am Tage Müdigkeit, Lustlosigkeit, Adynamie im Vordergrund stehen wie auch forcierter Einsatz. Es mag oft der Rückzug vor der Welt, vor den anderen gesucht werden, wie aber auch die Ablenkung draußen.
Praktisch ist normalerweise jeder Weg zur Flucht aus der verständlichen Depression offen: über Medikamenten- bzw. Alkoholmißbrauch, über den Schlaf bis zur Flucht in die Arbeit wie in das Vergnügen, und von der Flucht

von den anderen weg bis zur Flucht zu den anderen hin. Es kann die ernsthafte depressive Gestimmtheit sogar den Hintergrund für schöpferische Leistungen bieten. Manch bedeutender Künstler gilt als zumindest zeitweise Depressiver (z. B. H. Hesse) oder hat gar Suizid begangen (S. Zweig, K. Tucholsky u. a.); sogar bedeutende Humoristen sind bekannt, die in Überwindung der ernsthaft-depressiv erlebten Hintergrundstimmung sich produktiv humoristisch mit der Welt auseinandersetzten.

Besonders charakteristisch ist für den depressiv Leidenden der Rückzug auf das Körpererleben. Heißt es: »Ich habe einen Körper, und ich bin ein Leib« (Zutt), so erlebt der depressiv Leidende sich mehr und mehr leiblich. Dient dem Gesunden der Körper nur als gegebenes und erstaunlich wenig empfundenes Gehäuse, aus dem heraus er zentrifugal in die Welt hineinlebt und seine Kräfte entfaltet, so wird für den seelisch in Neurose wie in Psychose Unfreien, dabei besonders aber für den depressiv Leidenden, der Körper vielfach mehr und mehr zum Mittelpunkt, der seelische Kräfte gleichsam bindet. So finden sich beim Depressiven Klagen, daß er sich körperlich »bedrückt« fühle.

Die Schwere des Gemütes, die Schwermut, wird auch häufig bei der verständlichen Depression in Armen, Beinen, Brustraum, Kopf, im ganzen Körper oder auch lokalisiert empfunden. Es kann zu Mißempfindungen bis zu Schmerzen, besonders des Kopfes, kommen, und es werden diese leiblichen Beschwerden nicht selten der Anlaß zur vordergründigen und körperlichen Fehlbehandlung. Zunächst noch ein erster Hinweis zum Begriff »verständliche« Depressionen (Weiteres hierzu s. S. 33ff.).

Verständlich meint in unserem Zusammenhang die Erhaltung eines verständlichen Zusammenhanges zwischen Persönlichkeit, auslösender Situation und gegenwärtigem Zustand. Es bleibt die Sinnkontinuität des Lebens (K. Schneider) erhalten.

Wir erinnern an die wichtige Unterscheidung der Begriffe »Verstehen und Erklären«. Psychische Motive werden verstanden, Ursachen erklärt (Dilthey, Jaspers u. a.). Der depressive Rückzug von der Welt, die Beschäftigung mit dem auslösenden Anlaß werden einfühlend verstanden. Es können die Art der Schlafstörungen, die Fluchtreaktionen einfühlend verstanden werden, wie die besondere Färbung der depressiven Verstimmung.

Die Tatsache aber, daß es bei manchen entweder ohne besonderen Anlaß oder auch durchaus verständlich ausgelöst zur krankhaften, nicht mehr verständlichen Depression kommt, entzieht sich nicht nur dem Einfühlen, nicht nur im weiteren Sinne dem Verstehen, sondern bedarf der naturwissenschaftlichen Erklärung. Einer Erklärung, die den Sprung von der Persönlichkeit zur Kategorie des Materiellen vollzieht und sich dann auf Fragen z. B. der evtl. Erbanlage, des gestörten Hirnstoffwechsels und anderes konzentriert. Wir werden auf diese wichtige Frage bei der so häufigen, zunächst verständlichen Auslösung dann doch unverständlicher = endomorpher Depressionen zurückkommen (s. S. 152ff.).

Man muß sich auch klar sein, daß das Verstehen des Sinnzusammenhanges immer mehr mikropsychologischer, d. h. tiefenpsychologisch orientierter

Methodik bedarf, wenn Depressionen bei neurotischen Entwicklungen auftreten und wenn die Ausgeprägtheit der depressiv-neurotischen Persönlichkeitseigenschaften dazu führt, daß für den Außenstehenden anscheinend
ganz unbedeutende Anlässe behandlungsbedürftige Depressionen auslösen,
oder wenn sogar, wie erwähnt, für den Gesunden erfreuliche Ereignisse, wie
eine Beförderung, ein Urlaub, ein Umzug in ein schöneres Haus u. a., zu behandlungsbedürftigen Depressionen führen können. Nunmehr jedoch
kommt es darauf an, den Zustand der nicht verständlichen = endomorphen
Depression zu beschreiben und von der verständlichen Depression abzugrenzen.

Wir werden uns damit einer Aufgabe zuwenden, die um so wichtiger ist, als
mit der Diagnostizierung einer derartigen nicht verständlichen = endomorphen Depression auch eine grundsätzlich andere Behandlungsweise den
Vorrang hat, nämlich die Behandlung mit den sog. körperlichen Behandlungsverfahren, wie Psychopharmaka, vereinzelt auch noch Elektroschock-
behandlungen. Denn das ist das Wesentliche: **Der gegenwärtige Zustand
der Depression entscheidet über die Behandlung, entscheidet, ob die Psychotherapie, das Gespräch, die Beratung den Vorrang haben oder die sog.
körperlichen Behandlungsverfahren. Der Zustand entscheidet über die
gegenwärtige Behandlung und nicht die noch so verständliche Auslösung
einer depressiven Verstimmung.**

II. Erscheinungsweise bzw. Symptomatik der nicht verständlichen Depression = endomorphe Depression

Die nicht verständliche = endomorphe Depression wird in den Lehrbüchern der Psychiatrie auch beschrieben und gekennzeichnet mit folgenden Begriffen: endogene Depression, depressive Psychose, Melancholie, Zyklothymie, vitale Depression, larvierte Depression, endoreaktive Depression, und ist häufig gemeint, wenn von Wochenbettdepression, klimakterischer Depression, Involutionsdepression u. a. gesprochen wird.

Gegenüber der exomorphen, der verständlichen Depression mit ihrer Fülle verschiedener Symptommöglichkeiten schrumpft die Symptomatik bei der nicht verständlichen = endomorphen Depression derart zusammen, daß es für den Geübten meist möglich ist, in wenigen Minuten durch einige gezielte Fragen die Krankheit zu erkennen. Wie es z. B. wegen der vitalen Gefahr wichtig ist, eine akute Baucherkrankung rasch zu erkennen, so ist es auch wichtig, daß nicht nur Nervenärzte, nicht nur praktische Ärzte und Ärzte aller Fachrichtungen, sondern sogar auch Laien über die nicht verständliche = endomorphe Depression informiert sind, denn die Lebensbedrohung ist groß, wenn man bedenkt, daß angenommen werden kann, daß allein in der BRD sich täglich ca. 6 Personen wegen nicht verständlicher Depressionen das Leben nehmen, und zwar oft Personen, die z. B. beim Arzt oder gegenüber ihren Angehörigen ein Einzelsymptom geschildert haben, meist eine körperliche Beschwerde, bei denen aber nicht die nötigen Zusatzfragen gestellt wurden, um die Krankheit zu erkennen und der entsprechenden medikamentösen Behandlung zuzuführen.

Welches sind nun die Beschwerden, und welche Fragen sind zu stellen?

Kommt ein Patient in die Sprechstunde, etwa mit uncharakteristischen Körperbeschwerden oder nicht durchschaubarem Nachlassen der Leistungsfähigkeit oder etwa plötzlichem Einsetzen einer Schlafstörung u. a., so sollte man die folgenden, für die Erkrankung äußerst wichtigen Fragen stellen.

Ihre Kenntnis ist um so wichtiger, als man meist vergebens darauf warten wird, daß der Patient primär über ein Nachlassen der Lebensfreude klagt. Da es im Wesen der Krankheit liegt, daß Personen von ihr befallen werden, die sehr viel von sich verlangen, die meist betont pflichtbewußt sind, leiden sie sehr unter der Beeinträchtigung ihres Könnens oder gar unter dem Nicht-mehr-Können trotz eines Wollens. Der Gedanke, daß dies »nur« wegen einer Depression so sei, ist ihnen oft unerträglich. Sie fühlen sich als vermeintlich körperlich Kranke gegenüber der Beeinträchtigung ihrer Selbstverwirklichung oft entlastet. Hier kommen ihnen ihre Körperbeschwerden entgegen. Aus diesem Grunde werden sie oft beim ersten Auftreten der Erkrankung gehindert, zum Nervenarzt zu gehen, und sind nicht nur bereit, alle möglichen körperlichen Untersuchungen über sich ergehen zu lassen, sondern sogar auch operative Eingriffe und anderes; jedenfalls sofern sie erstmals erkranken, oder sofern sie nicht durch entsprechende Information ausreichende Sachkenntnis über ihre Erkrankung erworben haben. Während es nun kein Einzelsymptom gibt, keine Einzelbeschwerde, deren Klagen bereits zur Erkennung der Erkrankung ausreicht, genügt es doch, wenn die folgenden 6 Fragen überzeugend bejahend beantwortet werden, um die endomorphe Depression zu erkennen. Verf. möchte daher von einem diagnostischen Syndrom ersten Ranges sprechen, das den diagnostischen Einzelsymptomen ersten Ranges (im Sinne von K. Schneider), wie die Erlebnisse des Gemacht-Werdens u. a. bei schizophrenen Psychosen, gegenüberzustellen ist.

Frage 1

| Fällt es Ihnen schwer, sich zu beschäftigen? |

Kommentar bzw. Ergänzungen

Von wenigen Fällen, die ihre beeinträchtigte Fähigkeit, sich selbst zu verwirklichen, verdrängen oder die gar überkompensieren, abgesehen, wird diese Frage meist bejaht. Es fällt den Kranken oft schwer, eine Tätigkeit zu beginnen oder sich überhaupt zu etwas zu entschließen. Zumindest sagen sie, daß sie weniger Schwung bei der Arbeit, bei jeglicher Unternehmung haben. Nimmt die Krankheit schwerere Formen an, so kommt es zu einem völligen Nicht-mehr-Können trotz Wollens, das nicht nur alle Tätigkeiten durchzieht, sondern sogar jegliches Erleben, so daß die Klagen vom Nicht-mehr-arbeiten-Können bis zum Nicht-mehr-essen-Können, Nicht-mehr-schlafen-Können, Nicht-mehr-lesen- oder -fernsehen-Können bis zum Nicht-traurig-sein-, Nicht-weinen-Können reichen.
Fragt man dann z. B. eine Hausfrau, warum sie nicht mehr kochen oder einkaufen könne, hört man die verschiedensten Antworten, die zeigen, daß hier nicht Einzelfunktionen ausfallen, sondern die Gesamtpersönlichkeit.
Die Unfähigkeit kann leiblich geschildert werden, etwa: »Es ist mir, als wenn alle Kraft mich verlassen habe. Der Kopf ist so leer« (58 J., weiblich [w.]), oder »Ich quäle mich durch den ganzen Tag hindurch. Habe das Gefühl, als ob eine Kappe auf meinem Kopf liege und den Kopf einenge«, oder »Ich kann nicht mehr denken, mein Kopf ist so taub« (52 J., w.). Oder »Bei der Arbeit war ich immer naßgeschwitzt. Die Körperkraft hatte nachgelassen, ich wurde sehr vergeßlich« (27 J., w.). »Ich habe das Gefühl, daß ich jeden Augenblick zusammenbreche. Ich kann nicht mehr. Das macht mich so fertig, ich kann gar nicht mehr denken. Ich bin zu nichts mehr fähig, aber das wird immer schlimmer« (54 J., w.).

Andere sprechen mehr von der allgemeinen Schwunglosigkeit oder Unfähigkeit, sich zu entschließen. Unfähigkeit etwa bei der Hausfrau, sich zu entschließen, in ein Geschäft zu gehen oder gar zu kochen. Gehen sie dennoch in ein Geschäft, so klagen sie über Konzentrationsstörungen oder Vergeßlichkeit, oder sie stehen ratlos dem ganzen gegenüber. Umgreifend ist die Tatsache, daß sie gleichsam das Gegenteil sind von dem, was sie vor der Erkrankung waren. Gerade sie, die sonst so fleißig und tüchtig waren, sind in der Persönlichkeitsentfaltung und Selbstverwirklichung beeinträchtigt. Ihr Pflichtgefühl ragt in die Krankheit als quälende Sorge des Müssens, des Nicht-Könnens – trotz Wollens, während der verständlich Depressive eher die gegenwärtige Lebenssituation verneint und potentiell leistungsfähig bleibt.

Nicht selten wird die Beeinträchtigung der Selbstverwirklichung mit der so oft erlebten inneren Unruhe in Zusammenhang gebracht, wenn es z. B. heißt: »Ein Rasen durch den ganzen Körper wie Ameisenlaufen« (44 J., w.), »Irgend etwas ist in meinem Körper völlig verändert, es ist etwas gestört in mir, es ist eine innere Unruhe« (58 J., w.), »Oft habe ich ein Schütteln und Zittern am ganzen Körper« (60 J., w.).

In Ergänzung zur Grundfrage nach der Beschäftigung sind folgende **Zusatzfragen** erfahrungsgemäß oft ergiebig: Wie ist die Konzentration? Können Sie lesen? Wie ist es mit dem Denken? Wie ist es mit dem Schwung und der Freude bei Tätigkeiten? Wie ist es mit dem Interesse an Ihren Hobbies? Während wir auf verschiedenen Abteilungen unserer Klinik die Patienten dazu anregen, in jeder Woche ein Bild zu malen über das, was sie bewegt, ist es charakteristisch, daß die Patienten mit nicht verständlichen = endomorphen Depressionen hierzu in den ersten 1–2 Wochen nach der Aufnahme meist nicht in der Lage sind.

Man quält sie geradezu, wenn man auf dieser kleinen Verpflichtung beharrt, während sie dann mit fortschreitender Besserung nicht selten gern und viele Bilder malen. Nehmen wir zur Illustration die Abb. 1 (S. 12), die Malerei einer 71 Jahre alten Patientin, bei der wir ausnahmsweise zum Bild drängten, obwohl sie sich noch deutlich in einer ausgeprägten endomorphen Depression befand. Sie malt nur eine kurze Wellenlinie und dazu einige grüne Striche, wobei die Farbe Grün die Hoffnung andeuten soll. Dazu schreibt sie unten: »Ich sehe alles schwarz. Die Hoffnung nicht aufgeben.«

Diese Patientin war erstmals im Alter von 34 Jahren und 3 Monaten wegen einer gleichen endomorphen Depression in der Klinik und damals völlig gesund entlassen worden. Sie versorgte dann 37 Jahre ihren Haushalt und blieb frei von Verstimmungen. Sie wohnte gemeinsam im eigenen Haus mit der Tochter und dem Schwiegersohn, der nun vor $1/_2$ Jahr begann, ein eigenes Haus zu bauen. Seit dieser Zeit habe sie Angst, daß sie allein gelassen werde, und es entwickelte sich die zweite endomorphe Depression ihres Lebens.

Eine 46 Jahre alte, verheiratete Hausfrau erkrankte in den vergangenen Jahren wiederholt an endomorphen Depressionen. Sie konnte vor der (3.) stationären Aufnahme zu Hause weder einkaufen noch kochen und war in den ersten 4 Wochen des Klinikaufenthaltes völlig apathisch. Es kam unter dem Einfluß der antidepressiven Medikamente zunächst zu einer deutlichen Besserung, so daß sie aufgeschlossen und aktiv wurde. Nachdem sie schon zwei recht gut komponierte Bilder gemalt hatte, kam es zu einem vorübergehenden schweren Rückfall, indem sie erneut nicht mehr in der Lage war, sich in irgendeiner Form zu verwirklichen. In diesem Stadium malte sie nur einige Linien und schrieb dazu: »Ich kann nicht mehr, zur Zeit geht es nicht gut. Ich fühle mich ernstlich krank.« (Abb. 2).

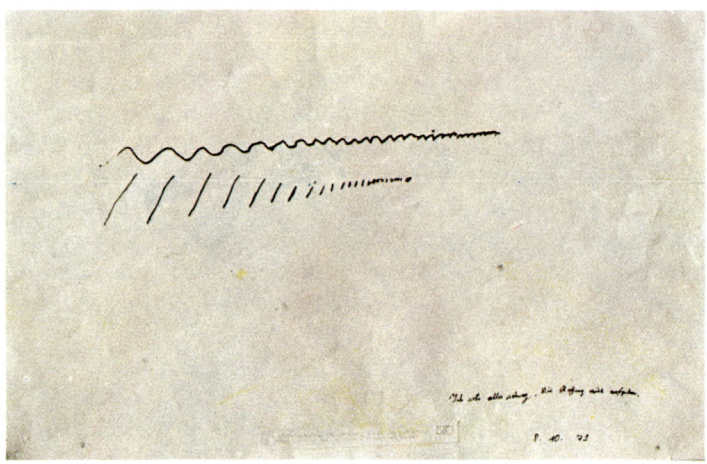

Abb. 1   71 J. alte Patientin, Witwe, eine Tochter; endomorphe Depression. Subjektive Bewertungsnote: 6. »Ich sehe alles schwarz. Die Hoffnung nicht aufgeben.«

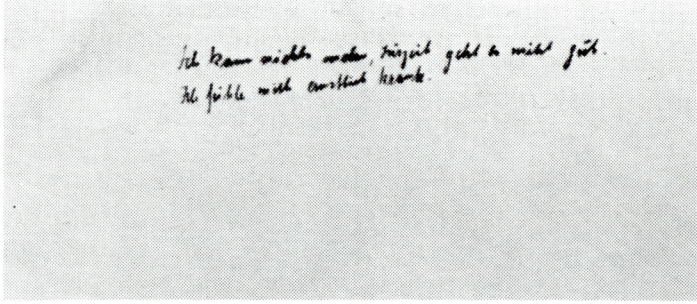

Abb. 2   46 J. alte Patientin, verh., Hausfrau, endomorphe Depression. Subjektive Bewertungsnote: 6. »Ich kann nicht mehr, zur Zeit geht es nicht gut. Ich fühle mich ernstlich krank.«

Anmerkung: Subjektive Bewertung seines Befindens durch den Patienten am Entstehungstag des Bildes. 1 = sehr gut; 6 = sehr schlecht, dann auch malunfähig. Zwischen 1 und 6 entsprechende Zwischennoten.

Wenn auch schon bei der Frage nach der Fähigkeit zur Selbstverwirklichung häufig leibliche Beschwerden geschildert werden, ist die folgende Frage dennoch grundsätzlich wichtig, zumal 80–90% der Erkrankten leibliche Beschwerden haben und man nicht selten eine gute Verständigungsbrücke hat, wenn man sich nach diesen Beschwerden erkundigt und auf sie eingeht.

Frage 2

> Spüren Sie etwas in Ihrem Körper bzw. welche weiteren Körperbeschwerden haben Sie?

Kommentar bzw. Ergänzungen

Zusatzfragen sind nicht selten notwendig, in denen man sich nach Druck oder Spannung im Kopf, in der Brust oder im Bauchraum erkundigt. Wie schon gesagt, erlebt die Mehrzahl der Kranken ihre Depressionen nicht als reines Gefühl, sondern »leiblich«. Oft wird die Frage bejaht:

»Ist es wie ein seelischer Druck?«

Die meist bestehende innere Unruhe wird, wie erwähnt, vielfach leiblich erlebt und dann z. B. in die Magen- oder Herzgegend lokalisiert. Zahllos sind die meist unbestimmt geschilderten störenden körperlichen Empfindungen, über die geklagt wird und die oft zu Fehldiagnosen und nicht selten Fehlbehandlungen führen.

Es können auch unbedeutende Beschwerden, die bereits vor der Depression bestanden haben, derart in den Blickpunkt treten, daß sie zur Qual werden: z. B. Ohrensausen, Mißempfindungen im Bereich von Narben, andere Körperbeschwerden. Diese Klagen können scheinbar als Einzelsymptom gänzlich im Vordergrund stehen.

Gezieltes Material zur Frage des körperlichen Erlebens hat Verf. gemeinsam mit seinem Mitarbeiter Barth gesammelt, indem zahlenmäßig festgestellt wurde, über welche körperlichen Beschwerden 298 Fälle klagten, die in einem bestimmten Zeitraum wegen depressiver Verstimmungen in unserer Klinik stationär behandelt wurden. Bei einem wesentlichen Teil dieser Fälle hatte Verf. die Krankengeschichten persönlich erhoben und die Beschwerden entgegengenommen. 247 dieser 298 Fälle (188 Frauen und 110 Männer) mit Depressionen klagten über körperliche Beschwerden, die als Symptom ihrer depressiven Erkrankung aufzufassen waren. Also nur rund $1/6$ der Fälle klagte nicht über körperliche Beschwerden. Häufig standen Mißempfindungen in nur einem Körperteil im Vordergrund, doch nicht selten wurde über Beschwerden in verschiedenen Körperbereichen zugleich geklagt.

Bemerkenswert hierzu ist u. a. die Tatsache, daß bei wiederholt auftretenden depressiven Erkrankungen die Körperbeschwerden meist die gleichen sind, das heißt, es treten in gleicher Weise Kopfbeschwerden oder Beschwerden in einem anderen Körperteil auf, wie ja auch sonst die Symptomatik bei wiederholt auftretenden depressiven Erkrankungen außerordentlich gleich-

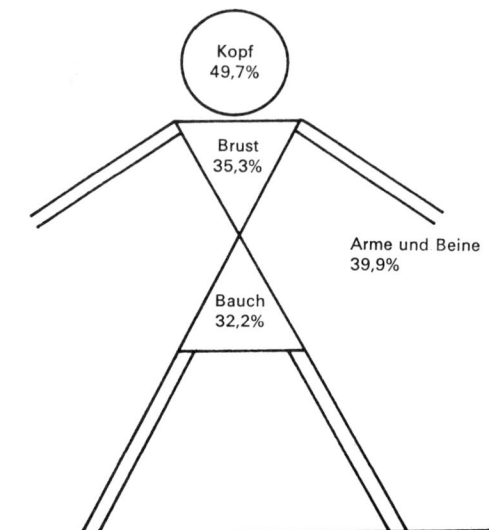

Abb. 3   Lokalisierte Beschwerden bei endomorphen Depressionen (298 Patienten). Der Flächeninhalt der dargestellten Körperteile entspricht der Anzahl der Patienten, welche entsprechend lokalisierte Beschwerden angaben (aus H.-J. Haase, Therapie mit Psychopharmaka, 3. Aufl. Schattauer, Stuttgart 1972).

förmig ist. Eine unserer Patientinnen, die wiederholt depressiv erkrankte, bemerkte diese Erkrankung z. B. stets zunächst daran, daß sie nicht mehr auf ihren hohen Absätzen laufen konnte und daß die Beine schwerer wurden. Auf der Abb. 3 entspricht der Flächeninhalt der dargestellten Körperteile dem prozentualen Anteil der Patienten, welche entsprechend lokalisierte Beschwerden angaben. Es ist ersichtlich, daß die Hälfte der Fälle (148 Pat.) von **Kopfbeschwerden** befallen waren. Geben wir hierzu die Angaben verschiedener Patienten und Patientinnen wörtlich wieder (m. = männlich, w. = weiblich):

(26 J., w.)   »Im Kopf habe ich eine Unruhe, einen Druck auf dem Gehirn.«

(50 J., w.)   »Die Nerven, die laufen mir so auf dem Kopf.«

(56 J., w.)   »Verspüre eine Leere im Kopf.«

(22 J., w.)   »Ich habe das Gefühl, als sei der Kopf vorne abgestorben, auf der Straße erscheinen mir alle Gegenstände und Menschen ganz wie von ferne, als ob alles weit weg wäre. Im Kopf habe ich ein Gefühl der Dumpfheit und Leere.«

(26 J., w.)   »Die Kopfhaut brennt, wie von tausend Nadelstichen.«

(48 J., w.)   »Nachts juckten Arme und Beine, und dann krieg ich einen Schlag in den Kopf, so arbeiten die Nerven, dann werde ich wach und bin naßgeschwitzt.«

(44 J., w.)   »Gefühl, als würde sich im Kopf alles umdrehen.«

(21 J., w.)   »Druck im Kopf wie ein schweres Metallstück.«

(54 J., w.)   Pat. klagt über »Krabbeln im Kopf, ein Zirpen und Summen, wie ein Heuschreckenschwarm«.

(57 J., w.)   »Wenn ich das Geräusch im Kopf habe, dann ist das, als habe ich ein Flugzeug darin, das landet.«

(33 J., w.)   »Am Kopf wird es mir heiß, dabei habe ich dann Schweißausbruch.«

(47 J., w.)   »Der Kopf ist mir wie rohes Fleisch.«

(39 J., w.)   »An manchen Tagen geht es besser, doch plötzlich merke ich, daß wieder Schluß ist, als ob mir einer mit dem Hammer auf den Kopf schlüge.«

(64 J., w.)   »Das ist eine Spannung, als ob überall innerlich was festsitze, so ein Blutandrang zum Kopf.«

(71 J., m.)   »Oft verspüre ich eine aufsteigende Hitze zum Kopf.«

(55 J., m.)   Anfang der Krankheit: »Ich bekam damals auf dem Weg zur Arbeit Kopfschmerzen.« »Beim Bücken habe ich das Gefühl, als ob ich das Gleichgewicht verlieren würde.« »Mein Kopf hat immer unter Druck gestanden.«

(47 J., m.)   »Seelischer Druck im Kopf.«

(56 J., m.)   »... benommenes Gefühl im Kopf. Wenn ich jetzt so sitze, dann habe ich das Gefühl, daß alles in Bewegung ist.«

(52 J., m.)   »Abends im Bett habe ich das Gefühl, wie wenn alles verbrannt wäre im Kopf.«

(29 J., m.)   »Schwerer Kopf: Es ist als ob man am Vortage zuviel getrunken habe.«

(38 J., m.)   »Dann habe ich ein Gefühl, als habe ich einen ganz dicken Kopf, der so wegkippen würde. Dann halte ich ihn ganz ruhig, als hätte ich ein steifes Genick, und ich traue dann nicht mich zu bewegen.«

(28 J., m.)   »Erst hatte ich immer Brennen im Kopf, das zieht sich bis nach oben, als ob da ein Klotz drin sitzen würde, den man nicht richtig schlucken kann.«

Nimmt man diese geklagten Kopfbeschwerden zur Kenntnis, so ist zu berücksichtigen, daß sich die Patienten fast ausnahmslos in ihrer geistigen Leistungsfähigkeit beeinträchtigt fühlen und, wie erwähnt, besonders über Konzentrationsstörungen klagen. Es ist naheliegend, daß diese Leistungsminderung leiblich im Sinne von Kopfbeschwerden erlebt wird, Die Patienten sagen zwar: »Ich habe einen Kopf, der mir Beschwerden macht«, meinen aber bzw. wollen zum Ausdruck bringen: »Ich bin ein Kopf, der nicht mehr das leisten kann, was er leisten will«.

Jedoch ist zur Kenntnis zu nehmen, daß viele andere Patienten ungeachtet der gleichen beeinträchtigten geistigen Leistungsfähigkeit ihre Beschwerden nicht in den Kopf, sondern in andere Körperbereiche lokalisieren bzw. im ganzen Körper leiblich erleben.

Etwa $^1/_3$ der Patienten (105) klagte über verschiedenartige Beschwerden im **Brustraum**.

(61 J., w.) »Das Herz lag wie ein Stein in der Brust.«

(64 J., w.) »Ich kann nur immer tief Luft holen und seufzen, solch ein Stein liegt mir auf der Brust.«

(61 J., w.) Patient klagt über »Traurigkeit in der Brust«.

(66 J., w.) »Die Angst würgt mich im Hals.«

(50 J., w.) Wenn sie etwas gegessen habe, dann ziehe es sich auf der Brust zusammen: »Als wenn ein Zentner darauf liegt.«

(66 J., w.) »Alles ist zu eng auf der Brust und im Rücken.«

(54 J., w.) »War mir das so, als ob ich das Herz in der Hand hätte.« »Hier hat sich das immer so gewrungen und dann das Pressen, so als ob sich das Brustbein zusammenzieht.«

(50 J., w.) »Ich habe die Last des Tages wie einen Berg vor mir gesehen, den ich nicht mehr schaffen konnte. All das hat sich wie Zentnerlast auf meine Brust gelegt.«

(74 J., w.) Herzklopfen: »Besonders wenn ich nachts geträumt habe und dann aufwachte.«

(61 J., w.) »Ich habe es oft am Herzen, dann saust das so.«

(36 J., m.) Pat. hat das Gefühl, keine Luft mehr zu bekommen: »Es legt sich etwas auf die Atmung.«

(52 J., m.) »Als wenn die Brust zusammengeklemmt würde.«

(34 J., m.) »Es war ein Gefühl, als wenn sich die ganze Brust zusammenziehen würde. Ich kann gegen dieses Gefühl nicht mehr ankommen.«

(49 J., m.) Wenn er im Bett gelegen habe: »Dann rast der ganze Körper, hauptsächlich im Bereich des Herzens, so ein Kribbeln im Bereich der Brust.«

(72 J., m.) »Morgens liegt es mir wie ein Stein auf der Brust.«

Über Beschwerden im **Bauchraum** klagten ca. $^1/_3$ der Patienten (96) wie folgt:

(61 J., w.) »Ich verspüre ein Rumoren im Leib und hatte ständig ein Gefühl, als wenn etwas höher und höher steigen würde.«

(44 J., w.) »Oft habe ich so einen Druck in der Magengegend, dann löst sich plötzlich der Krampf und es gluckert in der Speiseröhre.«

(66 J., w.) »Es plagt mich eine ständige Unruhe im Magen, Darm und in der Blase.«

(53 J., w.) »Wenn ich morgens aus dem Haus ging, rumorten meine Magennerven.«

(39 J., w.) »Ich habe immer so das Gefühl, daß ich einen dicken Leib bekomme.«

(66 J., w.) Rumoren im Bauch: »Wie ein Kribbeln von tausend Ameisen, besser noch wie ein ständiges Gewürm im Bauch. Ständig krabbelt es im Bauch herum, vielleicht sind es auch Tiere; nicht, daß ich glaube, daß es Tiere sind, aber ich kann es mir so bildlich vergleichen.«

(58 J., w.) »Ich habe zwar immer etwas Unruhe im Bauch gehabt, seit einiger Zeit aber dreht sich was in mir.«

(62 J., w.) »Das sind Schmerzen im Leib, als wenn so was durchzieht.«

(43 J., w.) »Ich glaube, meine Darmschleimhaut ist ausgetrocknet. Das Essen rutscht nicht mehr tiefer.«

(27 J., w.) »Oft habe ich einen Druck auf dem Bauch, als würde mir die Luft wegbleiben.«

(62 J., w.) »Der Magen will das Essen nicht mehr annehmen.«

(74 J., w.) »Ich habe so eine Unruhe im Leib, die zieht dann oft bis in den Unterleib.«

(52 J., w.) »Das ist so ein seelischer Druck auf dem Magen, so ein Ziehen, ein Schauer vielleicht.«

(40 J., m.) »Mir ist, als sitze ein seelischer Druck im Magen.«

(52 J., m.) »Spüre da immer Unruhe im Leib.«

Mehr als $^1/_3$ der Fälle (119 Patienten) klagte über **Beschwerden in Armen und Beinen:**

(38 J., w.) »Die Arme waren mir wie Blei.«

(48 J., w.) »Es begann wie immer, mit dem Absterben aller Gliedmaßen. Arme und Beine wurden kalt.«

(48 J., w.) »An Armen und Beinen habe ich oft das Gefühl des Abgestorbenseins.«

(62 J., w.) »Meine Beine sind überanstrengt, sie können nicht mehr.«

(57 J., w.) »Meine Beine sind schwer wie Blei.«

(74 J., w.) »Wenn ich gehe, meine ich, ich kann nicht mehr voran.«

(41 J., w.) »Manchmal ist mir, als wäre das linke Bein ganz steif.«

(51 J., w.) »Meine Hände fühlen sich oft so an, als wären sie eingeschlafen.«

(63 J., m.) »Ich habe einen brennenden Schmerz im rechten Ellenbogen.«

(63 J., m.) »Die Beine gingen nicht mehr so voran.«

(41 J., m.) »Besonders die Beine, Oberschenkel, Schienbeine, Fesseln und Füße schmerzen richtig, als wenn ich einen 10 000-m-Kampf hinter mir hätte und gerade mit weichen Knien durchs Ziel wanke.«

(42 J., m.) »Vorher war ich sehr geschickt, jetzt habe ich oft das Gefühl, ich stolpere über meine eigenen Beine.«

(65 J., m.) Patient fühlt: »Ein starkes Flattern in Armen und Beinen.«

(38 J., m.) »Ameisen auf den Gliedern.«

Standen bisher während der depressiven Verstimmung meist bestimmte Körperbereiche im Vordergrund, so klagte etwa jeder 10. Patient (33) über Beschwerden im **gesamten Körperbereich:**

(58 J., w.) »Oft überläuft es mich heiß und kalt.«

(25 J., w.) »Im Kopf habe ich ein Sausen. Mein ganzer Körper zittert innerlich. Mein Herz klopft manchmal sehr stark, manchmal fühle ich dann wieder nichts, oder es wird mir übel vom Herzen her. Meine Glieder sind wie leblos, und ich habe im Gesicht ein taubes Gefühl. Mir ist so, als wäre ich nicht mehr da.«

(48 J., w.) »Plötzlich ist eine Umwandlung in mir aufgetreten. Es hat mich eine Unruhe gepackt, die sich über den ganzen Körper ausbreitete. Ich konnte nicht mehr sitzen, liegen und stehen und hatte starke Kopfschmerzen.«

(62 J., w.) »Mein ganzer Körper ist so müde, so als hätte ich immer schwer gearbeitet.«

(64 J., w.) »Mein ganzer Körper ist so erschöpft. Wissen Sie, so ein Wundsein.«

(58 J., w.) »Ich war immer ein Tatmensch, froh, wenn ich arbeiten konnte. Jetzt bin ich immer müde und schlapp. Ich bin froh, wenn ich im Bett liegen kann.«

(63 J., m.) »Innere Spannung im Körper, als wenn ein Strom durch den Körper geht.«

(34 J., m.) »Wenn ich mit einem Menschen spreche, spüre ich ein Zittern im Körper.«

Frage 3

Fühlen Sie sich morgens schlechter als abends?

Kommentar bzw. Ergänzungen

Die weit überwiegende Mehrzahl der Kranken fühlt sich abends nicht nur freier, weniger gehemmt, insgesamt besser gestimmt als morgens, sondern hat dann meist auch weniger Körperbeschwerden. Man sollte in der Praxis grundsätzlich, zumindest bei uncharakteristisch geschilderten Körperbeschwerden, fragen, wieweit sie von der Tageszeit abhängig sind.

Die Besserung des Gesamtbefindens setzt nicht selten schon am Nachmittag ein, manchmal auf die Uhrzeit genau und relativ rasch. Die Annahme eines Zusammenhanges zwischen der Besserung mit fortschreitendem Tagesablauf und der Minderung der Tagespflichten ist zwar naheliegend, doch entzieht sich die Art und Weise der Befindensbesserung oder gar des Stimmungsumschlags am Nachmittag bzw. am Abend dem einfühlenden Verständnis derart, daß selbst Freud in seiner Arbeit über die Melancholie die Vermutung äußerte, daß »ein wahrscheinlich somatisches, psychogen nicht aufzuklärendes Moment« für diese Besserung im Tagesablauf verantwortlich sein könnte.

Frage 4

| Wie schlafen Sie? |

Kommentar bzw. Ergänzungen

Schlafstörungen wurden als Achsensyndrom der depressiven Psychosen gekennzeichnet. In den meisten Fällen beginnt die endomorphe Depression mit einer Schlafstörung und endet mit ihr. Hat man noch Zweifel, ob die endomorphe Depression vollends abgeklungen ist, so kann es ein nützlicher Hinweis sein, wenn der Patient berichtet, daß er sich nicht nur am Tag wieder gesund fühle, sondern auch nachts ohne Schlafmittel wieder normal schlafen könne.

Im Unterschied zur verständlichen = exomorphen Depression erlebt der depressiv-psychotische, d. h. endomorph-depressive Patient seine Schlafstörung nicht nur als besonders quälend, sondern auch selbst weitgehend als unverständlich. Die Schlafstörung wird nicht selten leiblich erlebt, wenn es heißt:

(54 J., m.)   »Die Beine sind steif, habe kein Gefühl in den Händen, schlafen kann ich gar nicht, dann zucke ich zusammen und habe das Gefühl, als wenn ich von oben nach unten fallen würde.«

(66 J., m.)   »Wenn ich nicht schlafen kann, dann vibriert mir alles, dann fängt das Herz an zu schlagen, und der Kopf tut weh.«

(51 J., w.)   Durch die Schlaflosigkeit sei sie ganz unruhig und ängstlich geworden, fühle sich getrieben, »als wenn alles in mir mit Knüppeln trommelt«.

Häufig laufen die Patienten unruhig immer wieder in der Wohnung umher. Unproduktives und gleichsam auf der Stelle tretendes Grübeln kann sie beherrschen, z. B. wie es weitergehen soll, oder eine Fortsetzung des depressiv-wahnhaften Grübelns des Tages, auf das wir noch zu sprechen kommen. Charakteristisch ist, daß das Nicht-schlafen-Können sich oft in die allgemeinen Insuffizienzgefühle einbettet.

Frage 5

> Wie ist die Lebensfreude? (oder) Hat sich an der Lebensfreude etwas geändert?

Kommentar bzw. Ergänzungen

Viele Kranke wollen oder können sich nicht eingestehen, daß sie an einer Gemütskrankheit leiden. Sie bejahen zwar meist die Frage und sprechen von einem Nachlassen der Lebensfreude, bringen aber gleichzeitig oft Begründungen, indem sie die nachlassende Lebensfreude auf körperliche Beschwerden oder Schlafstörungen zurückführen, wie immer wieder zu beobachten ist. Im allgemeinen überaus pflichtbewußte Patienten leiden derart unter ihrem Nicht-Können, daß die Annahme, sie seien »nur« gemütskrank bzw. depressiv, die Patienten belastet. Sie suchen nach Gründen, Erklärungen, Entschuldigungen für ihr weniger bzw. nicht mehr Leisten-Können. Hinzu kommt, daß sie die Andersartigkeit dieser krankhaften Depression gegenüber den verständlichen Depressionen empfinden und berichten, daß sie zwar weniger Lebensfreude haben, aber nicht traurig sein können oder nicht einmal weinen können. Schon eher verständigt man sich mit dem Patienten, wenn man von herabgesetzter Lebenskraft oder verminderter Vitalität spricht, und ganz besonders, wenn man sich seinen leiblichen Beschwerden zuwendet, dagegen diagnostische Kennzeichnungen, wie Gemütsstörungen bzw. Depression, im Gespräch mit dem Patienten zurückhält, sofern er das erste Mal an einer krankhaften Depression erkrankt ist.

Praktisch wichtig ist wegen der sehr häufig bestehenden Suizidgefahr die Frage nach der Lebensbejahung.

Haben Sie daran gedacht, daß Sie nicht mehr leben wollen?

Falls bejaht:

Haben Sie sich dazu etwas Bestimmtes vorgestellt?

Höchste Vorsicht ist geboten, wenn diese Frage ebenfalls bejaht oder nicht verneint wird!

Es gibt statistische Mitteilungen aus der Schweiz und Österreich, wonach 6–10% der wegen einer depressiven Psychose stationär Aufgenommenen innerhalb von 10 Jahren nach dem ersten Klinikaufenthalt Suizid begangen hatten.

Dieses Buch wird besonders auch deshalb geschrieben, um diese Suizidzahl zu senken; denn sie hängt zu einem nicht geringen Teil nicht nur davon ab, wie rasch die Krankheit erkannt und behandelt wird, sondern auch in welcher Weise der Behandelnde wie auch die Umgebung mit dem Betroffenen umgeht.

Frage 6

| Grübeln Sie? |

Kommentar bzw. Ergänzungen

Sofern vom Patienten diese Frage bejaht wird, betont er meist, daß seine Grübeleien stereotyp sind, die gleichen Inhalte haben. In den meisten Fällen steht bei diesem Grübeln einer der 3 vitalen Interessenbereiche im Vordergrund (K. Schneider):

a) Das leibliche Heil

Hypochondrische Befürchtungen, Angst vor vermeintlichen unheilbaren Krankheiten (Krebsfurcht), nicht selten auch vor Geisteskrankheit, werden geäußert.

Transkulturelle Anmerkung

In einer Literaturübersicht über transkulturelle Aspekte der Depression kommt Pfeiffer zu dem Schluß, daß Vergleiche der Symptomatik in verschiedenen Kulturen durchgeführt werden können. Pfeiffer betont, daß eine »hypochondrische Ausdeutung« der Depression in allen Kulturen häufig sei. Es wurde schon angedeutet, daß das leibliche Erleben depressiver Verstimmungen vielschichtig bedingt ist. Die Einstellung zum Besitz, zur Moral u. a. mag kulturell recht unterschiedlich sein. Ebenso mag die Art der Auseinandersetzung mit drohender körperlicher Krankheit und Tod kulturell bedingt verschieden sein, das Thema berührt jedoch die Armen wie die Reichen, die ethisch hoch Differenzierten wie die Primitiven in durchaus vergleichbarer Weise. Gemeinsam dürfte auch sein, daß der Rückzug auf leibliches Erleben in der Depression nicht selten von der Gewissensqual des vermeintlichen Versagens entlastet. Gemeinsam dürfte sicher auch sein, daß das endomorph-depressive Nicht-Können trotz Wollens die Gesamtpersönlichkeit mit Seele und Leib umfaßt.

b) Das seelische Heil

Selbstvorwürfe und Schuldgefühle werden häufig geäußert und können auf minimale, unbedeutende und unter Umständen Jahrzehnte zurückliegende Verfehlungen zurückgehen. Sie beziehen sich aber auch fast stets auf das gegenwärtige, so häufig als schuldhaft empfundene »Nicht-Können«. Es ist weitgehend ein Symptomwandel der endomorphen Depression dahingehend zu beobachten, daß die Schuldmoral vergangener Zeiten, für die das Verhalten im Bereich der Sexualität, gegenüber Anstand und Sitte, was man als anständiger, ehrenhafter Mensch zu tun hat, den Vorrang hatte, sich verlagert hat auf die Leistungsmoral unserer Zeit. Wie man im Alltagsleben Begriffe wie Anstand, Ehre, Treue in ihrer Bedeutung zurücktreten läßt gegenüber Sachlichkeit, Leistung, Einkommen, Erfolg, so schlägt sich dieser Wandel auch im Grübeln bei der endomorphen Depression nieder.

Transkulturelle Anmerkung

Pfeiffer kommt in seiner Literaturübersicht zu dem Schluß, daß **Leistungs-konflikte**, vor allem in Kulturen, in denen der Mensch nach seinen Arbeits-leistungen gewertet werde, in der Depression zum Ausdruck kommen. Ab-gesehen von Europa sei dies im chinesisch-japanischen Raum und in man-chen Schichten Indiens der Fall, während in vielen traditionellen Kulturen der gesellschaftliche Ort eines Menschen mit seiner Geburt festgelegt sei und von seinen Leistungen kaum berührt werde. In diesem Sinne seien auch Schulderlebnisse auf bestimmte kulturelle Zonen beschränkt und fänden sich besonders im euro-amerikanischen Bereich, doch seien sie auch in China, Japan und Indien nicht selten. Sie seien dagegen in den meisten Ge-bieten von Afrika, südlich der Sahara, abwesend oder allenfalls in der christ-lich-europäischen Schicht anzutreffen.

Eine nähere Analyse der Schulderlebnisse ergebe wesentliche Hinweise auf die Werte und Instanzen, denen der Kranke verbunden sei. Schuldgefühl setzt nach Pfeiffer nicht notwendig eine völlige Verinnerlichung der urteilen-den Instanz, des »Über-Ich«, voraus. Oft drücke es mehr das Gefühl einer Störung in den sozialen und kosmischen Beziehungen des Menschen aus, ohne daß er eine moralische Verantwortung empfinde. »So klagte sich eine Depressive an, weil sie an einem unglücklichen Tage geboren wurde (Wulff, 1967, Vietnam), weil ihre Seele ohne ihr Wissen nachts im Schlaf Zauberei treibe (Field, 1960, Ghana), oder ein Kranker bezichtigt sich eines Ver-brechens, das er in einer früheren Inkarnation begangen habe (Bhaskaran, 1959, Indien).«

Das Erlebnis der Versündigung trete überall dort auf, wo sich der Mensch seinem persönlichen Gott als wertgebender und richtender Instanz gegen-übergestellt weiß, besonders also im jüdisch-christlichen Bereich, aber auch in islamischen Gebieten. Versündigungserlebnisse seien nicht allein auf die Religion zurückzuführen, sondern noch von anderen kulturellen Faktoren abhängig; z. B. seien sie in Westindien und auf den Philippinen kaum anzu-treffen.

Tellenbach nimmt an, daß in den nicht von der westlichen Zivilisation durch-setzten Kulturen die Häufigkeit von Melancholien (endomorphen Depressio-nen in unserem Sinne) wahrscheinlich geringer sei. Er weist darauf hin, daß dagegen Manien außerhalb der von der westlichen Zivilisation durchsetzten Kulturen relativ viel häufiger vorkommen. Je mehr das Ich auf sich selbst, seine Selbstverantwortlichkeit, sein Leisten in den Kulturen verwiesen werde, desto eher werden Dispositionen zur endogenen Abwandlung in Melancho-lien nach Tellenbach provoziert. Sofern es in vom Kultischen her geprägten Gemeinschaften zu Schulddepressionen komme, werde diese Schuld nicht in einem unseren Melancholien vergleichbarem Maße als personale Schuld erlebt und führe deshalb auch seltener zum Suizid (vgl. S. 63–67).

Es ist für das zentrale Erleben des menschlichen Umbruchs in der endo-morphen Depression u. E. nicht wesentlich, ob die Selbstverwirklichung im Hinblick auf Leistung in einer konsumorientierten Gesellschaft beeinträch-tigt ist oder etwa im Hinblick auf Moral gegenüber religiösen oder auch staatlichen Instanzen. Wesentlich ist, daß einem Soll der Selbstverwirklichung in der endomorphen Depression nicht mehr so nachgekommen werden kann, wie es den Richtlinien und Maßstäben entspricht, die seit der Geburt an den Betroffenen herangetragen wurden. Ob dieses Schulden der Selbstverwirklichung, z. B. in einer konfuzianischen Ethik, vor allem der Familie und evtl. den Ahnen gegenüber, wie auch in unserem Bereich eher familien-orientiert ist, ob es in sozialistischen Ländern gegenüber Parteiorganisationen empfunden wird, oder ob dieses Schulden in persönlicher Verantwortung, religiös gegenüber einem persönlich erlebten Gott erlebt wird, trifft u. E. nur äußere Unterschiede, nicht den Kern der Erkrankung. Auch die Form der Abwehr bzw. der Verdrängung im Hinblick auf körperliche Erkrankung, auf Schuld in einem früheren Leben, in einer früheren Inkarnation, auf Schuld in der Kindheit u. a. lenkt nur ab von dem zentralen Thema, daß der Betroffene hier und jetzt in der endomorphen Depression mit gleichsam umgekehrten Vorzeichen lebt. Er ist bei ausgeprägter Erkrankung genau das Gegenteil von dem, was er meint sein zu müssen. Das hohe Muß, psychoanalytisch mit den Begriffen »Über-Ich« und »Ich-Ideal« interpretiert, im Mißverhältnis zum »Ich-Kann« trifft u. E. das über alle Kulturen hinweg Verbindende der endomorphen Depression.

Zusammenfassend verstärkt sich der Eindruck, daß transkulturelle Aspekte Hinweise dafür geben, daß die Art der Verpflichtung des einzelnen durch die Umwelt für seine Umwelt Unterschiede über Erlebnisinhalte wie auch Häufigkeit des Auftretens endomorpher Depressionen bedingen. Der Begriff des »Endogenen« wird damit auch unter den Aspekten transkultureller Psychiatrie relativiert (s. u.).

c) Das existentielle Heil

Sorgen um die Existenz bis zur Verarmungsangst, Sorge um die Familie.

Transkulturelle Anmerkung

Unter psychoanalytischer Sicht wurde dem Thema des Gebens und Nehmens, beginnend mit der Auseinandersetzung mit der gebenden und fordernden Mutter im 1. Lebensjahr, eine zentrale Bedeutung eingeräumt. Zweifellos ist bei der Thematik sowohl der exomorphen wie der endomorphen Depression dieser Bereich von wesentlicher Bedeutung bzw. wirkt sich die Thematik in diesem Bereich besonders aus. Wesentlich ist, daß die Begriffe des Gebens und Nehmens bzw. Forderns weit gefaßt werden, sich auf allgemeine menschliche Verhaltensweisen beziehen. Wird in der endomorphen Depression ein Verarmungswahn erlebt, so betont Pfeiffer mit Recht, daß darin nicht in erster Linie die Sorge um die Notdurft des Leibes zu erblicken sei, sondern besonders die Verpflichtung zur Vorsorge, gerade auch für die Familie. Gerade dies sei bei einem Großteil der Menschen in tropischen Gebieten nicht der Fall, während der Besitz unter bestimmten Bedingungen, wie bei den Bauern in Westeuropa, bei chinesischen und indischen Geschäftsleuten, eng mit dem Selbstverständnis und dem Ort in der Gesellschaft verbunden sei, »so daß im Verarmungswahn eine Krise der Identität und der sozialen Beziehungen in Erscheinung tritt«.

Wichtig ist in unserem Zusammenhang, daß auch unter transkulturellen Aspekten sich das Grübeln in der endomorphen Depression auf die Umgebung bezieht. Diese übermächtige Beziehung zum anderen wird deutlich, wenn Pfeiffer nach seiner Literaturdurchsicht über die Symptomatik der Depression in transkultureller Sicht wie auch unter Berücksichtigung eigener Erfahrungen in Indonesien zu dem Schluß kommt: »Auch dort, wo sich die Befürchtungen auf persönliche Eigenschaften richten, wie Gesundheit, Schönheit und sexuelle Kraft, wird bei näherem Eingehen häufig erkennbar, daß diese weniger einen Wert für sich darstellen als ein Mittel, die Beziehung zu den nächsten Personen und die Stellung in der Gesellschaft zu wahren.«

Kehren wir zurück zur Diagnostik der endomorphen Depression

Werden alle 6 Fragen typisch beantwortet, so kann man m. E. von einem »Syndrom« ersten Ranges für die Diagnostik »endomorpher Depressionen« sprechen. Es ist beweisend für das Vorliegen einer endomorphen Depression, die dringend einer entsprechenden, zunächst medikamentösen und – wenn irgend möglich, besonders bei ernster Natur – stationären Behandlung bedarf. Einzelsymptome ersten Ranges, wie sie K. Schneider zur Diagnostik schizophrener Psychosen herausstellte, sind dagegen zur Diagnostik depressiver Psychosen nicht bekannt.

Fragen nach äußerer Auslösung der endomorphen Depression können von Wichtigkeit sein. Da jedoch auch ein Teil, und zwar ein nicht geringer Teil, der endomorphen Depressionen nicht ohne Anlaß, d. h. endogen, in Gang kommt, sondern reaktiv ausgelöst wird, ferner viele Kranke die auslösende Situation nicht als solche erkennen, ist die Frage mehr von praktisch-therapeutischer als von diagnostischer Bedeutung.

Zusatzfragen

Folgende Fragen über körperliche Begleiterscheinungen können diagnostisch wichtig sein und werden sehr oft von den Kranken bejaht:

Haben Sie an Gewicht abgenommen?

Wie ist es mit dem Appetit, ist er geringer geworden?

Wie ist es mit der Verdauung, haben Sie damit Schwierigkeiten?

Wie ist es mit der Sexualität?

Kommentar bzw. Ergänzungen

Die meisten Kranken nehmen während der endomorphen Depression an Gewicht ab und nehmen mit beginnender Besserung an Gewicht zu. Innere Unruhe bis zur Agitiertheit, Schlafstörungen, nicht selten auch Störungen des Appetits, sind an den Gewichtsabnahmen während der endomorphen Depression wesentlich beteiligt.

Die Frage nach der Sexualität ist eher von differential-diagnostischem Interesse gegenüber exomorphen Depressionen. Der endomorph-depressiv Erkrankte berichtet zwar regelmäßig, daß die Libido, der Wunsch nach sexuellem Verkehr, geringer geworden sei und daß es auch seltener zu intimen Beziehungen mit seinem Partner komme, doch kennzeichnet es sein Verpflichtungsgefühl, seinen engen Partnerbezug, daß es meist erst zur völligen Aufgabe sexueller Beziehungen kommt, wenn auch ein ausgeprägter Schweregrad der endomorphen Depression besteht, so daß jegliche Selbstverwirklichung aufgehoben ist. Stehen dagegen Klagen über sexuelle Thematik im Vordergrund, handelt es sich eher um exomorph-depressiv Verstimmte bzw. war eine Sexualthematik auslösender Anlaß einer evtl. endomorph-depressiven Verstimmung.

Die Fragen werden hier als Zusatzfragen erwähnt, weil die Fragen 1–6 sich darauf beziehen, wie der Kranke die endomorphe Depression unmittelbar erlebt. Als körperliche Begleiterscheinung ist auch die Neigung zur Obstipation zu erwähnen. Die Frage danach wird von den Kranken oft besorgt bejaht.

Besondere Zusatzfragen

Haben Sie ähnliche Beschwerden schon früher in Ihrem Leben gehabt?

Hatten Sie Zeiten, in denen Sie vorübergehend ähnliche Schlafstörungen, Körperbeschwerden, Minderung der Leistungsfähigkeit hatten, oder hatten Sie auch Zeiten, in denen Sie überdurchschnittlich leistungsfähig waren, evtl. sehr wenig Schlaf brauchten, evtl. überaktiv waren?

Kommentar bzw. Ergänzungen

Nicht wenige Patienten haben zunächst mehrere larvierte Depressionen, die nicht erkannt werden. Wiederholt wurde ein Feldwechsel dahingehend beschrieben, daß besonders manche Patienten zunächst wiederholt an Asthma bronchiale oder anderen psychosomatischen Erkrankungen zeitweise litten, bis dann an deren Stelle endomorphe Depressionen traten. (Bürger-Prinz u. a.).

Zu der Frage, ob auch Gegenschwankungen im Sinne von hypomanischen bzw. manischen Verstimmungen auftreten, ist zu betonen, daß die weit überwiegende Mehrzahl der Patienten unipolar, d. h. nur depressiv-psychotisch, wiederholt erkrankt. Manche haben unmittelbar im Anschluß an die endomorphe Depression eine kurz dauernde hypomanische Gegenschwankung mit gesteigerter Leistungsfähigkeit und erhöhter Vitalität und sehr geringem Schlafbedürfnis (sehr frühes Erwachen nach wenigen Stunden Schlaf mit dem Gefühl des Ausgeruhtseins und des Tatendranges ist hier besonders charakteristisch).

Zusammenfassende Abgrenzungen: normale Trauer – exomorphe Depression – endomorphe Depression

Die Abgrenzung der normalen Trauer von der behandlungsbedürftigen Depression wie der behandlungsbedürftigen exomorphen Depression von der endomorphen Depression ist, wie erwähnt, von besonderer Bedeutung, da sich mit dieser Abgrenzung die Frage beantwortet, ob der depressiv Verstimmte einer Behandlung im engen Sinne des Wortes bedarf, und ferner, ob bei dieser Behandlung der Akzent wie bei der endomorphen Depression auf den körperlichen Behandlungsverfahren (besonders Antidepressiva und evtl. Elektroschocks) oder auf psychotherapeutischen Maßnahmen liegt, wie bei der exomorphen Depression.

Zusammenfassend sei daher nochmals betont, daß die Abgrenzung von der normal traurigen, nicht behandlungsbedürftigen Verstimmung zur behandlungsbedürftigen Depression mit folgenden Gesichtspunkten gegeben ist:

Die **exomorphe** Depression ist charakterisiert mit der gegenseitigen Bedingung von erlebter Wertminderung der gegenwärtigen Situation wie der vermeintlichen Wertminderung des Selbst, mit dem Hand-in-Hand-Gehen von Weltverneinung und Selbstverneinung, mit der Gehemmtheit, aggressiv-fordernd die gegenwärtige Situation im Sinne vital berechtigter Interessen anzureichern, und zwar im Zusammenhang mit der mangelnden Selbstbejahung, wie mit Angst- und Schuldreflexen. Dabei ist die Sinnkontinuität des Erlebens erhalten, wenn auch evtl. verdrängt. Die Selbstverwirklichungs-möglichkeit und damit die Leistungsfähigkeit ist potentiell erhalten, doch können die Beeinträchtigung des Selbstwerterlebens wie Angst- und Schuldreflexe die Motivationen zum Handeln behindern. Dann ist die Handlungs-fähigkeit im Sinne eines psychotherapeutisch zugänglichen Nicht-wollen-Könnens beeinträchtigt.

Die **endomorphe** Depression hat mit der exomorphen Depression gemeinsam das spiegelbildliche Zusammengehen von gestörtem Werterleben der gegenwärtigen Situation wie des Selbst. Die Abgrenzung zur exomorphen Depression setzt ein mit dem Verlust der Sinnkontinuität verständlichen Erlebens, das nicht nur der Umgebung, sondern auch dem Betroffenen unverständlich bleibt. Die Selbstverwirklichungsmöglichkeit und damit die Leistungsfähigkeit ist grundsätzlich beeinträchtigt und bei ausgeprägter endomorpher Depression aufgehoben, wobei der Betroffene im Zusammenhang mit der Sinnlosigkeit seines psychotisch verzerrten Erlebens darunter leidet, daß er weniger oder nichts mehr kann, obwohl er will.

Die relativ seltenen Grenzfälle, bei denen die Frage besteht, ob diese Depression noch exomorph oder schon endomorph ist, klären sich durch eine subtile Analyse des gegenwärtigen Erlebens, wie im Ausnahmefall ex juvantibus, d. h. durch die Art des Ansprechens auf die therapeutischen Maßnahmen.

Dabei zeigt sich, ob dieses Erleben exomorph-depressiv verständlich und damit psychotherapeutisch zugänglich ist oder ob sich die endomorphe Depression durch das Reagieren auf körperliche Behandlungsverfahren zu erkennen gibt.

III. Unterschiedliche Ansätze von Psychiatrie und Psychoanalyse in ihrer historischen Bedingung

Der Satz, daß mit Begriffen die Welt ergriffen und begriffen wird, macht manche Blickrichtung gegenüber den Depressionen verständlich. So leitete der in der Antike aus der Humoralpathologie kommende Begriff der Melancholie bis zum 18. Jahrhundert die Sicht eingleisig auf körperliche Ursachen. Noch in der Renaissance bei Paracelsus war der Körper eine Art Alchimistenküche (Ackerknecht), in der ätzende Dämpfe aufstiegen und Geisteskrankheiten verursachten. So schreibt Paracelsus u. a.: »... im Salz, Schwefel und Quecksilber liegen die Uranfänge aller Krankheiten: Durch Hitze wird das Quecksilber sublimiert, destilliert oder präcipitiert. Die Sublimation verursacht den Wahnsinn, die Präcipitation die Gicht und die Destillation die Lähmungen und die Melancholie.«

Als es dann gestattet wurde, menschliche Körper zu sezieren, verlegte sich das Interesse von den Körpersäften der alten Temperamentenlehre und den chemischen Vorgängen auf die sichtbaren Organe, so daß es z. B. im 17. Jahrhundert bei Theophil Bonnet heißt: »... eine ganze Familie war der Melancholie unterworfen, aus welcher einige plötzlich starben. Man konnte von ihrer Krankheit keine andere Ursache finden, als auffallende Kleinheit der Milz.«

Dabei umfaßte die Melancholie, in der griechisch-römischen Psychiatrie von Aretaus als ruhige Form der Verrücktheit der aufgebrachten Form der Manie gegenübergestellt, ein breites Spektrum psychotischer Störungen.

Es spiegelt eine schreckliche Härte mitmenschlicher Auseinandersetzung wider, wenn einerseits einseitig das Thema der Depressionen im Abendland seit der Antike unter der Blickrichtung der Melancholie auf körperliche Ursachen untersucht wird, während wir über die menschliche Zuwendung nur in Form von Aberglauben und religiösem Fanatismus erfahren, so daß z. B. im 16. Jahrhundert ein mutiger Arzt schreiben konnte (Weyer): Im Falle der Hexenverbrennungen handele es sich vorwiegend um melancholische Geisteskranke. Wo blieb die Auseinandersetzung mit der großen Anzahl der Schwermütigen, die über verständliche Anlässe oder auch ohne erkennbaren Grund in hoffnungslose Lebensverneinung und Selbstverneinung geraten waren? Brachten sie sich um, verdammte sie die Kirche. Verfielen sie in krankhafte Schwermut mit unverständlichen Selbstanklagen, standen ihnen eine rein somatische Therapie oder intoleranter Aberglaube gegenüber. Kamen sie mit ihrem Schicksal nicht zurecht, wurden depressiv, apathisch, litten an mangelnder Selbstachtung, fühlten sich anderen unterlegen oder gar schuldig, so verschloß sich die medizinische Wissenschaft, die letztlich erst in unserem Jahrhundert zu lernen begann, sich nicht nur für die

Erforschung von Krankheiten, sondern auch des kranken Menschen zu interessieren. Die christliche Religion wiederum konnte ihnen Trost anbieten, aber auch Belastung mit einem Gedankengut, in dem das Leben in Schuld und die drohende Strafe einen großen Raum einnahmen; eine Religion, deren Gläubige in ihr Tagesgebet einschlossen: »und vergib uns unsere Schuld«, und die einem reuigen Sünder eher Heil in Aussicht stellte als 99 Gerechten.

Erst im 18. Jahrhundert engte in der französischen Schule Pinel nicht nur den Melancholiebegriff ein, der sich »auf eine Idee konzentriert habe, die entweder trauriger oder größenwahnsinniger Natur sei«, sondern er beschrieb auch psychologische Ursachen, wie Schreck, Liebeskummer, Verlust des Vermögens, häusliche Schwierigkeiten, übertriebene Frömmigkeit. Die französische Schule beschrieb bereits 1854 mit J. Baillarger das zirkuläre Irresein (später bei uns durch Kraepelin als manisch-depressives Irresein abgegrenzt). Sie trennte weniger streng die körperliche oder seelische Betrachtungsweise seelisch-geistiger Erkrankungen voneinander, während in Deutschland sich Somatiker und Psychiker seit dem 19. Jahrhundert bis auf den heutigen Tag oft in einer Weise gegenüberstehen, die einer lebensnahen Psychiatrie hinderlich ist. Gefördert würde dies durch den unglücklichen und mißverständlichen Begriff der »endogenen« Psychosen, der die Blickrichtung ablenkte von der Person, die an Melancholie erkrankt, wie ggfs. von den Bedingungen, unter denen die Erkrankung auftritt.

So sah die Psychiatrie in erster Linie die kranken Zustände und hatte wenig Raum für ihre Entstehung. Mit dem Begriff »endogen« war das Kausalitätsbedürfnis weitgehend verschoben auf eine Hereditätsforschung. Angesichts jedoch der Tatsache, daß hereditär bedingte Krankheiten weder ätiologische noch therapeutisch orientierte Forschungen ausschließen, wie z. B. der hereditär bedingte Diabetes mellitus zur Entdeckung des Insulins führte, erhielt die somatisch orientierte Forschung zunächst durch die Erfolge der Krampfbehandlungen wie der Behandlung mit Antidepressiva sowie ganz besonders der vorbeugenden Wirkung der Lithiumsalze neue Impulse. So bestehen bereits Hypothesen, wonach Lithium regulierende Wirkungen auf Vorgänge im zentralen Nervensystem hat, die Gemütsstörungen zugrunde liegen und die möglicherweise in engem Zusammenhang mit der Menge der an den zentralen Synapsen als Überträgersubstanz zur Verfügung stehenden Katecholamine wie mit der Elektrolytverteilung im zentralen Nervensystem stehen.

Die nicht psychotischen Depressionen fanden ihr Unterkommen in den Begriffen der wiederum eingeborenen depressiven Psychopathie oder des Temperaments (Kretschmer), bestenfalls der abnormen depressiven Erlebnisreaktionen und Persönlichkeitsentwicklungen (K. Schneider).

Wurde bei dieser vorwiegend am psychischen Querschnitt orientierten Psychiatrie die Kindheit des Patienten mit seinen Entwicklungsbedingungen offensichtlich vernachlässigt zugunsten der Untersuchung des gegenwärtigen Zustandes, geschah das genau Umgekehrte bei der Psychoanalyse. Hier fanden sich mit S. Freud am Beginn unseres Jahrhunderts mächtige Ansätze, die den Entstehungsbedingungen seelischer Störungen nachspürten. Dabei kam es sehr bald zu Denkmodellen und Begriffen, die einerseits sehr subtile Beobachtungen an seelisch Kranken einfingen, indem z. B. die seelische Fehlleistung, wie das Versprechen u. a., der Traum und viele neurotische Symptome dem Verständnis zugänglich wurden. Andererseits kam es in der psychoanalytischen Forschung vielfach zu einer unrealistischen Gleichschaltung von psychopathologischem Zustand der depressiven Psychosen und psychischen Entstehungsbedingungen. Alle psychotischen Symptome haben in der konsequent durchgeführten Psychoanalyse einen Sinn, mit dem der »psychische Apparat« etwas erreichen will. So zerbricht auch die depressive Psychose nicht den Sinnzusammenhang des Lebens, ihre Symptome verweisen vielmehr auf die Entstehung der melancholischen Erkrankung. In diesem Sinne sind z. B. die in der Psychose evtl. auftretenden Selbstanklagen nicht unverständlich, sondern richten sich zunächst gegen die Person, von der sich der Kranke im Stich gelassen fühlt. Der Kranke habe eine Wut über diesen Verlust, habe aber Angst, deshalb bestraft zu werden, und richte die Wut, d. h. die Aggression, nicht gegen die ihn enttäuschende bzw. ihn verlassende Person, sondern gegen sich selbst. Er hat den anderen introjiziert, d. h. gleichsam einverleibt, und wiederholt den gleichen Vorgang, der sich nach Meinung dieser Psychoanalytiker (M. Klein u. a.) am Ende des 1. Lebensjahres abgespielt hat, als die Mutter ihn zu abrupt abstillte. Es sei damals nicht nur zur Introjektion der guten, spendenden Mutter, sondern auch der bösen, die Mutterbrust versagenden Mutter gekommen. Die Mutter habe das Kind, das später depressiv wird, entweder pflichtbewußt ganz besonders im Hinblick auf Nahrungs- und Liebesangebot abhängig gehalten, oder das Kind sei von der Anlage her besonders gierig auf ständige Zufuhr angewiesen. Das plötzliche Abstillen, das zu rasche Verlangen, daß das Kind nunmehr pflichtbewußt, wie die Mutter, gebefreudig werden solle, führe zu einer schweren Frustration und falle in eine Zeit, in der das Kind noch nicht ausreichend zwischen sich und der Mutter unterscheide. Mit Schreien, Strampeln, den Kopf hin- und herwerfend, wende es sich wütend gegen die versagende Mutter und habe dabei Angst, die Mutter gänzlich zu verlieren. Daher wende das Kind die Wut gegen sich, also gegen den introjizierten bösen, d. h. versagenden Mutteranteil. Dieser Vorgang könne zum festen Charakterzug werden, indem Ersatzobjekte für die Mutter gesucht werden, die dem Ideal der Mutter nahe stehen, denen der Betreffende mit gleichen symbiotischen Abhängigkeitswünschen gegenüberstehe, und deren Verlust oder enttäuschende Versagung wiederum zu Depressionen mit Verzweiflung und (statt Fremdanklage) zur Selbstanklage führe.

Nimmt man, um eine kurze Abschweifung zu gestatten, hinzu, daß auch die spätere Entstehung von Schizophrenien von der Mutter-Kind-Beziehung im 1. Lebensjahr abhängig sein soll, so wird hier die Mutter-Kind-Beziehung zu einer derart magischen Macht, wie wir sie auf anderer Ebene in religiösen Glaubensrichtungen (z. B. im Marienkult) wiederfinden.

Zu diesen Ansätzen, die sich bei M. Klein besonders verdichten, aber auch sonst die psychoanalytische Literatur durchziehen, ist im wesentlichen festzuhalten:

Eine intakte Mutter-Kind-Beziehung in den ersten Lebensjahren ist für die psychische Entwicklung des Kleinkindes sicher von Bedeutung. So sind z. B. in Waisenhäusern unter Umständen nicht nur mangelndes körperliches Gedeihen, sondern auch Apathie, Lustlosigkeit, Interesselosigkeit, mangelnde Zuwendung des Säuglings zu Personen und Dingen bekannt, wenn kontinuierlich liebevoll sich zuwendende Bezugspersonen fehlen. R. Spitz sprach in diesem Zusammenhang von anaklitischen (Anklammerungs-)Depressionen. Es ist darüber hinaus bekannt, daß Kinder, die in einem Milieu mit unzureichender liebevoller Zuwendung und damit unzureichender Bejahung und Selbstbestätigung aufwachsen, häufig Selbstwertprobleme entwickeln und damit besonders depressionsgefährdet sind.

Jedoch fehlen Beobachtungen über Mutter- bzw. Mutterfigur-Kind-Beziehungen in den ersten Lebensjahren bei Personen, die später depressiv-psychotisch wurden, im Unterschied zu denen, die an verständlichen, nicht psychotischen, aber behandlungsbedürftigen Depressionen litten.
Die naheliegende besondere Bedeutung von Verlustsituationen für die Auslösung psychischer Störungen sowie deren besondere Häufung vor dem Auftreten von Depressionen können u. E. nicht bezweifelt werden. Verlustreaktionen reichen von der einfühlbaren Trauer über den Verlust einer maßgebenden Person bis zur Auslösung depressiver Neurosen oder Psychosen nach für den Gesunden schwer oder nicht nachfühlbarem Verlust (etwa nach dem Verlust »einer Aufgabe nach der Pensionierung« oder etwa nach dem Tod des Wellensittichs, der bei einer unserer Patientinnen innerhalb weniger Tage eine 3 Jahre anhaltende Depression auslöste.

Selbstanklagen standen zwar noch in den ersten Jahrzehnten unseres Jahrhunderts im Zusammenhang mit sehr moralischer, besonders sexualmoralischer Erziehung oft im Vordergrund der Klagen bei depressiven Psychosen. Sie sind entsprechend der sachlicheren Einstellung auf Leistung gänzlich zurückgetreten hinter dem quälend empfundenen Gefühl des »Nicht-mehr-(für andere)-etwas-leisten-Könnens, trotz Wollens« bzw. der Beeinträchtigung dieser Leistung. Der kühne Schritt von der depressiv-psychotischen Selbstanklage zur Psychogenese dieser Psychose läßt nicht nur den Stilwandel depressiver Psychosen außer acht, sondern mißachtet auch die Möglichkeit des Ingangkommens depressiver Psychosen ohne Anlässe im allgemeinen überhaupt, wie auch außerhalb von Verlustsituationen im Speziellen. Andererseits hat die Psychoanalyse damit nicht nur auf die evtl. Auslösung depressiver Psychosen, sondern auch auf die prämorbide Persönlichkeit mit ihren Entstehungsbedingungen ihr Augenmerk gerichtet. Sie hat uns zwar durch den Übersprung vom depressiv-psychotischen Zustand auf die Entstehung, wie von der Art der Mutter-Kind-Beziehung im 1. Lebensjahr auf die Entstehung späterer depressiver Psychosen, d. h. endomorpher Depressionen, nicht überzeugende Spekulationen angeboten, liefert uns aber dennoch Ansätze, zumindest zu den Fragen: Wer wird depressiv? Welche Situationen lösen bei wem abnorme Depressionen aus? Wie gehen wir therapeutisch mit den Erkrankten um?

IV. Zur verständlichen = exomorphen Depression

Mit der Kennzeichnung »exomorph« soll zum Ausdruck gebracht werden, daß nicht nur die Auslösung ihren Akzent von außen (exo) erhält, sondern auch die Beschwerden des Patienten, so daß damit das Erscheinungsbild dieser Depressionen im engen und mehr oder weniger verständlichen Zusammenhang mit dem Außen, d. h. der Umwelt, steht.

Es ist ein Bestandteil des normalen Lebens, daß Grenzsituationen auftauchen, die bedrohlich wirken und ängstigen oder in denen das Selbst und die Welt eine Einbuße erfahren. Sie umfassen Kränkungen, Enttäuschungen, vor allem aber Verluste. So muß etwa eine Position, eine Gesamtsituation, wie eine beruflich geschätzte Stellung, ein Heim, gar die Heimat mit all ihren Bezügen, aufgegeben werden. Dabei sind Pensionierung, Umzug, Vertreibung schon äußerlich grobe Situationen, und so sind die Betroffenen, deren Bedauern und Bedrückung weitergeht, die nicht nur schwernehmen, sondern in nachhaltigen Gram und Kummer, in Verzweiflung verfallen, die neue Situation nicht mehr bejahen mögen oder gar sich und die Welt verneinen, schwermütig werden, in der Psychiatrie mit den Diagnosen »Pensionierungsbankrott«, »Umzugsdepression«, »Entwurzelungsdepression« gekennzeichnet. Dabei wird es unsere spätere Aufgabe sein, diejenigen, deren Schwernehmen nicht mehr im Verständlichen bleibt, sondern Form und Verlauf unverständlicher Melancholie, d. h. endomorpher Depression, annimmt, gesondert zu untersuchen. Einbuße von Personen oder Besitz, die einem lieb oder wichtig waren, werden von jedem erlitten. Treffen die Einbuße oder der Verlust schwer, so kann das Bedrücktsein, das Bedauern, das Traurigsein dazu führen, daß das Interesse an der gegenwärtigen Situation nicht nur gemindert, sondern von dieser abgezogen wird. Freud spricht von Trauerarbeit, wenn das Interesse dem Verlorenen zugewandt und dem sonstigen Leben abgezogen wird. Er nimmt die Trauer nicht nur als Phänomen hin, sondern hält sie für einen sinnvollen Vorgang, der die Ablösung von dem Verlorenen erleichtert.

Nicht nur Künstler haben Leid und Trauer vielfach in ihrer Sprache zum Ausdruck gebracht, besungen oder bildnerisch dargestellt (z. B. Dürers »Melancholie«), sondern Philosophien und Religionen setzen sich mit dem Leid auseinander. Sei es, daß das Erstreben von Lust und die Vermeidung von Unlust in der philosophischen Schule der Hedonisten in der Antike um Epikur in den Mittelpunkt gestellt oder wiederum neuerdings durch die Freudianische Psychoanalyse zum Zentrum menschlichen Strebens erklärt wurden, dessen Libido dem Lustprinzip folgt und nur mühsam durch die Zensur des dem Realitätsprinzip verhafteten Ich einige Einschränkungen erfährt. Sei es, daß Leiden als Voraussetzung zur Selbstvervollkommnung gesehen wird, wie z. B. bei Nietzsche, oder als notwendige Lebenseinstellung, indem es ständig darauf ankomme, sich auf den Tod vorzubereiten, wie z. B. in der Memento-mori-Gestimmtheit im christlichen Abendland um das 12. Jahrhundert. Sei es, daß Leiden als wehmütiger Weltschmerz, wie z. B. in der Romantik, genossen wird oder daß es als Ziel menschlichen Lebens gesehen wird, Leiden durch Überwindung der Begierden und gute Tat zu überwinden, wie Buddha es in seiner Aufstellung der vier edlen Wahrheiten in den Mittelpunkt stellte.

Bei der kurzen Andeutung der in Kunst, Philosophie und Religion erfolgten Auseinandersetzung mit dem Erleben von Lust und Unlust, Freud und Leid, Lebensbejahung und Lebensverneinung wird uns klar, daß hier die Aufgaben, die bei der Behandlung depressiv leidender Menschen entstehen, nur am Rande berührt werden. Gewiß mag es für unser Problem von Bedeutung sein, ob und wieweit die Gesellschaft einer Zeit leidensbereit und leidenswillig ist oder durchaus leidensunwillig, wie etwa unsere Wohlstandsgesellschaft gerade zur Zeit kommerziell Befreiung von Sorge und Not durch den Staat, vom schmerzhaften Leiden durch die Medizin fordert. Gewiß mag es von Bedeutung sein, ob die Anspannung aller Kräfte zum Überleben in Notzeiten, im Krieg zur Lebensbejahung herausfordert, wie außerdem noch als ungerecht empfundene Härten, wie z. B. im Konzentrationslager, Lebenskräfte mobilisieren können, während nach Überwindung all dieser Belastungen Depressionen und Selbstmorde sich häufen, wie statistisch bewiesen ist. Sicher ist es von Bedeutung, wenn in der Anonymität der Großstadt mit einem relativ hohen Anteil zwar materiell versorgter, aber einsamer Personen, besonders einsamer alter Menschen, wie in Westberlin, die Selbstmordrate (35 auf 100 000 pro Jahr, gegenüber 19 auf 100 000 pro Jahr in der BRD) wesentlich höher liegt als in anderen Großstädten oder auf dem Land.

Aber derjenige, der aufgerufen ist, dem einzelnen depressiv Leidenden zu helfen, wird die Zeitströmung und ihre Gesellschaftsstruktur zur Kenntnis nehmen, soweit möglich auch berücksichtigen; doch er wird fragen müssen, warum ist dieser hier derart von Kummer und Leid bedrückt, daß er nicht nur der Hilfe, sondern der Behandlung bedarf. Hilfe setzt vorwiegend am äußeren Schicksal an, wendet sich an den gesunden und seelisch freien Menschen, dem z. B. die Scheune abgebrannt ist, deren Neuaufbau ihm die Versicherung oder, wenn sie nicht ausreichend war, die Dorfgemeinschaft ermöglicht. Hilfe mag hier reichen von materieller Unterstützung bis zu Ablenkung, Zuspruch, Trost, Verständnis, Den-anderen-nicht-allein-Lassen.

Von der Hilfe gibt es fließende Übergänge zu dem, was wir Behandlung nennen, wenn wir z. B. daran denken, daß in den Städten, in denen die Telefonseelsorge eingeführt wurde und bei denen täglich z. T. mehr als 1000 Anrufe eingehen, bereits nachgewiesen sein soll, daß die Suizidrate gesenkt wurde. Aber wenn wir davon ausgehen, daß mindestens alle 10 Minuten ein Mensch in der BRD einen Selbstmordversuch macht, daß auf ca. je 45 Minuten ein vollendeter Selbstmord kommt, daß ein nicht geringer Teil der mehr als eine halbe Million bis eine Million Menschen in der BRD, die als Alkohol- oder Suchtkranke der Realität des Lebens im depressiven Sinne ausweichen und evtl. Selbstmord auf Zeit begehen, depressiv strukturierte Personen sind, dann haben wir es hier nicht vorwiegend mit der Bearbeitung von Problemen zu tun, die in erster Linie diejenigen angehen, die äußere Schicksale beeinflussen und die als Politiker, Gewerkschaftler, Arbeitgeber das Versorgungswesen zu verbessern suchen.

Wir müssen vielmehr lernen, davon auszugehen, daß mit wenigen Einschränkungen nicht nur das äußere Schicksal entscheidend ist, ob ein Betroffener ein Ereignis überwindet oder evtl. »nur« der Hilfe anderer bedarf, oder ob er über die im Normbereich hinausgehenden Verstimmungen ein depressiv Leidender ist, der im engeren Sinne des Wortes behandelt und betreut werden muß. Entscheidend ist vielmehr meist das innere Schicksal. Weniger, was der Betroffene erlebt, wie groß z. B. der Verlust objektiv war, sondern wie er die Ereignisse erlebt hat, ist entscheidend.

Geht man von den objektiv bedrückenden, bedrohlichen Situationen des Lebens aus, so kennzeichnet es die ungeheure Kraft der Selbsterhaltungstriebe des Gesunden, wieviel er durchstehen kann, ohne depressiv zu werden.

Wenn wir nunmehr zu den Personen übergehen, die als Patienten an verständlichen Depressionen leiden bzw. depressionsbereit sind, so sind es also weniger diejenigen, die eine Bedrückung durch ein Mehr an Belastung erfahren haben, sondern es sind vornehmlich die Unfreien, die gefangen sind in abnorme Lebenseinstellungen, in abnorme Grundstimmungen. Ihr Anderssein kann so weit gehen, daß sie da behandlungsbedürftig depressiv werden, wo die anderen eine Erhöhung ihres Lebensgefühls erfahren.

Verständlich heißt also lediglich in unserem Sinne, nachfühlbar, einfühlbar, im Hinblick auf den Zusammenhang zwischen Persönlichkeitsentwicklung, auslösender Situation und depressivem Zustand. Verständlich allerdings auch oft nur unter Zuhilfenahme mikropsychologischer, d. h. tiefenpsychologischer Gesichtspunkte unter ganz besonderer Berücksichtigung der Kindheitsentwicklung.

1. Beispiele von Persönlichkeiten mit (vorwiegend) exomorphen Depressionen

Bevor wir auf Einzelfälle zu sprechen kommen, sei eine Vorbemerkung gestattet. Manche Psychiater und nicht wenige Psychoanalytiker sprechen von ihrem Patienten, als schauten sie mit Röntgenaugen in seine Seele, ja in sein Unbewußtes. Wir wollen hier etwas zurückhaltender sein und uns möglichst der Deutungen enthalten. Die in Klammern gemachten Anmerkungen wurden mit einem Fragezeichen versehen (auch wenn Verf. bei manchen dieser Anmerkungen von der zutreffenden Richtigkeit überzeugt ist), da diese Anmerkungen im einzelnen nur als Denkmöglichkeit gesehen werden sollen, sofern es sich nicht nur um Beschreibungen eines Verhaltens, sondern um Deutungen handelt.

Um auszuschließen, daß Außenstehende den als Fall geschilderten Patienten identifizieren können, wurden unwichtige Details weggelassen, wie auch in einem Fall kleine Änderungen, die nichts am Wesentlichen des geschilderten Falles entstellen, durchgeführt.

35 Jahre alte, zierliche, niedlich anzusehende verheiratete Frau eines ehrgeizigen Mannes mit leitender Stellung in der Industrie. Ihr Vater galt als gutmütig, weich, sehr gesellig und in seinem Beruf als Akademiker beliebt und geschätzt, von ihr sehr geliebt. Die Mutter, an der sie im Unterschied zum Vater (vaterfixiert, ödipale Situation nicht überwunden?) nie gehangen habe, war sehr ordentlich, streng (Introjektion der Mutter als forderndes und strafendes Über-Ich, statt Anklage bei Verlust, Angst?), habe sich aber wenig um sie gekümmert. Bettnässerin bis zum Einsetzen der Periode (Regression bei gestörter Mutterbeziehung?), lebte im Schatten der vitaleren, ca. 5 Jahre älteren Schwester. Als Kind etwas ängstlich, litt unter starkem Heimweh, als sie mit ca. 4 Jahren im Krankenhaus war (Hinweis für ausgeprägte symbiotische Tendenz). Gegenüber der vitaleren Schwester und der wenig geliebten Mutter galt sie als eigenwillig (Trotz- und Überkompensationsneigung?). War bis zu ihrer Heirat recht lebhaft, trieb Sport, spielte gerne Klavier, schnitt im Examen als Beste in einem technischen Beruf ab (Wissenshunger im Sinne der »Haltung«?, Überkompensation einer Selbstwertproblematik?) und arbeitete in diesem Beruf 2 Jahre bis zur Ehe mit viel Freude. Mit 21 Jahren lernte sie einen wesentlich älteren Mann kennen (Vaterideal?), den sie gerne heiraten wollte, jedoch wurde das von der Mutter verhindert (Pat. konnte nicht fordern im Sinne des oral-kaptativ Gehemmten). Dagegen sei sie an ihren Mann, den sie dann durchaus lieben gelernt habe, von Bekannten etwas »verkuppelt« worden (konnte nicht nein sagen). Schon im 1. Jahr der Ehe fühlte sie sich überfordert und zweifelte, ob sie den Aufgaben gewachsen sei (mangelnde Selbstachtung bei Überbereitschaft, für den Mann etwas zu geben). Ein Jahr nach Eheschließung im Wochenbett depressiv. Fürchtet, daß ihr Mann ihr untreu sei, der sie im Krankenhaus kaum besucht, fürchtet, daß er sie mit ihrer immer schon als vitaler geschilderten Schwester betrüge.

Seitdem und auch in den bisher folgenden 8 Jahren mehr oder weniger depressiv mit Schwunglosigkeit und Minderwertigkeitsgefühlen. Im folgenden Jahr nach einem Umzug und dem Tod des so geliebten Vaters stärker depressiv, so daß es zu einem Suizidversuch durch Schnitt in die Handgelenke kam. Sie litt unter ihrem dominierenden und ehrgeizigen Mann, der sich in die Kindererziehung einschaltete und z. B. nicht nur das Kleinkind schlug, wenn es außerhalb der Mahlzeiten Nahrungswünsche äußerte, sondern auch ihr einmal einen Schlag gab, als sie es verhindern wollte. Fühlte sich auch immer wieder überfordert, wenn ihr Mann aus beruflichen Gründen überraschend Gäste brachte, die sie bewirten sollte. Gelegentlich trank sie im Zusammenhang mit depressiven Stimmungen zuviel Alkohol, war aber sonst nicht davon abhängig. Wenige Wochen vor der Geburt des zweiten Kindes, 2 Jahre später, verstärkten sich die Depressionen mit Lustlosigkeit und Schwunglosigkeit, so daß der sehr sparsame Ehemann eine Haushaltshilfe einstellte, der sie sich bald unterlegen fühlte. Sie willigte ein, als ihr Ehemann forderte, beide Kinder in seiner und nicht in ihrer Glaubensrichtung taufen zu lassen. Konnte auch nicht gut Geld für sich fordern und wollte das Geld für die ambulante tiefenpsychologisch orientierte Psychotherapie selbst in ihrem früheren Beruf verdienen. Aber auch dazu kam es nicht, so daß der Ehemann nach ca. $^1/_2$ Jahr die tiefenpsychologische Behandlung abbrach und nur noch die vollfinanzierten, gelegentlichen Kurzbesprechungen und evtl. Verschreibungen von Psychopharmaka (zeitweise Antidepressiva) genehmigte. Nach einem wichtigen Erlebnis aus der Vergangenheit befragt, sagt sie: »Die Scheidung der Schwester« (Rivalitätsängste?). Nach Wünschen befragt, sagt sie z. B.: »Daß ich wieder für meinen Mann und meine Kinder da sein kann, daß eine Verbindung zu meinem Mann besteht, nicht nur erotisch, daß ich halbtags beruflich arbeiten kann.« Das Liebste sei ihr die Familie.

Charakteristisch für sie war, daß sie in den ersten Stunden, in denen sie bei der tiefenpsychologisch orientierte Psychotherapie auf der Couch lag

und spontan alles aussprechen sollte, was ihr durch den Kopf ging, zunächst erst jeweils 10–20 Minuten stumm war (Widerstandssymptom). Sie war ganz gefangen von ihren Insuffizienzgefühlen, fürchtete schon das Sprechen und die damit u. a. verbundene Kritik gegen ihren Mann. Sie wurde erst ganz allmählich etwas lebhafter und ging mehr aus sich heraus, nahm es dann aber apathisch hin, als ihr Mann diese Form der Behandlung plötzlich beendete.
Einige Gesichtspunkte zum Verständnis dieser Patientin wurden schon angedeutet:
Wesentlich ist, daß sie sich ständig überfordert fühlt, bei Überbereitschaft, sich durch den Mann, die Kinder, fordern zu lassen. Das nicht in sich ruhende Selbstwertgefühl, das von der Erfüllung dieser Forderung abhängig ist. Die Selbstwertproblematik setzt schon angesichts der als hart und streng empfundenen, wenig geliebten Mutter sowie der älteren und vitaleren Schwester ein. Das Nicht-fordern-Können und die schmächtige Selbstverwirklichungsmöglichkeit konnten in Kindheit und Jugend noch überwunden werden, führten dann aber in der Ehe zu anhaltender Dekompensation mit Rückzug in verständliche = exomorphe Depression sowie gelegentlichen Alkoholmißbrauch (Beobachtungszeit 8 Jahre).

49 Jahre alter, schuldlos geschiedener Mann mit 4 Kindern, Chemiefacharbeiter.
Beide Eltern starben, als Patient 6 bzw. 7 Jahre alt war. Er wisse nur noch, daß die Mutter vorher jahrelang bettlägerig war und der Vater Trinker gewesen sei (negative Identifikation?):
»Ich hatte eine harte Jugend. In meiner Freizeit, wenn die Schule aus war, mußte ich nur arbeiten. Es wurde nur mit Holz geheizt, und ich mußte im Sommer sowohl für die eigene wie für mehrere Nachbarsfamilien viele Meter Holz sägen.« Liebe habe er nicht erlebt, er kenne keinen Kuß, keine Umarmung (mangelnde Liebe, fehlende Fremdbestätigung, geringes Selbstwertgefühl). Er sei der zweite von 4 Geschwistern. Nach dem Tod der Eltern kam er zu einer Nachbarsfamilie und sei dort wenig liebevoll als Stiefkind aufgewachsen. Mußte viel für diese Familie arbeiten, bis er sich für 2 Jahre freiwillig zur Kriegsmarine meldete. Als Soldat und später in seinem Beruf als Chemiefacharbeiter sei er von Kameraden, Mitarbeitern und Vorgesetzten sehr geschätzt worden. Im Alter von 27 Jahren heiratete er, nachdem er seine Frau im gleichen Betrieb, in dem er auch jetzt noch tätig ist, kennenlernte. Die Ehe war unglücklich, da die Frau untreu war und sehr viele Schulden machte. Aus Kummer und im Zusammenhang mit Depressionen sei er damals schließlich alkoholabhängig geworden, bis vor 8 Jahren die Ehe geschieden wurde und ihm alle 4 Kinder zugesprochen wurden. Danach sei er 7 Jahre »trocken«, d. h. völlig abstinent, gewesen und sorge nun allein, neben seiner Arbeit als Facharbeiter, für die Kinder und verwöhne sie. »Ich hasse es furchtbar, wenn mich jemand unterdrückt und kommandiert, ich kann das nicht ertragen, weil ich als Kind so unterdrückt worden bin.« Freute sich, wenn die Kameraden der Kinder sagten: »Du hast einen Bombenvater.« Sagte den Kindern nicht, weshalb die Ehe geschieden wurde, und hätte gerne eine neue Partnerin gehabt, »ließ es aber so laufen«, weil die geschiedene Frau und Schwiegermutter in der Nähe wohnten, von den Kindern oft besucht wurden und »es hätte Reibungen gegeben«, wenn eine andere Frau ins Haus gekommen wäre (Für die Kinder leben, keine Forderung für sich). Er ließ den Kindern allen Willen und gab ihnen auch viel Geld und Geschenke. Als jedoch die Kinder in die Entwicklungsjahre kamen, wuchsen sie ihm über den Kopf, »alles ging daneben«. Ein Mädchen lief aus dem Haus, ein Mädchen heiratete, lebte aber in Scheidung, und der ältere Junge ging nicht mehr zur Berufsschule und führte kleine Diebstähle durch. Es stellten sich daraufhin bei dem Patienten depressive Verstimmungen ein, und er habe nach 7 Jahren wieder mit dem Trinken begonnen. Schließlich kam es im letzten Jahr zu 3 Selbstmordversuchen, wobei er beim letzten Versuch nach der Einnahme vieler Tabletten schon als »klinisch tot« bezeichnet worden sei. Er leide nun an dem Gefühl, im Leben völlig gescheitert zu sein, zumal mit den Kindern auch alles fehlgelaufen sei.

Wir sehen wieder einen Menschen mit schon beeinträchtigter Selbstwertfindung in der Kindheit, der mit größtem Einsatz und ausgeprägter Gutmütig-
keit für die Familie, nachdem ihn die Frau im Stich läßt, für die 4 Kinder lebt
und die eigenen vitalen Interessen zurückstellt, so u. a. auch auf eine neue
Partnerin verzichtet. Er wirkt ernsthaft, nachdenklich, beteiligt sich rege an
den Gruppengesprächen und malt z. B. ein Bild mit Farbkompositionen, mit
düsteren und hellen Farben (Abb. 4, S. 39). Er sagt dazu:

»Es drückt so die verschiedenen Stimmungen in mir aus. Manches stelle ich mir schlimm vor,
das Hellgrüne gelöster und freundlicher. Wenn ich an Stimmungen denke, dann schweben mir
gleich 100 oder 1000 Einfälle vor. Es könnte schöner auf dieser Welt sein, friedlicher. Die Menschen müssen einander verstehen. Da habe ich z. B. Bilder in mir, daß eine Fratze vor mir steht.
Ich habe das Gefühl, hier stehe ich als kleiner Mann, und hinter dieser Fratze ist etwas Gutes.«

51 Jahre alte, ledige Frau, die im Zusammenhang mit depressiven Verstimmungen und zeit-
weisem Alkoholmißbrauch in unsere Klinik kam. Die Ehe der Eltern sei gestört gewesen, zumal
der Vater sehr aufbrausend war. Die Mutter habe oft in sich hineingeweint. Patientin sei als Kind
häufig krank gewesen und litt unter einer Schielstellung der Augen, die im Alter von 10 Jahren
zu einer Operation führte. Sie wurde in der Schule deshalb oft gehänselt, stand oft abseits und
hatte ausgeprägte Minderwertigkeitsgefühle. Der Vater war viel unterwegs. Die Mutter war gutmütig, aber auch nicht ohne Strenge. Sie habe die Mutter im Alter von 19 Jahren gepflegt, als
sie an Krebs erkrankte, und sehr darunter gelitten. Der Vater sagte damals z. B.: »Ich schlage
Dich tot, wenn Du der Mutter sagst, daß sie hoffnungslos krank ist.« Mit dem Vater habe sie sich
nie verstanden, und es sei möglich, daß sie später wiederholt gezögert habe, sich mit einem
Mann zu verbinden, weil im Hintergrund die wenig glückliche Ehe der Eltern stand. Auch der
$2^1/_2$ Jahre jüngere Bruder litt unter der Ehe der Eltern. Sie studierte 2 Semester Pharmazie und
arbeitete dann bis jetzt zunächst in Apotheken und seit 7 Jahren in der Industrie als pharma-
zeutisch-technische Assistentin.
Nachdem sie mit 24 Jahren erstmals kurze Zeit ein Verhältnis hatte, mit einem jungen Arzt, ver-
band sie sich 7 Jahre mit einem Mann, den sie auch gerne heiraten wollte. Dann kam jedoch
überraschend dessen ehemalige Freundin aus der Gefangenschaft zurück, aus der sie nichts
hatte von sich hören lassen. Sie entschloß sich, auf ihren Freund zu verzichten, obwohl sie es
jetzt für möglich halte, daß er bei ihr geblieben wäre, wenn sie sich anders verhalten hätte
(Forderungsproblematik?). Sie habe damals die Stadt verlassen und sei an einer Lähmung des
rechten Armes und linken Beines erkrankt, die als seelisch bedingt diagnostiziert wurde. (Hysterische Symptomatik mit verdrängter Aggressivität, rechter Arm?, mit Flucht in das Nicht-Laufen-
Können?).
Sie sei immer sehr schüchtern und zurückhaltend gewesen und habe sich sehr angepaßt. Als sie
vor 20 Jahren einen Chef hatte, der Alkoholiker war, habe sie nur deshalb mitgetrunken, weil sie
sich vor ihm gefürchtet habe. Sie habe aber auch gemerkt, daß sie unter dem Einfluß von Alkohol
ihre Hemmungen und gelegentlich auftretenden Depressionen überwinden konnte. Sie war
immer fleißig, bediente u. a. gerne Kunden und war gerne unter Menschen. Ihr Hauptproblem
war das Alleinsein (das sie selbst durch mangelnde Forderungsmöglichkeit provoziert hatte).
Die ersten schweren Depressionen hatte sie 2–3 Monate, nachdem sie sich nach 7 Jahren ent-
schlossen hatte, sich von ihrem Freund zu trennen, und zunächst an den Lähmungen erkrankt
war. Sexuell sei sie nie zur Befriedigung gekommen. Sie müsse aber sagen, daß sie eine ausgeprägte Zuneigung empfunden habe, wenn jemand lieb und zärtlich zu ihr war. Das habe ihr eigentlich genügt als Erlebnis. Die Sexualität sei dann nicht mehr so wichtig gewesen. Sie kleide
sich gerne gut, sei großzügig mit Geschenken, habe zu ihrem Bruder und dessen Frau ein gutes
Verhältnis. In den letzten Jahren habe sie im Zusammenhang mit dem Alleinsein wiederholt
Lebensüberdrußideen gehabt, besonders Weihnachten vor einem Jahr: Im Winter mit den
langen Abenden sei es besonders schlimm gewesen. Sie habe dann auch zeitweise zuviel Alkohol getrunken. Litt zeitweise auch an Schlafstörungen, Konzentrationsstörungen und sinn-
losem Grübeln. Diese Form der Depression sei ihr dann selbst nicht mehr verständlich (vorübergehende endomorphe Depression?).

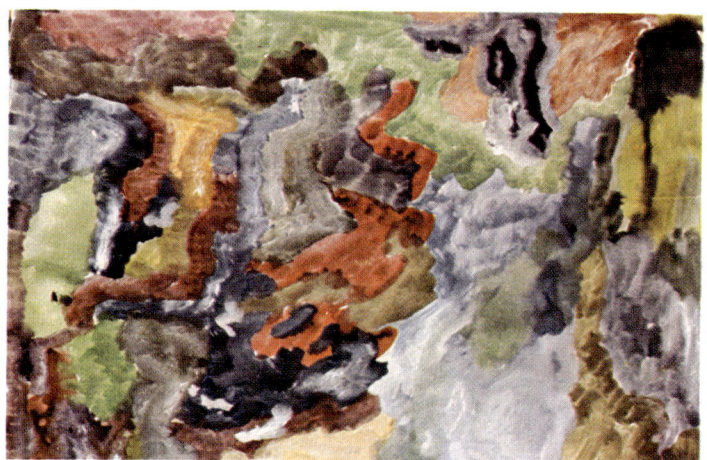

Abb. 4   49 J. alter Patient, gesch., 4 Kinder, Chemiefacharbeiter, exomorphe Depression und Alkoholismus: „Es drückt so die verschiedenen Stimmungen in mir aus. Manches stelle ich mir schlimm vor, das Hellgrüne gelöster und freundlicher. Wenn ich an Stimmungen denke, dann schweben mir gleich hundert oder tausend Einfälle vor. Es könnte schöner auf dieser Welt sein, friedlicher. Die Menschen müssen einander verstehen. Da habe ich z. B. Bilder in mir, daß eine Fratze vor mir steht. Ich habe das Gefühl, hier stehe ich als kleiner Mann, und hinter dieser Fratze ist etwas Gutes." (s. S. 37).

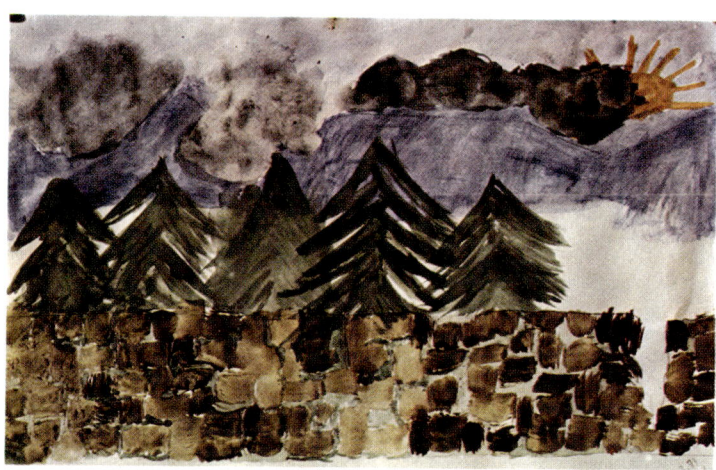

Abb. 5   51 J. alte Patientin, led. pharmaz.-techn. Assistentin; exomorphe Depression und Alkoholismus: „Die Wolken sind immer noch da, dunkle Wolken. Die Berge bedeuten Höhen und Tiefen der Vergangenheit. Ein Berg mit einem Grat drückt aus, daß ich eine regelrechte Gratwanderung gemacht habe und jeden Augenblick abstürzen konnte. Durch einen dunklen Wald konnte man zur Mauer, die noch überwunden werden mußte, kommen, die aber schon einen Durchbruch hat, und noch letzte Trümmer bestehen, die noch weggeräumt werden müssen, um dann auf eine freundliche, lichte Wiese zu gelangen." (s. S. 38).

Im letzten halben Jahr hatte sie eine Belastung, da sie ein Verhältnis mit einem jungen Mann hatte, den sie bemutterte. Er war Alkoholiker und trotz ihrer Hilfe kürzlich wieder rückfällig. Während sie von den Mitpatienten geschätzt war, beteiligt sie sich rege an den Gruppenstunden. Sie bringt unter anderem ein Bild zur Sprache (s. Abb.), auf dem im Vordergrund dunkle Wolken und Berge dargestellt sind sowie eine Mauer, die rechts einen kleinen Durchbruch hat, und sagt zu dem Bild (Abb. 5, S. 39):
»Die Wolken sind immer noch da, dunkle Wolken. Die Berge bedeuten Höhen und Tiefen der Vergangenheit. Ein Berg mit einem Grat drückt aus, daß ich eine regelrechte Gratwanderung gemacht habe und jeden Augenblick abstürzen konnte. Durch einen dunklen Wald konnte man zu der Mauer, die noch überwunden werden muß, kommen, die aber schon einen Durchbruch hat, und noch letzte Trümmer bestehen, die noch weggeräumt werden müssen, um dann auf eine freundliche, lichte Wiese zu gelangen.«

Wenn schon das Gros der Patienten mit endomorphen Depressionen außerhalb von Kliniken behandelt wird, so gilt dies noch mehr für Patienten mit exomorphen Depressionen. Am ehesten kommen die letzteren in die Klinik, weil sie sich in einer hoffnungslosen Sackgasse befinden und entweder in Alkoholmißbrauch oder Sucht ausgewichen sind oder es zu einem Suizidversuch kam.

Relativ selten kommen Patienten wegen einer depressiven Erlebnisreaktion außerhalb von Komplikationen in die Klinik. Die folgenden beiden Patienten sind daher eher als Ausnahmen anzusehen. Sie kamen wegen abnormer depressiver Erlebnisreaktionen, d. h. akuter exomorpher Depression zur Aufnahme.

31 Jahre alter, lediger Landwirt. Er bewirtschaftete mit dem Vater gemeinsam eine eigene Landwirtschaft, die von dem sehr strebsamen Vater erheblich vergrößert worden war. Der Patient schildert seine Mutter als hilfsbereit, gütig, ehrlich, »einfach gut«. Sie habe immer ein offenes Herz für ihn und seine 5 Jahre ältere Schwester gehabt. Vater und Mutter habe er immer sehr gemocht. Dem Vater wollte er in der Landwirtschaft nacheifern. Er litt in der Kindheit zeitweise darunter, daß er der Kleinste gewesen sei. Deshalb wollte er in der Volksschule absolut die Spitze halten. Auf der höheren Schule kam er trotz aller Mühe, die besonders durch den Vater unterstützt wurde, nicht mit dem Lernen zurecht und konzentrierte sich um so mehr auf den landwirtschaftlichen Betrieb. Er war stolz, als der Vater einen der größten Trecker im Dorf kaufte. Obwohl er wiederholt Freundschaften mit Mädchen hatte, wollte er sich nicht binden, angeblich um den Betrieb noch weiterzubringen (Fixierung an die Mutter?). Vor 2 Jahren erkrankte die Mutter an einer multiplen Sklerose und konnte nach 1 Jahr nicht mehr laufen. Sie konnte sich bald nicht mehr allein anziehen, und er habe ihr bis zu ihrem Tod bei allem geholfen. Im letzten halben Jahr war sie so hilflos, daß auch der Vater noch mithelfen mußte. Er habe sehr unter dem Dahinsiechen seiner Mutter gelitten. Unmittelbar nach dem Tod der Mutter habe er die Arbeit zwar fortgesetzt, habe aber sehr viel geweint und ständig an die Mutter gedacht. Nachts habe er ständig von ihr geträumt. Mit mehreren Flaschen Bier täglich habe er sich in seinem Kummer geholfen. Nachdem er zunächst einmal ambulant in unsere Sprechstunde kam, ließ er sich ca. 6 Wochen nach dem Tod der Mutter für 2 Wochen stationär aufnehmen. Innerhalb weniger Tage fand er guten Kontakt zu den Mitpatienten. Er wurde rasch froh und zuversichtlich, hörte gerne Musik. Äußerte als Wünsche: Eine glückliche Familie zu gründen, wie wir zu Hause waren. Verdienstmöglichkeiten, daß er gut davon leben könne. »Wenn ich eine Krankheit bekäme so ähnlich wie meine Mutter, dann möchte ich das nicht wissen.« Er gab an, nunmehr wieder im Leben zu stehen. Er träume nicht mehr ständig von der Mutter und müsse auch nicht mehr ständig an sie denken. Freue sich wieder auf die Arbeit in der Landwirtschaft. Auch bei den folgenden ambulanten Wiedervorstellungen zeigte sich, daß der Patient seine akute exomorphe Depression überwunden hatte.

Eine andere 31 Jahre alte, geschiedene Patientin kam wegen einer akuten exomorphen depressiven Verstimmung in die Klinik, weil sie eine Liebesenttäuschung erfahren hatte. Sie hatte ein

Verhältnis mit einem verheirateten Mann, der gegen ihre Erwartung zu seiner Frau stand. Sie flüchtete sich gleichsam in die Klinik und stellte anschaulich ihren Konflikt auf einem Bild dar, in dem von einem Labyrinth mehrere Pfeile auf einen roten Punkt zeigten. Sie selbst war der Mittelpunkt des Labyrinths, von dem die Pfeile aus dem Labyrinth hinaus auf den roten Punkt, der ihren Freund symbolisierte, zeigten. Die Patientin sagt zu dem Bild: »Das blaue Gebilde inmitten des Labyrinths bin ich. Ich versuche, durch Überwindung des Irrgartens meinen Freund zu erreichen, zu dem es mich zieht, doch gelingt mir dies nicht« (Abb. 6, S. 42).

Über die akute, exomorphe behandlungsbedürftige Depression gibt es fließende Übergänge hin zur normalen Trauerreaktion. Je mehr sich Persönlichkeitseigenschaften häufen, die zu behandlungsbedürftigen exomorphen Depressionen disponieren, um so eher kommt es nicht nur zur Hilfsbedürftigkeit, sondern auch zur Behandlungsbedürftigkeit. Es sei daher nunmehr unsere Aufgabe, uns mit den Eigenschaften und der Entwicklung dieser Persönlichkeiten auseinanderzusetzen.

2. Eigenschaften und Entwicklung von Persönlichkeiten, die zu behandlungsbedürftigen exomorphen Depressionen disponiert sind

Im Bereich der mehr an Zuständen orientierten Psychiatrie werden die Akzente auf Begriffe gesetzt, wie eingeboren, depressive Psychopathie, Temperament, Konstitution.
Ihre Eigenschaften werden beschrieben und gleichsam als gegeben hingenommen. Demgegenüber orientiert sich die Psychoanalyse ganz an der Entwicklung, bemüht sich dabei aber relativ wenig um die Trennung derjenigen, die zu verständlichen abnormen Depressionen neigen, gegenüber denjenigen, die ausschließlich oder zumindest vorwiegend zu endomorphen Depressionen veranlagt bzw. disponiert sind.
K. Schneider schlug schon 1958 vor, den Psychopathiebegriff aufzugeben, da er »mehr und mehr zur sozial negativen Bewertung wurde und fast nur so gebraucht wird«. Der Psychopathiebegriff ist darüber hinaus mit der Vorstellung des »Eingeborenen« belastet. Jedoch nicht einmal ein Talent bildet sich in der Stille, sollte man in Abwandlung des Dichterwortes sagen: Ein Charakter, eine Persönlichkeit entsteht im Strom der Welt. Der instinktarme, auf Übernahme, Nachahmung, Lernen, Erziehung angewiesene und weltoffene Mensch erhält im Unterschied zum instinktgebundenen, auf eine Merk-Wirk-Welt eingeengten Tier seine wesentlichen Prägungen im Wechselspiel von innen und außen.
Wird statt dessen von abnormen Persönlichkeiten gesprochen, so müssen daher die Fragen der Persönlichkeitsentwicklung angeschnitten werden. Kennzeichnet man mit Petrilowitsch die Persönlichkeit als ganzheitliches Gefüge von Verhaltensbereitschaften, so besteht Übereinkunft, daß abnorme Persönlichkeiten diejenigen sind, die unter sich und bzw. oder unter denen die Gesellschaft leidet.

Heißt es, daß Gemüt und Gewissen den Kern der Persönlichkeit bilden, so klingt damit schon die Bedeutung des Gemüts für den Aufbau der Persönlichkeit an. Es wundert daher nicht, wenn den in ihrem Persönlichkeitsauf-

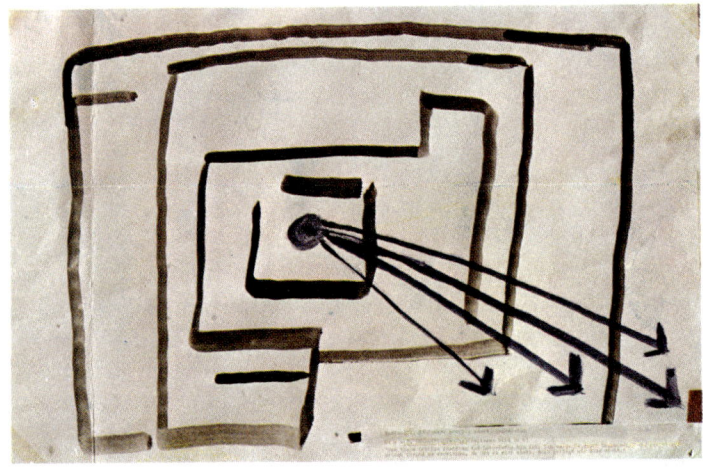

Abb. 6   31 J. alte Patientin, gesch.; exomorphe Depression: »Das blaue Gebilde inmitten des Labyrinths bin ich. Ich versuche, durch Überwindung des Irrgartens meinen Freund zu erreichen, zu dem es mich zieht. Doch dies gelingt mir nicht.« (s. S. 41).

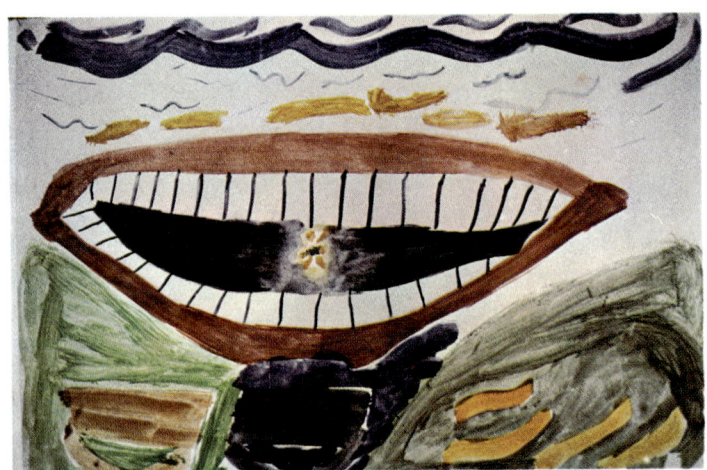

Abb. 7   50 J. alte Patientin, ledig; exomorphe Depression: »Daß ich mir vorkomme wie in einem Mund mit großen Zähnen.« (s. S. 53).

bau gestörten Neurotikern »als häufige Zeichen Störungen der Lebens-grundstimmung, vor allem depressive Verstimmungen, allgemeine Gefühls-verarmung, das Gefühl der Gefühllosigkeit, neurotische Trägheit, Mangel an Anstrengungsbereitschaft, wie Dürftigkeit und Schwäche des Weltbezuges (Görres) zugeschrieben werden«.

Wir werden noch darauf zu sprechen kommen, daß die depressive Sackgasse als sekundäre Reaktion bei den Neurosen der verschiedensten Formen über-aus häufig ist und nicht selten erst den letzten Anlaß zur stationären oder ambulanten Behandlung gibt.

Unsere Frage aber lautet jetzt: »Welche Eigenschaften häufen sich bei mehr oder weniger depressiv Gestimmten bzw. depressionsbereiten Personen, und wie sieht man ihre Entstehungsbedingungen?« Nimmt man mit Lersch die Grundstimmung, den endothymen Grund, als gegebene Basis des Er-lebens, so ist hinzunehmen, daß es an den beiden Polen konstitutionell bedingte hyperthyme, lebhafte, frohgestimmte »Sanguiniker« mit vielen, eher kürzer dauernden Impulsen gibt und auf der anderen Seite die Schwer-nehmenden, Schwermütigen, Ernstgesinnten mit eher dauerhaften Impulsen und Einstellungen, die Melancholiker.

Man sieht, wie rasch sich die Temperamentenlehre der Antike aufdrängt, nur daß anstelle der Säfte die Konstitution, der endothyme Grund getreten sind. Andere Begriffe sind mit K. Schneider der Untergrund, der somatisch zu fas-sen ist und Gestimmtheiten trägt, und der Hintergrund, der erlebt wird, wie z. B. ein Schmerz, eine Mißbefindlichkeit, ein prämenstrueller Spannungs-zustand, eine Erschöpfung bei einem Infekt u. a. Der Untergrund trägt die Stimmung, ist ihr Verursacher, der Hintergrund bedingt Wohlbefinden, Miß-befinden oder gar Depression. Damit haben wir sauber-begriffliche Beschrei-bungen, aber wie weit werden wir damit dem Einzelfall gerecht, wie z. B. den bisher von uns beschriebenen Fällen? Gewiß werden wir nicht umhin kön-nen, Begriffe wie Gemütsreichtum und Gemütsarmut, Gemütstiefe und Gemütsoberflächlichkeit zu gebrauchen und im Einzelfall zu berücksich-tigen. Wir werden uns erinnern an die Aufgliederung der Gefühle (M. Scheler) in »Empfindungsgefühle«, z. B. bei der Wahrnehmung, beim Essen u. a. leib-nahen Zustandsgefühlen, wie Hunger, Durst, sexuelle Erregung usw., und »gerichtete Gefühle«, die von unbestimmter Hoffnung und Sehnsucht bis zur begleitenden Gestimmtheit unserer Strebungen im Bereich der Erotik, des Geltungsstrebens, des Besitzstrebens u. a. reichen.

Diese deskriptiven und z. T. hypothetischen Definitionen bieten uns in erster Linie Beschreibungsmöglichkeiten, sehr viel weniger aber Verständnismög-lichkeiten, und es ist dies auch nicht ihr Ziel.

Wird vom Einzelfall abstrahiert und wird z. B. der Typ der asthenischen, ady-namischen depressiven Persönlichkeit aufgestellt und werden diese z. T. als relativ gemütsarme, mitunter selbst gemütlose Menschen »den depressiven meist gemütvollen, warmherzigen, mit potentieller Bereitschaft zu Schuld-erlebnissen im engeren Sinn gegenübergestellt« (Petrilowitsch), so besteht wiederum die Gefahr des Sichbegnügens mit einem Etikett und der Sugge-stion von Kennzeichnungen.

Vielfach wird vom depressiven Zustand auf die Persönlichkeitseigenschaft vor der Erkrankung übergegangen, wenn es z. B. heißt, daß es sich bei Depressiven um schnell ermüdbare, leistungsschwache, adynamische Menschen handelt (Petrilowitsch). Sie neigen demnach zur Mutlosigkeit, Schwarzseherei, Weichheit und Empfindlichkeit, haben eine Neigung zu hypochondrischer Selbstbeobachtung und neigen zu übersteigerter Bewußtheit. Hört man von selbstunsicherer Bereitschaft zum Zaudern und zu zermürbender Selbstquälerei, so vermißt man derartige Eigenschaften z. B. bei der oben geschilderten Hausfrau (s. S. 36, vor ihrer Ehe), bei dem Vater (s. S. 37), der nach schuldlos geschiedener Ehe auf sich selbst gestellt für seine 4 Kinder sorgte. Man wird sie überhaupt schon deshalb häufig vermissen, weil nicht selten im Vordergrund steht, daß der zu abnormen depressiven Verstimmungen Neigende besonders einsatz- und leistungsbereit für andere ist und besonders dann depressiv wird, wenn er diesen Einsatz nicht mehr leisten kann.

Gerade aber bei diesem Wechselspiel zwischen Persönlichkeitseigenschaften und depressiver Dekompensation unter gewissen Bedingungen setzt die mehr empirisch, genetisch orientierte Psychoanalyse ein. So macht die Schule der sog. Neoanalyse mit Schultz-Hencke nicht nur das Ineinander von Persönlichkeitseigenschaften, auslösenden Situationen und depressiver Dekompensation deutlich, sondern auch die Möglichkeiten des Verhaltens im Sinne der Überkompensation, der Ersatzleistungen, der sog. Haltungen bei Personen, die zur Dekompensation mit abnormen depressiven Verstimmungen neigen. Lassen wir hierzu zunächst noch Schwidder als Vertreter dieser Richtung zu Worte kommen, bevor wir uns mit den oben geschilderten und weiteren Fällen näher befassen und bevor wir uns dem Thema der Gemeinsamkeiten und Unterschiede der Persönlichkeitsentwicklungen und depressiven Zustände bei verständlichen, d. h. exomorphen, sowie bei endomorphen Depressionen zuwenden.

»Die Ansatzpunkte für die Entstehung der depressiven Charakterstruktur liegen ebenfalls im 1. Lebensjahr. Die Hemmung aber betrifft hauptsächlich die oralen und frühen oral-aggressiven Impulse. Das Kind reagiert frühzeitig mit Furcht auf seine Wunschregungen des Habenwollens und Besitzergreifens. Es resigniert früh hinsichtlich dieser Wünsche, feine Angstreflexe sorgen für weitgehende Unterdrückung aller expansiven Impulse, die schon im ersten Ansatz ›blitzartig‹ zusammen mit dem begleitenden Angstaffekt gedrosselt werden. Diese sehr weitgehende Impulsabwehr betrifft – wie es immer wieder zu beobachten ist – sehr ausdrücklich auch die motorische Seite des Antriebserlebens, was korrelativ körperlich in muskulärer Erschlaffung und gewissermaßen Innervationssperre aller aktiv-aufnehmenden, einverleibenden Funktionen im weitesten Sinne zum Ausdruck kommt. Solche Kinder scheinen oft ohne Begehren und Wunsch zu sein. Händedruck und Haltung sind schlaff, die Augen ohne Lebendigkeit. In ihrem Erleben erscheint ihnen die Welt weniger farbig und reizvoll (Trübsinn). Aktive Impulse fehlen auch im Denken und Planen, der Vorstellungszustrom erscheint verlangsamt. Sie haben Leeregefühle, glauben minderwertiger zu sein als andere, ohne diese Mangelgefühle auf die wirkliche Wurzel ihrer Gehemmtheit und reflexartig eingeübten blitzartigen Impulsabwehr beziehen zu können. Das Gesamterleben und -verhalten wird auf diese Weise frühzeitig gestört. Übermäßiges Stillsein, Überbescheidenheit, Übergefügigkeit, Nachgiebigkeit, zu große Verzichtsbereitschaft, mangelnde Initiative, gedrückte Stimmung, Unlebendigkeit bis zu dysphorischem Erleben sind Begleit- und Folgeerscheinungen der Lücken des Antriebserlebens. Eine meist sehr deutlich ausgeprägte Passivität ist regelmäßig zu beobachten. Selbst wenn Überkompensation durch krampfhaften Leistungswillen, überbetonte soziale Hilfsbereitschaft, Pflichtbewußtsein oder Ersatzbefriedigung, wie Wissenshunger, ästhetisches Genießen, Sammelwut und ähnliches, gelingt (oft unterstützt durch spezielle Begabungen), ist die dahinter verborgene passive Haltung festzustellen. Wir bemerken sie in der Arbeitstechnik, im Umgang mit Menschen, z. B. bei fröhlichem Zusammensein, bei lebendigen Diskussionen. Wir sehen das gleiche Gefüge des gehemmten Erlebens, wenn ein Zugang zu den feinen Schwingungen des Lebensgefühls oder zur Weltanschauung möglich wird. Im Grunde erscheint alles sinnlos, ohne rechte Erfüllung, nihilistische oder pessimistische Grundstimmungen sind vorherrschend, falls nicht illusionäre Fehlerwartungen überwiegen.

Diese letzte Einschränkung weist auf zwei verschiedene Entwicklungsmöglichkeiten hin, die bisher in der Literatur nicht systematisch dargestellt wurden, die aber nach eigenen Erfahrungen grundsätzlich bei der Ausbildung jeder neurotischen Struktur gegeben sind:

Entweder entsteht die Struktur hauptsächlich aus den direkten Folgen der Gehemmtheit, den Erlebnislücken und gespürten Behinderungen, oder die Abkömmlinge der Haltungen, also Fehlerwartungen, Riesenansprüche und Ersatzbefriedigungen, werden zum vorwiegenden Kern der neurotischen Struktur.

Selbstverständlich kann man hier keine absolute Trennungslinie ziehen, denn jede Haltung setzt Gehemmtheit voraus, und keine Hemmung kommt so total zustande, daß nicht Reste des Antriebserlebens in Haltungen bestehen bleiben. Bei der Strukturentwicklung sind aber deutliche Akzentuierungen der einen oder anderen Seite zu beobachten. Hinzu kommt dann, daß hinsichtlich der weiteren sekundären Verarbeitungen Passivität oder Überkompensationen vorherrschen können, wodurch sich wieder voneinander unterschiedene Entwicklungslinien abzeichnen. Dementsprechend sind bei depressiven Strukturentwicklungen zwar die beschriebenen Gehemmtheiten und die Art der Hemmungsvorgänge übereinstimmend festzustellen, während je nach der sekundären Verarbeitungsweise verschiedenartige Erscheinungsbilder vorkommen. Ein Kind z. B., das schon sehr früh in allen oralen und oral-aggressiven Entfaltungsmöglichkeiten eingeengt ist, das auch hinsichtlich aller auftauchenden Haltungen und Ersatzbefriedigungen auf strikte Ablehnung stößt, wird zunehmend hoffnungsloser und resignierter. Die entstehende Hoffnungslosigkeit, Mangel-, Insuffizienz- und Minderwertigkeitsgefühle können das gesamte Lebensgefühl trüben. Ein stiller, pessimistischer, initiativeloser und schon äußerlich grob gehemmter Mensch mit einer primären depressiven Struktur ist das Ergebnis. Steht dem Kind noch genügend Initiative zur Verfügung, so kann es versuchen, die innere Leere und Hoffnungslosigkeit durch Arbeit, Leistung, Ehrgeiz usw. zu kompensieren, besonders wenn dies durch die Umwelt begünstigt wird.

So entsteht eine depressive Struktur mit Überkompensation. Außer diesen beiden Erscheinungsbildern ist eine andere Entwicklungslinie häufig zu beobachten:

Ein Kind wird ebenfalls in seinen direkten oralen Entfaltungsmöglichkeiten eingeengt, erlebt aber Bestätigungen hinsichtlich bestimmter oraler Haltungen oder Ersatzbefriedigungen. Es wird dann z. B. in seinem Lese- und Wissenshunger, in Sammelneigungen bestätigt, oder es werden bestimmte Erwartungen geradezu gezüchtet. Ein solches Kind kann sich in bezug auf seine oralen und habenwollenden Wünsche ebenfalls nicht adäquat verhalten, es wird übermäßig verzichtbereit und zeigt in vielen Lebenssituationen, in denen orale Impulse zu erwarten wären, Erlebnislücken und ungenügende oder fehlende Initiative. Aber die Hoffnungslosigkeit und der Pessimismus sind nicht so groß wie im ersten Fall. Haltungen, Fehlerwartungen und Riesenansprüche lassen die Lücken und direkten Gehemmtheitserlebnisse nicht so deutlich in Erscheinung treten. Illusionäre Erwartungen, Vorwurfs- und Anspruchshaltungen überwiegen, so daß in diesem Fall eine durch die sekundären Verarbeitungsweisen charakterisierte depressive Struktur das Ergebnis ist. Auch bei diesen Entwicklungsverläufen kann mehr das passive oder das überkompensatorische Verhalten hervortreten. Im Falle der Passivität sieht man etwa Menschen, die ständig gekränkt sind, die mit einem Jargonausdruck z. B. als ›beleidigte Leberwurst‹ bezeichnet werden, oder vorwurfsvolle Mäkler, Menschen mit unersättlichen Fehlerwartungen. Die ›unverstandene Frau‹, die ständig vorwurfsvoll sich immer zu kurz gekommen fühlt und orale Riesenerwartungen hat, gehört zu diesem Typus. Überwiegt die Überkompensation, so findet man je nach der Verarbeitung ewige Optimisten, Phantasten, Menschen mit beißender Ironie oder Kritik, bärbeißige Pharisäer und Gerechtigkeitsfanatiker.

Prinzipiell bestehen bei jeder neurotischen Strukturentwicklung diese 4 beschriebenen Möglichkeiten, denen jeweils verschiedene Umwelteinflüsse, Erlebnisverarbeitungen und Anlagen zugrunde liegen. Ein von Natur aus vitales Kind wird immer mehr zu Ersatzbefriedigungen und Überkompensationen neigen, als im Zustand hilfloser Gehemmtheit und Passivität zu bleiben.« (Zit. Schwidder).

Fassen wir diese Konzeption der Neoanalyse nochmals in einem Schema wie folgt zusammen:

Erstes Lebensjahr = Hemmung der oralen und frühen oral-aggressiven Impulse durch Verbote der Beziehungspersonen. Kind reagiert mit Furcht auf Wunschregungen des Habenwollens und Besitzergreifens. Angstreflexe sorgen für Unterdrückung expansiver Impulse.

a) Direkte Folgen: Lücken des Antriebserlebens. Passivität: übergefügig, zu große Verzichtbereitschaft, gedrückte Stimmung u. a. ausgeprägte Passivität.

b) Indirekte Folgen (eher bei vitalen Kindern): Überkompensation: überbetontes Pflichtbewußtsein, zu große Hilfsbereitschaft (hypersozial), eventuelle Ersatzbefriedigungen, wie Wissenshunger, Sammelwut u. a., bei sonst pessimistischer Grundstimmung u. a.

   1. Primäre depressive Struktur.
      Kind wird nicht nur in frühen oralen und oral-aggressiven Entfaltungsmöglichkeiten gehemmt, sondern stößt auf strikte Ablehnung bei Ersatzbefriedigungen u. a. Bei vitalen Kindern bestenfalls Überkompensation durch Arbeit, Leistung, Ehrgeiz.

   2. Depressive Struktur mit sekundären Verarbeitungsweisen, wie illusionäre Fehlerwartungen, Ersatzbefriedigungen.
      Einengung des Kindes in seinen oralen Entfaltungsmöglichkeiten (Habenwollen, Nehmen-Fordern), jedoch Ermutigung durch die Erzieher zu Ersatzbefriedigungen, z. B. Bestätigung in Lese- und Wissenshunger, Förderung von illusionären Erwartungen, Vorwurfs- und Anspruchshaltungen. Es entwickeln sich z. B.
      a) bei Passivität: »vorwurfsvolle Mäkler«, die »unverstandene Frau«;
      b) bei Überkompensation: (orale) Riesenerwartungen beim Menschen mit übermäßiger Kritikbereitschaft, mit »beißender« Ironie, Gerechtigkeitsfanatiker u. a.

Denkmodelle setzen Grenzen der Beobachtung und der Interpretation. So bleibt bei der Beschreibung von Zuständen, einer vorwiegenden Querschnittsbetrachtung der Persönlichkeit, der Gerichtetheit auf ihre angeborenen Veranlagungen, wenig Raum für die Beobachtung der Entwicklung und der Struktur psychisch abnormer Persönlichkeiten, für das Ineinander zwischen Persönlichkeitseigenschaften, depressiven Verstimmungen und auslösenden Situationen.

Denkmodelle der Somatose, beginnend mit der Humoralpathologie in der Antike, der Überwertung der Veranlagung, insbesondere auch der Degenerationslehre (»dégénerées«), hinderten das Interesse an der Untersuchung der bis auf die Kindheit zurückgehenden Persönlichkeitsentwicklung in der Psychiatrie.

Die Psychoanalyse wiederum, die zur Entwicklung depressionsbereiter Persönlichkeiten bisher die wesentlichsten Ansätze brachte, ging zunächst deduktiv beginnend mit S. Freud vom Modell des psychischen Apparates aus, dessen sexuell getragene Lebensenergie (Libido) auf Befriedigung an dem ersten Objekt, das sie nach der Geburt zur Verfügung hatte, d. h. der Mutter, drängte. Freud sah dabei, und viele sind ihm darin gefolgt, die Mutter so übermächtig, daß er das unbehagliche Schreien des Säuglings bei der Geburt mit einer ersten angstvoll erlebten Trennung von der Mutter im Sinne persönlichen Erlebens in Zusammenhang brachte.

Die Triebentwicklung, die sich bei Freud weitgehend zunächst über die Nahrungsaufnahme und Nahrungsausscheidung, eingebettet in Angebote und Forderungen der Mutter, abspielte, und die dann ab 4. Lebensjahr erfolgte Auseinandersetzung mit Vater und Mutter in der »ödipalen« Situation gaben S. Freud im wesentlichen zunächst Ansatzpunkte zur Interpretation der sog. Psychoneurosen, d. h. der Zwangsneurosen, der Angsthysterie und der Hysterie. Die depressiv-neurotischen Entwicklungen mit ihren Formen der Lebens- und Selbstverneinung wurden von Freud nicht beschrieben. Sie kamen und kommen ja auch kaum als still depressiv Leidende in die Sprechstunde, am ehesten noch mit einer unverständlichen endomorphen Depression. Sekundäre Komplikationen, wie Sucht oder ein Suizidversuch, werden, wie erwähnt, eher dem Kliniker zugänglich. So hat dann auch S. Freud offensichtlich nur einige wenige Fälle mit endomorphen Depressionen zu sehen bekommen und die Selbstanklagen zum Anlaß genommen, die endomorphe Depression, d. h. die »Melancholie«, als narzißtische Neurose zu sehen und – wir werden später noch darauf zurückkommen – auf die Art der Mutter-Kind-Beziehung im 1. Lebensjahr vermutungsweise zurückzuführen.

Damit waren die Weichen gestellt, daß besonders in der Literatur der Freudianer eine oft unzureichende Abgrenzung besteht zwischen Zustand und Entstehungsbedingungen der unverständlichen endomorphen Depression einerseits und der exomorphen, insbesondere auch neurotischen Depression andererseits.

Dennoch ging die Entwicklung weiter, indem zunächst in der Freudianischen Literatur von einzelnen darauf hingewiesen wurde, daß die Bedingung zum Auftreten von Depressionen nicht nur oder auch nicht vorrangig mit der Beziehung der Mutter im 1. Lebensjahr zu sehen ist, da ja nicht nur Probleme der Oralität wesentlich sind, wie z. B. die orale Einverleibung der versagenden Mutter, deren Verlust gefürchtet wird, sondern daß darüber hinaus die für die Depressiven so wichtigen Selbstwertprobleme einer besonderen Beobachtung bedürfen. So stellten z. B. Jacobson u. a. das Thema der gestörten Selbstachtung beim Depressiven in den Mittelpunkt (s. S. 79ff.), die sie allerdings auch aus der Art der Auseinandersetzung mit der Mutter ableiteten.

Besondere Weiterführungen finden sich in der Neoanalyse mit Schultz-Hencke, von der wir oben ein Beispiel brachten. Auch bei diesem Beispiel allerdings sehen wir ein Zentriertsein auf das Thema Triebentfaltung und Mutterversagung. Das orale Nehmenwollen wird durch die versagende Mut-

ter frustriert und führt später zu Angst und Schuldreflexen in Situationen, in denen genommen werden sollte. Es wird in diesem Zusammenhang entweder apathisch resigniert, im Sinne der primären depressiven Struktur, oder überkompensiert. Aber wenn man auch außer acht läßt, daß die Interpretation mehr deduktiv daraus abgeleitet wurde, wie unter dem Modell der Psychoanalyse die Mutter-Kind-Beziehung gesehen wurde, wurden dennoch unter dem Eindruck der Behandlung der Patienten Konzeptionen erarbeitet, die zumindest den Persönlichkeitseigenschaften des zu depressiven Verstimmungen bereiten Menschen gerecht werden, wenn auch u. E. die Entstehungsbedingungen dieser Eigenschaften noch zu sehr im Freudianischen Sinne, einseitig zentriert auf Triebbefriedigung bzw. Triebentfaltung, unter besonderer Beachtung des Nahrungstriebes, der Oralität, gesehen werden. So bringt Riemann eindrucksvolle Persönlichkeitsbeschreibungen und faßt zusammen, daß sich folgende Eigenschaften häufen:
Das Nicht-Subjekt-sein-Können, »Kein-Ich-Haben«, Sich-Überfordern oder -Überfordern-Lassen, ohne es selbst zu merken. Das Nicht-nein-sagen-Können und Erfüllen-Müssen der Erwartung anderer bis zur Erschöpfung. Die Angst, den Partner zu verlieren, wenn man ihm etwas verweigert, aber die gleichsam masochistische Linie und schließlich das Gebraucht-Werden als Lebensberechtigung, als Daseinsberechtigung und das daraus sich ergebende Überangebot der Welt gegenüber. Das Nicht-Subjekt-sein-Können und das Sich-Überfordern, als wäre man für alles verantwortlich. Es handelt sich um Personen, die sich als Objekt von etwas erleben und das nicht gelebte Subjekt-Sein nach außen in andere und anderes verlegen.
Man kann sagen, daß die Grenze zwischen Ich und Du beim Depressionsbereiten sich verliert, und kann erweitern: die Grenze zwischen Ich und dem anderen, das als verpflichtend erlebt wird. So werden Distanz, Entfernung und Trennung mit Verstimmung, Mißstimmung, Angst und Depression unter Umständen erlebt. Es wird eine gleichsam symbiotische Abhängigkeit gesucht, indem man entweder sich von anderen abhängig macht oder andere in Abhängigkeit bringt. Das wird vermutlich schon bei der Mutter-Kind-Beziehung eine Rolle spielen, wenn die Mutter entweder überbesorgt, verwöhnend das Kind wie eine Gluckenmutter betreut, Abhängigkeit fördert und auf werdende Unabhängigkeit evtl. unliebsam reagiert. Das kann dazu führen, daß man später, auf sich allein gelassen, kindlich hilflos bleibt nach dieser Art der weichen Verwöhnung, schutzbedürftig bleibt, Nähe sucht, nie recht weiß, wo man selbst aufhört und der andere beginnt. Das mag z. B. bei dem Landwirtssohn (s. S. 40) von Bedeutung gewesen sein, der nach dem Tod der Mutter wegen akuter exomorpher Depression in die Klinik kam und die Beschreibung der Mutter mit den Worten »einfach gut« zusammenfaßte.
Man lebt in zu starker Identifizierung mit dem Partner, ist zu sehr er selbst. Neigt zu Überangepaßtheit, dabei aber auch zur erwartenden, nicht jedoch zugreifenden Forderung. Diese erwartende Forderung, die an die Stelle des zugreifenden Forderns geht, kann sich äußern im Sinne von »weil ich alles tue, wird auch für mich alles getan, weil ich so bin, bin ich liebenswert, bewundernswert«. Es besteht die Gefahr, daß die Umwelt ideali-

siert und verharmlost wird, daß ihre Schwächen nicht gesehen werden und keine Ansätze bestehen, das Böse, das Aggressive im anderen zu erkennen. Eine naive Überschätzung des Guten im anderen korrespondiert mit der unzureichenden Bereitschaft, fordernd-aggressiv sein zu können. Wie einerseits treue Beständigkeit, Anhänglichkeit und Friedfertigkeit, überhaupt Gutartigkeit, im Vordergrund stehen können, kann aber auch die Erwartungshaltung dem anderen gegenüber aufsaugenden, fordernden Charakter haben im Sinne von »Er muß«, oder »Man muß immer für mich da sein«. Es gibt viele Variationsmöglichkeiten, so auch die durchaus egozentrisch anklammernde Vereinnahmung des Partners. Diese egozentrische Vereinnahmung kann u. U. nicht daran hindern, daß andere Partnerbeziehungen gleichzeitig gesucht werden. So reagierte z. B. ein Patient mit schweren endomorphen Depressionen, als sein Ehepartner sich von ihm trennte, nachdem der Patient wiederholte ehewidrige Beziehungen angeknüpft hatte. Es besteht auch die Gefahr des oral-aggressiven Durchbruchs nach der Überanpassung, und es kann in allerdings seltenen Fällen zum plötzlichen fordernden Durchbruch mit Lösung vom Partner oder der Familie zugunsten der Bindung an andere kommen.

Gehen wir in diesem Zusammenhang nochmals von dem u. E. einerseits zu einseitig gesehenen, andererseits aber durchaus fruchtbaren Modell der Mutter-Kind-Beziehung aus:

Diese Bindung kann nachhaltig im Sinne der Übermäßigkeit gestört werden, wenn die Mutter, wie erwähnt, das Kind überbehütet und es zur mangelnden Ich-Werdung aus Unsicherheit kommt. Das Kind bleibt ein reagierendes Echo der Mutter (Riemann). Es lernt weder die Welt kennen, noch lernt es, sein eigenes Ich zu entwickeln. Wünsche werden ihm abgenommen und nicht gelebt. Es besteht die Gefahr der Entwicklung in Passivität. Die überbehütende Mutter wiederum ist gekränkt, wenn das mit soviel Liebe umsorgte Kind sich abwendet und frei wird. Das Kind wiederum mag Schuld und Angst erleben, wenn die Mutter auf Reifungsschritte böse reagiert. Damit ergeben sich Übergänge zu der Möglichkeit, daß die Mutter zwar sehr dominierend und verpflichtend das Kind umsorgt und ernährt, aber schon bald zu erkennen gibt, daß sie auch Pflicht und Aufgabe vom Kind erwartet, das wiederum mit Verlustängsten reagiert, um es der Mutter recht zu tun.

Es ist selbstverständlich, daß es nicht angeht, mangelnde Bereitschaft zum Nehmen- und Geben-Können eingleisig mit dem Begriff der depressiven Persönlichkeitsstruktur in Zusammenhang zu bringen. Es ist auch selbstverständlich, daß die Fähigkeit zum Nehmen- und Fordern-Können nicht individuell gehemmt sein muß, sondern auch gering veranlagt sein kann.

Freud erkannte bei der Entwicklung der Libido, der Sexualtriebe, durchaus anlagebedingte Schwächen an, die z. B. zur Perversität in dem Sinne führen, daß die Libido im Sinne der autoerotischen Befriedigung in einem Bereich durch Anlageschwäche gleichsam hängenbleibt und künftighin z. B. im analen Bereich ihre Befriedigung erzielt, ohne daß es zu einem Rückfluß der Libido im Zusammenhang mit Versagungen auf diesem Bereich gekommen war. Freud erkennt also eine Anlageschwäche im Bereich des Sexualtriebes an. Es würde, rein theoretisch gesprochen, in gleicher Weise denkbar sein, auch eine Anlageschwäche im Bereich des Besitzstrebens anzunehmen. Der Welt also nicht fordernd-nehmend zu begegnen, muß nicht Folge entweder von Verwöhnung und damit Abnahme von Wunsch und Nehme-Impulsen durch die Mutter oder von Angst durch Strenge und Versagung durch die Mutter sein.

Es kann demnach auch Phlegma, eine konstitutionell bedingte geringe Bereitschaft zum Fordern bestehen, also nicht eine Gehemmtheit zum Nehmen- und Fordern-Können sich entwickelt haben, sondern ein Mangel gegeben sein.

Unter soziokulturellen Aspekten kann man annehmen, daß für viele Gesellschaftsstrukturen dieser Mangel geradezu eine Voraussetzung war. Wenn primitive Kulturen über Jahrtausende lediglich von dem lebten, was ihnen in den Mund wuchs, und keine weiteren oral-kaptativen Tendenzen entfalteten, so stand hier wohl ein oral-kaptatives Phlegma möglicherweise in sinnvoller Harmonie mit den Bedingungen der Umwelt. So wird mit Recht darauf hingewiesen, daß die ländliche Bevölkerung in den Ländern außerhalb der westlichen Zivilisation noch so kärglich und ungesichert leben mag, so finden wir »bei ihnen noch ein bescheidenes, ehrfürchtiges Annehmen des Lebens in all seinen mannigfaltigen Formen, in seinem Zyklus von Entstehen, Erhalten und Vergehen« (Hoch). Tellenbach betont: »Dieses Stehen in den Traditionen einer schlichten Kultur ermöglicht eben das an echter Geborgenheit und echtem Genießen, was auf der Strecke zur entborgenen (entwurzelten), überwiegend vom Leisten bestimmten Situation der Städte verlorengeht.« In den nicht westlichen Kulturen sei der Mensch »in der Gemeinschaft verwurzelt, den anderen (Lebenden und Toten) anhängend, fest verbunden mit der Umgebung (körperlich und geistig), den Gebräuchen unterworfen (Gesetze der Vorfahren) und den kollektiven Vorstellungen« (Colomb). Je mehr sich der Mensch abhebt vom Zyklus der Naturabläufe, vom Geborgensein in der Gruppe bzw. Großfamilie, je mehr er sich vereinzelt, je mehr ein Ich sich einem Du gegenüberstellt, je mehr ein Leistungssoll errichtet wird, indem der einzelne sich einem Bedürfniszwang unterstellt, um so eher kann er in ein Mißverhältnis vom Ich zum Du geraten. Wenn Tellenbach unter Berücksichtigung der Literatur der transkulturellen Psychiatrie annimmt, daß die folgenden 3 Faktoren das Auftreten von Melancholien = endomorphen Depressionen fördern, so möchten wir auch unter Berücksichtigung unserer eigenen Statistik (s. u.) annehmen, daß diese Faktoren das Auftreten endomorpher Depressionen fördern. Tellenbach nimmt an, daß ein steigender sozialer Rang und ein wachsendes Einkommen, die wachsende Entwicklung des Verantwortungsbewußtseins auf der Strecke vom Land zur Großstadt, eine zunehmende Westernisation, d. h. ein Leben innerhalb der westlichen Zivilisation, die Häufigkeit der Entwicklung endomorpher Depressionen = Melancholien fördern. Ungeachtet der fundamentalen Unterschiede des endomorph-depressiven Zustandes weisen auch unsere Statistik (s. u.) sowie die klinische Erfahrung darauf hin, daß auch bei behandlungsbedürftigen, exomorphen Depressionen sich vorwiegend Personen finden, in deren Lebensentwurf die Selbstverwirklichungsnotwendigkeit ein zentrales Thema bedeutet.

Konzentrieren wir uns hier auf die verständlichen = exomorphen Depressionen, so liegen soziokulturell betrachtet sehr viel kompliziertere Verhältnisse vor, wenn nicht die Natur bzw. die Umwelt Grenzen setzt, sondern wenn Grenzen durch Menschen aufgezwungen werden. Wenn Selbstverwirklichungsbedürfnisse bestehen und unter einem Mißverhältnis der Realisierungsmöglichkeit gelitten wird. Wenn also etwa im Status der Sklaverei oder der Leibeigenschaften diese Grenzen gegenüber den Forderungs- und damit Selbstverwirklichungsmöglichkeiten gesetzt wurden. Wieweit wurden hier Forderungsmöglichkeiten und Entwicklungen des Besitzstrebens gleichsam schon mit der Einnahme der Muttermilch erstickt, wenn z. B. noch im späten Mittelalter einem Bauern, der nicht satt wurde und sich im Wald ein Wild suchte, durch die ihn ausbeutenden Besitzer zur Strafe die Hand abgeschlagen wurde. Pfeiffer betont, daß depressiven Reaktionen (Anm.: exomorphen Depressionen) ganze Volksstämme zum Opfer gefallen seien. Er erinnert an die Selbstmordepidemien in Westindien nach der spanischen Eroberung und an das Hinkümmern einst vitaler Indianerstämme in den Reservaten.

Diese soziokulturellen Aspekte deuten die Grenzen an, die gesetzt werden, wenn die Depressionsbereitschaft zu eingleisig aus der Auseinandersetzung mit der spendenden bzw. fordernden Mutter abgeleitet wird. Diese Mutterfigur kann nicht als zeitlich unvergängliche Schablone gesehen werden, deren Rolle sich auf ein stereotyp gesehenes Spenden und Fordern konzentriert. Die Mutter bzw. Mutterfigur ist jeweils Teil einer Gemeinschaft mit all ihren Bezügen. Sie vermittelt nicht nur Verwöhnung, Gleichgültigkeit, Strenge im Bereich des Gebens und Nehmens, sondern sie ist ein erster, wenn auch oft wesentlicher Orientierungspunkt bei der Suche nach Selbstverwirklichung eines werdenden Menschen. Gerade die soziokulturellen Aspekte machen deutlich, daß geringere Forderungsbereitschaft noch nicht identisch ist mit Depressionsbereitschaft. Wesentlich ist, daß der werdende Mensch fordern lernt, weil er die Welt und damit sich bejahen gelernt hat. Indem er sich bejaht, bejaht er die Welt, indem er die Welt bejaht, will er zugreifen, sofern sie ihm die entsprechenden Angebote macht. Wir nähern uns erst dann dem Depressionsproblem, wenn ein Zuwenig-fordern-Können Hand in Hand geht mit einem Zuviel-anbieten-Müssen. Das Zuviel-anbieten-Müssen bildet eine Einheit mit der Selbstverwirklichung, mit der Selbstwertfindung. **Nur wenn ich genügend anbiete, werde ich von den anderen akzeptiert, nur wenn ich akzeptiert bin, bin ich wert zu leben.**

Versuchen wir nun anhand der bereits beschriebenen und weiterer Fälle das Gesagte zu verdeutlichen bzw. zu kritisieren. So sehen wir im 1. Fall (s. S. 36) auf sehr verschiedener Grundlage eine Störung der Selbstwertfindung in der Kindheit. Die Patientin steht im Schatten ihrer vitaleren Schwester, die sie noch jetzt fürchtet im Zusammenhang mit Eifersucht, und lehnt ihre zu streng empfundene Mutter ab, während für den Patienten, der nach schuldloser Scheidung allein seine 4 Kinder aufzog, die früh verstorbenen Eltern kaum erinnerlich sind. Er weiß, daß er nie Liebe empfand und besonders auch nach dem Tod der Eltern stets als ungeliebtes Stiefkind mit Selbstwertproblemen aufwuchs. Bei durchaus positiver Mutterbindung wiederum und Angst vor dem Vater spielen bei einer 51 Jahre alten Patientin (s. S. 38–40) Minderwertigkeitsgefühle im Zusammenhang mit einer Mißbildung durch Schielstellung der Augen eine offensichtlich wesentliche Rolle. In allen Fällen sahen wir also Selbstwertprobleme, die auf die gesamte Kindheitsentwicklung zurückzuführen sind und im späteren Leben dazu führten, daß vom Betroffenen übermäßig viel angeboten wurde, zu leicht verzichtet wurde. So z. B. bei dem Patienten, dessen Sorge für die 4 Kinder ganz im Vordergrund des Lebensentwurfes stand, depressive Lebensverneinung und Rückzug von der Welt die Folge waren, wenn die Selbstverwirklichung in diesem Bereich nicht möglich war. Bei einer anderen Patientin (s. S. 36) wurde die Selbstverwirklichung im Zusammenhang mit zu frühem Verzicht, im Zusammenhang mit »zuwenig den Partner fordern können« erst gar nicht im symbiotischen Bezug möglich, so daß Depressionen und »orale Regression« mit Alkoholmißbrauch bzw. Ausweichen aus der Realität im Zusammenhang mit diesem Mißbrauch die Folge waren. Lassen wir noch die Frage außer acht, daß es zumindest in 2 Fällen (s. S. 36, S. 38–40) neben wiederholt und anhaltend auftretenden verständlichen = exomorphen depressiven Verstimmungen mit Lebensverneinung auch vereinzelt zu Zuspitzungen bzw. Umschlag in endomorphe Depressionen kam, und lassen wir das Ziel gelten, eine zu abstrakte Darstellung unseres Themas zu vermeiden, indem wir folgenden Fall beachten:

Ein 37 Jahre alter kaufm. Angestellter, verheiratet, mit 3 Töchtern.
Er kommt wegen Alkoholmißbrauchs in die Klinik. In der Gruppenstunde bringt er ein Bild mit einem Haus, das sein Elternhaus sein soll, ins Gespräch. Er plant einen Anbau zu diesem Haus und sagt zu dem Bild:
»Ich sehe mein Elternhaus, ich möchte gerne wieder zurück. Seit ich von meinem Elternhaus weg bin, habe ich Heimweh. Meine Mutter, die nach dem Tod des Vaters noch in dem Elternhaus wohnt, hat mir den Vorschlag gemacht, mir das Haus zu überschreiben, damit ich den Anbau aufstocken kann und für mich als Wohnung ausbauen kann.« Er berichtet, daß die Mutter sehr gutmütig sei und ihn sehr verwöhnt habe. Er sei besonders aber auch von der Großmutter verwöhnt worden, die ihn überall hin mitgenommen habe und ihm auch viele Geschenke gemacht habe. Der Vater dagegen war streng und erwartete, daß er in der Landwirtschaft mitarbeitete. Der Vater habe ihn nur einmal geschlagen, nachdem er ihn angelogen habe, und er habe ihn dann nie mehr belogen. Er habe 2 jüngere Brüder und 2 jüngere Schwestern, mit denen er in gutem Kontakt stehe. Schon als Kind habe er immer alles gerne weggegeben. Er habe Angst gehabt, unbeliebt zu sein, wenn er keine Geschenke gab. Schlägereien ging er aus dem Weg. Er lernte gut, arbeitete verdienstvoll 9 Jahre in einer Firma und kam dort auch in den Betriebsrat. Seine Betriebswohnung habe er aufgeben müssen, da man seinen Hund, von dem er sich auf keinen Fall trennen wollte, den er auch für die Jägerei haben wollte, für diese Wohnung nicht duldete. Er habe daraufhin auch sein Arbeitsverhältnis gekündigt, zumal er auch ein etwas höheres Gehalt in Aussicht hatte. Mit diesem Wohnungs- und Arbeitsstellenwechsel habe er sich aber übernommen, so daß er Schlafstörungen bekam und grübelte, nachdem er auch 1 Jahr vorher schon einmal einige Monate depressiv war und gegrübelt hatte, nachdem sein Vater verstorben war und er einige Monate später durch die Schuld eines anderen einen Autounfall hatte.

Diesesmal sehen wir einen Patienten vor uns, der die Kindheit positiv schildert, der einen von ihm nicht als gestört empfundenen Bezug zur Mutter und zum Vater hatte, wobei auf einer Seite die Verwöhnung Mutter-Großmutter, auf der anderen Seite die Strenge und Verpflichtung durch den Vater stand. Er ist schon als Kind übermäßig gebebereit im Sinne der Wahrung der Selbstachtung, und es fällt der Zusammenhang mit der Einstellung der gebenden Mutter auf, die auch jetzt anbietet, das Haus auf ihn zu überschreiben, aber gleichzeitig dann auch fordert, es aufzustocken und zu ihr zu ziehen. Sie fördert gleichsam die symbiotische Tendenz des Patienten, sein Heimweh. Wir sehen die rasche Verzichtbereitschaft auf die Betriebswohnung wegen des Hundes und wegen eines etwas höheren Gehaltes, das wiederum der Aufstockung des Hauses mit Rückkehr ins jetzige Mutterhaus dienen soll. Wir sehen die große Gebebereitschaft, die vermutlich auch schließlich im Einsatz im Betriebsrat ihren Niederschlag fand. Wir sehen dann in der Verlustsituation nach dem Tod des Vaters wie nach dem Autounfall, wie nach dem selbstprovozierten Verlust mit Kündigung der Wohnung und eigener Kündigung der Arbeitsstelle, vorübergehende verständlich bleibende = exc morphe Depressionen, wie aber auch Ausweichen aus der Realität und Alkoholmißbrauch, der schließlich zur Aufnahme führte.

Als besondere Variante depressiver Fehlhaltungen sind die sog. »Opfertypen« hervorzuheben.

Nehmen wir ein Beispiel für einen derartigen »Opfertyp«, dessen Überangebot durch zu geringe aktive (oral-aggressive) Forderungsfähigkeit dadurch kompliziert wird, daß er passiv zuviel im Sinne der Gegenleistung von den anderen erwartet. Er kann also nicht aktiv und realitätsangepaßt fordern, sondern nur passiv-erwartend. Das Fordern-Können ist hier nur noch passiv im Sinne eines Antriebssprengstückes, als Haltung (Schultz-Hencke) wirksam. Die Reaktionen dieser Opfertypen, zu denen nicht wenige verheiratete Mütter gehören, die nicht nur sich für die Familie im Haushalt opfern, sondern daneben noch einem Beruf nachgehen, weil z. B. der Ehemann sich größere Ausgaben für ein Auto, ein Haus u. a. wünscht, reichen vom depressiv gefärbten stummen Vorwurf bis zu ausgeprägten depressiven Verstimmungen, wenn die Familienmitglieder, für die sie alles getan haben, ihren eigenen Interessen nachgehen und zu wenig Gegenleistung bieten. Zu diesen Opfertypen rechnen auch jene Mütter, die z. B. nur ihre Pflichten gegenüber dem Neugeborenen und nicht ihre Rechte als Mutter erleben und im Wochenbett depressiv dekompensieren. Als einen derartigen Opfertyp kann man die folgende 50 Jahre alte, ledige Patientin ansehen. Sie malt u. a. ein großes Gebiß, in dem sich eine kleine Figur befindet, und sagt dazu:

»Daß ich mir vorkomme wie in einem Mund mit großen Zähnen.« (s. S. 42). Sie berichtet, daß sie mit einem 5 Jahre jüngeren Bruder bei den Eltern aufgewachsen sei. Der Vater war immer schon sehr aktiv und fleißig, sei jetzt 84 Jahre alt und sei immer noch sehr energisch. Der Vater sei schon in der Kindheit zu ihr sehr eigenwillig und sehr kritisch gewesen.
Beide Eltern hätten sie als Kind wenig gelobt oder ermutigt. Es sei immer selbstverständlich gewesen, daß sie bei den Eltern bliebe, obwohl sie einige ernsthafte Freundschaften mit Männern hatte. Sie sei seit 30 Jahren sehr pflichtbewußt im gleichen Geschäft im Kassenwesen tätig. Die Mutter starb vor 11 Jahren, und sie versorgte den Vater weiterhin allein. Da sie gut

verdiente, habe der Vater von ihr Miete verlangt, obwohl sie ohne finanzielle Gegenleistungen ständig für ihn sorgte. Sie habe nicht darunter gelitten, sondern es gab erst Probleme, als die körperlich mißbildete Tochter des Bruders des Vaters auch nach dessen Tod vor 2 Jahren regelmäßig in ihre Wohnung zum Essen kam, das die Patientin zubereitete, und der Vater zu ihr nach ihrem Eindruck netter gewesen sei als zu ihr selbst. Sie habe sogleich mit depressiven Verstimmungen reagiert und dann nach einigen Monaten, als sie es nicht mehr ertragen konnte, zum Alkohol gegriffen. Der Patientin stehen im Gruppengespräch Tränen in den Augen, als sie über diese Situation spricht. Sie sagt u. a., es sei besser, wenn sie vor dem Vater sterben würde, damit sie sich nicht entscheiden müsse, was mit der Cousine geschehen solle.

3. Einige Beispiele von Persönlichkeiten, deren zunächst exomorphe Depressionen wiederholt bzw. lang dauernd in endomorphe depressive »Sackgassen« mündeten

Beim Problem der Übergänge vom noch verständlichen zum nicht mehr verständlichen psychischen Geschehen prallen die Fronten von Psychiatrie und Psychoanalyse besonders hart aufeinander. Das Problem wird sicher nicht gelöst, indem beide Seiten es dadurch umgehen, daß sie die Möglichkeiten von Übergängen überhaupt verneinen. Verneinen, indem der Rückzug aus dem Verständnisbereich in der endomorphen Depression etwa auf einen Libidorückzug im Sinne einer narzißtischen Neurose psychoanalytisch zurückgeführt wird, so daß das ganz Andere des depressiv-psychotischen Erlebens nicht als qualitativ anders, sondern nur als quantitativ unterschiedlich gesehen wird.
Andererseits wird von psychiatrischer Seite etwa nur die Unterbrechung der Sinnkontinuität gesehen und angesichts des Zustandes der endomorphen Depression das Ineinander von Persönlichkeitseigenschaften und evtl. Auslösung endomorpher Depressionen vernachlässigt. Dabei müssen wir zugeben, daß wir zwar manches über die Auslösungsmechanismen wissen, doch kaum etwas darüber, weshalb in nicht wenigen Fällen, zeitweise oder auch anhaltend über lange Zeit, bei depressiven Persönlichkeitsfehlentwicklungen die endomorph-depressive »Sackgasse« im Vordergrund steht. Es will scheinen, daß es einige Hinweise dafür gibt, daß ungeachtet eines vermuteten Anlagefaktors sich besondere Persönlichkeitseigenschaften bei denjenigen häufen, die wiederholt oder lang anhaltend endomorph-depressiv dekompensieren, wobei uns nicht nur das nicht mehr Verständliche des depressiven Geschehens beeindruckt (wie auch den Pat. selbst), sondern besonders auch die ernsthafte Beeinträchtigung der Fähigkeit zur Selbstverwirklichung in der Depression. Eine Beeinträchtigung, die dann nur durch den Einsatz körperlicher Behandlungsverfahren, besonders durch die Verordnung von Antidepressiva, zu kompensieren ist, so daß dann der Beginn bzw. die Fortsetzung einer sinnvollen, an den Ursachen ansetzenden Psychotherapie nur möglich ist, wenn gleichzeitig neben der Psychotherapie Antidepressiva verordnet werden.
In diesem Sinn sind Verf. eine Reihe von Patienten persönlich bekannt, die über Jahre nur dann ihrer Tätigkeit nachgehen und gleichzeitig ambulant in

die tiefenpsychologisch orientierten Psychotherapiestunden kommen konnten, wenn gleichzeitig Antidepressiva verordnet wurden. Es sind in gleicher Weise Fälle bekannt, in denen die bereits längere Zeit laufende tiefenpsychologisch orientierte Psychotherapie unterbrochen werden mußte, weil trotz Einsatzes von Antidepressiva die Kompensation des endomorph-depressiven Zustandsbildes nicht aufrechterhalten werden konnte, so daß vorübergehend die Psychotherapie **der** depressiven Verstimmung abgelöst wurde von der Psychotherapie **bei** der nicht mehr verständlichen = endomorphen Depression, die das Hauptziel hatte, dem Patienten die Qual des Nicht-mehr-Könnens trotz Wollens zu erleichtern und die Suizidgefahr zu vermindern. Versuchen wir, zu diesem Thema wiederum von einigen Fallbeispielen auszugehen:

Ein 35jähriger, verheirateter, in seinem Beruf als Versicherungskaufmann sehr geschätzter Patient wird vorübergehend in der Klinik wegen endomorph-depressiver Verstimmungen mit gutem Erfolg behandelt. Er kam über mehrere Jahre in die ambulante Psychotherapie wegen Potenzstörungen, wobei das zu rasche Nachlassen der Erektion während des ehelichen Verkehrs im Vordergrund stand. Die Mutter, eine sehr energische Frau, die auch politisch aktiv tätig war, bevormundete ihn sehr und ließ ihm wenig Freiheiten. Er wurde moralisierend und streng erzogen. Der Patient war ein braver Schüler, zeigte zunächst besonderen sportlichen Ehrgeiz und arbeitete dann in seinem Beruf äußerst gewissenhaft bis pedantisch. Mit dem Vater, der äußerst fleißig seinem Beruf nachging, hatte der Patient wenig Kontakt. Er wuchs als einziges Kind auf. Im Alter von 30 Jahren kam es im unmittelbaren Anschluß an eine Phimoseoperation wegen einer endomorphen Depression zur stationären Aufnahme, nachdem er noch nie sexuellen Kontakt hatte und die durch die Operation gewonnene Fähigkeit zum Verkehr zunächst nur als Verpflichtung und nicht als Lebensrecht erlebt wurde. Die Fixierung an die sehr dominierende Mutter hinderte das Freiwerden für andere Frauen und löste Angst vor Verantwortung aus. Die existenziellen Folgebelastungen ließen bei dem äußerst sparsamen Patienten den Wunsch nach einem Kind schon im Keim ersticken. Die im Zusammenhang mit moralisierender Erziehung als schmutzig erlebte Sexualität, die schon zu Skrupeln während der Onanie in den Entwicklungsjahren führte, belastete immer wieder und führte zu depressiven Verstimmungen mit Schuldsymptomatik. Die typisch depressive Überbereitschaft zum Einsatz am Arbeitsplatz mit der Unfähigkeit, Arbeitsaufträge, die ihn überforderten, abzulehnen, führte 3 Jahre später nochmals zur vorübergehenden endomorph-depressiven Leistungsunfähigkeit, als einige Mitarbeiter im Betrieb erkrankten.

Kam es bei diesem Patienten überwiegend zur exomorph-verständlichen Depression, jedoch auch zweimal zur endomorph-depressiven Dekompensation, die zur Klinikeinweisung führte, so standen bei dem folgenden Patienten lang anhaltende endomorphe Depressionen im Vordergrund, die über längere Zeit zur Arbeitsunfähigkeit führten und auch einen längeren Klinikaufenthalt bedingten.

Der 30jährige, verheiratete Akademiker neigte schon in der Kindheit zur ängstlichen Unsicherheit und Versagensängsten. Der Vater galt als kränklich, ängstlich, übermäßig besorgt um Körperliches, während die äußerst strenge, religiöse Mutter alle Initiativen in der Familie in der Hand hatte. Sie hielt den Patienten in intensiver Umsorgung in Abhängigkeit, hinderte seine Selbstwertfindung, indem sie einerseits eine freie Entfaltung mit anderen beeinträchtigte und durch sexuell-moralisierende Erziehung in der Pubertät die entsprechenden Onanieskrupel mit Selbstvorwürfen auslöste. Der sehr schüchterne Patient war als Kind still und als Einzelgänger in der Schule zu verträglich. Er konnte sich nur im Jähzorn, d. h. im aggressiven Durchbruch, gelegentlich anderen Kindern gegenüber behaupten und überkompensierte Selbstwertprobleme, indem er nicht nur beim Lernen, sondern auch im Sport auf verschiedenen Gebieten der Beste sein wollte. Versagensängste machten ihm bei Prüfungen, z. B. beim Abitur, schließlich auch im Rahmen der Sexualität zu schaffen, indem es durch die Angst vor dem Versagen zu vorzeitiger Ejakulation und nachlassender Erektion kam. Während die Überkompensation sich in das Berufsleben fortsetzte, arbeitete er mit äußerstem Einsatz und dekompensierte endomorph-depressiv, als er eigene Verantwortung übernehmen sollte und in eine Situation geriet, die in einem Mißverhältnis zu seinem Selbstbewußtsein stand, einem weitgehend nur auf Leistung gegründeten geringen Selbstbewußtsein. Für die Härte seines Gewissens gab es nur die Forderung der perfekten Leistung. Es kam zum Gefühl der Nichtigkeit nicht nur im Sinn der depressiven Lebensverneinung, sondern schließlich auch der lang anhaltenden endomorphdepressiven Unfähigkeit, sich überhaupt auf etwas hin zu verwirklichen.

Lag bei dem soeben geschilderten Patienten die Selbstverwirklichungsproblematik im Rahmen männlicher Leistungs- und Sexualpotenz, so ordnet sich bei den folgenden beiden weiblichen Patientinnen die Überkompensationslinie wiederum sowohl in berufliches Leistungsstreben ein wie auch in die Partnerproblematik.
Sieht man bei den Männern naturgemäß eher im depressiven Zusammenhang Potenzängste, so stehen bei Frauen naturgemäß eher Partnerverlustängste bzw. Partnerverlustreaktionen im Vordergrund, wenn die Realisierung der weiblichen Rolle nicht ermöglicht wurde, indem es nicht zur Gewinnung eines Partners oder besonders zum Verlust eines Partners kam.

Eine 26 Jahre alte, ledige Sozialarbeiterin kommt zunächst wegen endomorph-depressiver Verstimmungen in die Klinik zur stationären Behandlung und bedurfte dann lang anhaltender ambulanter Psychotherapie, die nur möglich war, indem die Bereitschaft zu endomorphdepressiven weiteren Verstimmungen ständig mittels hoch dosierter Antidepressiva kompensiert wurde. Sie mußte nochmals wegen endomorph-depressiver Dekompensation stationär aufgenommen werden und war erst nach mehrjähriger ambulanter Behandlung so weit, daß die endomorphen und exomorphen Depressionen allmählich abklangen.
Die zierliche Patientin war in ihrem Beruf äußerst tüchtig und geschätzt. Die depressiven Verstimmungen hindern sie, den Plan fortzuführen, sich neben ihrem Beruf auf das Abitur vorzubereiten, um dann Medizin studieren zu können. Die Patientin (älteste von 3 Geschwistern) schilderte ihre Mutter als sehr fürsorglich, sehr hilfsbereit, von allen geliebt, sehr ordentlich und gewissenhaft. Die Mutter sei vor mehreren Jahren für etwa 6 Wochen ohne erkennbaren Grund depressiv gewesen. An den Vater könne sie sich erst erinnern, als sie 14 Jahre alt war und er aus der Gefangenschaft zurückkehrte, wobei sie 4 Jahre alt war, als er eingezogen wurde. Er sei nervös und sehr umständlich und möchte viel für sie tun. Er sei sehr gutmütig und hilfsbereit. Es sei ihr nicht angenehm, wenn der Vater zärtlich sei, wie es ihr überhaupt unangenehm sei, von anderen Männern angefaßt zu werden. Sie sei deshalb auch nicht mehr zur Tanzschule gegangen (sog. ödipale Phase nicht durchgelebt und genitale Stufe nicht erreicht, da der Vater vom 5. bis zum 15. Lebensjahr abwesend war?). Die den Männern gegenüber sehr scheue und zurückhaltende, dabei gut aussehende Patientin hatte im Alter von 22 Jahren erstmals ein intimes Verhältnis mit einem jungen Akademiker, der sich aber sehr rasch von ihr zurückzog. In unmittelbarem zeitlichem Zusammenhang mit diesem sie außerordentlich enttäuschenden Ereignis setzten tiefgehende Depressionen ein, die schließlich endomorphes Gepräge hatten. Sie neigte als Kind zu Selbstunsicherheiten, habe bei Aufregung etwas gestottert, kaute an den Nägeln, z. T. noch heute. Hatte wiederholt Angst- und Verfolgungsträume. Sie litt darunter, daß die Mutter, die ihr das »Liebste« sei, in Abwesenheit des Vaters von dessen zwei Schwestern nach ihrer Meinung ausgenutzt wurde.
Bei tiefgehenden Kontaktängsten gegenüber dem männlichen Geschlecht, die bereits dem Vater gegenüber erlebt wurden, führte der Verlust des ersten geliebten Mannes, der mehr auf kurzdauernde Abenteuer aus war, zur endomorph-depressiven Verunsicherung, zur Lebens- und Selbstverneinung.
Trotz anhaltender Depressionen, die, wie erwähnt, nur mit hoch dosierten Antidepressiva annähernd kompensiert werden konnten, ließ sich die Patientin nicht daran hindern, mit äußerstem Einsatz sowohl ihrem Beruf nachzugehen wie an dem Plan festzuhalten, in der Freizeit das

Abitur nachzuholen. Der überstarke Einsatz im Beruf wie auch die übermäßige Gebefreudigkeit anderen gegenüber wurden abgewehrt durch Scheu und Zurückhaltung, wie aber auch durch starke Kritikbereitschaft gegenüber einzelnen Vorgesetzten, von denen sie sich überfordert fühlte. Bei positiver Übertragung in der mehrere Jahre dauernden ambulanten tiefenpsychologisch orientierten Psychotherapie wurde sie kontaktfreudiger, genußfähiger, verringerte die Überkompensation der Leistungslinie, lernte mehr an sich zu denken und baute sich unter anderem eine eigene kleine Wohnung auf. Dementsprechend verringerte sich die seit der Kindheit bestehende und durch die Liebesenttäuschung geförderte Selbstwertproblematik.

Eine 37 Jahre alte, ledige, leitende kaufmännische Angestellte hat gemeinsam mit einem Vorgesetzten, mit dem sie mehrere Jahre ein Verhältnis hatte, wesentlich zum Aufbau seines Geschäftes beigetragen. Die Mutter starb unmittelbar nach der Geburt, so daß sie bis zum 7. Lebensjahr bei den Großeltern aufwuchs, von denen sie sich geliebt und akzeptiert fühlte. Die Großmutter habe sie vielleicht etwas verwöhnt, sie spielte gerne mit der Patientin. Der Großvater war auch sehr besorgt und trat sonst relativ wenig in Erscheinung. Die Patientin wuchs als uneheliches Kind auf. Als die Großmutter starb, kam sie im Alter von 7 Jahren zur Schwester der Mutter, von der sie sich nicht geliebt fühlte. Diese Tante habe wohl damit gerechnet, daß ihr Vater sie heiraten werde, sei aber enttäuscht worden. Sie habe sich dann ständig gegenüber der Tochter dieser Tante, also ihrer Cousine, zurückgesetzt und in späteren Jahren auch ausgenützt gefühlt. Nachdem sie zu dieser Tante kam, habe sie schlecht gegessen und hatte wiederholt nächtliche Angstzustände. Sie habe gleichsam nach Liebesbeziehungen zu der Tante gehungert. Diese habe sie aber mehr als Schaustück benutzt und sie vielleicht sogar gehaßt, weil, wie erwähnt, ihr Vater sie nicht heiratete, wie sie erwartet hatte, als sie die Patientin zu sich nahm.
Die Minderwertigkeitsgefühle, unter denen sie seit dem 8. Lebensjahr litt, als sie sich von der Tante nicht liebevoll angenommen fühlte, verstärkten sich in den Entwicklungsjahren mehr und mehr. Sie begann zu hastig und zu schnell zu sprechen, da sie fürchtete, daß man ihr sonst nicht zuhören würde. Sie arbeitete äußerst intensiv in ihrem Berufsleben, so daß sie dort zu einer leitenden Stellung kam. Im Alter von 17 Jahren wollte ein junger Mann während eines Urlaubes abends in ihr Zimmer, doch habe sie dies nicht geduldet. Es traten in den folgenden Jahren quälende Mißempfindungen an den Genitalien auf, und schließlich erkrankte sie an Depressionen, die vor rund 20 Jahren zur Klinikeinweisung führten, wobei damals auch mehrere Elektroschocks durchgeführt wurden.
In den folgenden Jahren litt sie immer wieder unter Kopfschmerzen und ging in eine gruppentherapeutische Behandlung, bis sie schließlich mit der Klage, daß sie weder Freundinnen noch Freunde gewinnen könne, sich nicht von anderen akzeptiert fühle, sich auch von ihrem Vorgesetzten, mit dem sie ein Verhältnis hatte, nicht richtig geliebt fühle, in die ambulante psychotherapeutische Einzelbehandlung kam. Während sie vor 20 Jahren offensichtlich vorübergehend endomorph-depressiv war, war jetzt die Stimmung entweder mehr indifferent oder nur zeitweise im durchaus verständlichen Sinne exomorph-depressiv. Sie reichte von allgemeiner Lustlosigkeit bis zu traurig empfundener Vereinsamung. Noch jetzt besuchte sie fast an jedem Wochenende die Tante und deren Tochter und beschenkte beide großzügig.

Wiederum findet sich eine Gemeinsamkeit in der Richtung, daß auf der einen Seite Selbstwertprobleme, mangelndes Sich-geliebt-Fühlen, Kontaktängste, Unsicherheiten zu beobachten sind, während auf der anderen Seite Hunger nach Liebe, nach Bestätigung, nach Kontakt mit Überkompensationsbereitschaft in Richtung einer Leistungslinie bestehen. Dabei traf die Patientin, die sich in den ersten 7 Lebensjahren bei den Großeltern durchaus geborgen und geliebt fühlte, der Umzug zur Tante und deren Tochter hart und verunsicherte sie erheblich. Von da an erst setzten die Selbstwertprobleme, die Gehemmtheiten, die bis zu Hingabeängsten führten, und nach einer Versuchungssituation im 17. Lebensjahr schließlich auch vorübergehende endomorphe Depressionen ein. Es erscheint uns wichtig, im Hinblick auf den

Gesichtspunkt, zum Verständnis von Depressionsbereitschaften nicht nur die ersten Lebensjahre oder gar nur das 1. Lebensjahr im Blickpunkt zu haben, sondern die Gesamtkonstellation der Kindheit und Jugendjahre. Bei der Patientin entwickelte sich, wiederum durchaus im Sinne depressiver Persönlichkeitsstrukturen, eine Überangebotsbereitschaft, die vom Schenken bis zur Berufsleistung zielt und die neben sog. oralen und aggressiven Gehemmtheiten steht. Auch dieser Patientin dienten die positive Übertragung in der tiefenpsychologisch orientierten Einzelbehandlung und die über mehrere Jahre andauernde Zuwendung des Therapeuten in den Einzelstunden zum allmählichen Aufbau eines annähernd angepaßten Selbstwertgefühls mit einem entsprechenden vitalen Egoismus.

Von Interesse ist noch die Tatsache, daß die einzige endomorph-depressive Verstimmung vor 20 Jahren anscheinend nach einem Versagungsverlust auftrat, d. h. nach einem weitgehend selbst provozierten Verlust, der Folge selbstauferlegter erotischer und sexueller Versagungen war. Die waren wiederum die Folge neurotischer Gehemmtheiten.

Der folgende Patient hatte nur eine mehrwöchige depressive Verstimmung endomorphen Gepräges mit völliger Berufsunfähigkeit, die zur stationären Behandlung führte, während er eine Reihe von Jahren, in der er sich in ambulanter Psychotherapie befand, immer wieder exomorph-depressive Symptome erkennen ließ.

35 Jahre alter, verheirateter Patient. Der Vater war Handwerker und wurde vom Patienten als vielseitig begabt geschildert, doch habe er aus seinem Leben wenig gemacht. Er sei nicht streng gewesen und sei oft mit dem Patienten und seinen beiden Geschwistern spazieren gegangen. Die Mutter dagegen war sehr arbeitsam, sehr streng, wenig zärlich, sehr auf Ordnung in der Wohnung bedacht und sprach immer wieder davon, was wohl die anderen Leute über die Familie sagen würden. Patient wuchs mit Selbstwertproblemen auf, kaute an den Nägeln, war eher zu verträglich, schüchtern, spielte dabei gerne mit anderen Kindern. Wurde in der Schule bald der Beste, zeigte auch im Sport überdurchschnittliche Leistungen. Litt in der Schule darunter, daß er wegen abstehender Ohren und Sommersprossen gehänselt wurde. Im Zusammenhang mit der moralisierenden Erziehung gab es Schuldkomplexe wegen Onanie in den Entwicklungsjahren, während die weitere sexuelle Entwicklung dann normal verlief. Er erinnert sich, daß er als Kind beim Bombenangriff sehr ängstlich und zitternd war und im Alter von 6 Jahren nicht bei anderen Leuten schlafen konnte, als dies einmal sein sollte. Trotz seiner Volksschulbildung arbeitete er sich zum Leiter eines großen Betriebes hoch, so daß ihm auch einige Akademiker beruflich unterstanden. Er war im Beruf sich selbst gegenüber kritisch, äußerst gewissenhaft und dabei auch kritisch gegenüber seinen Untergebenen, die er allerdings wenig fordern konnte, während er viele Arbeiten lieber selbst erledigte. Als er vor 15 Jahren aus beruflichen Gründen vorübergehend in einen anderen Erdteil versetzt wurde, setzten dort starke Heimwehreaktionen und depressive Verstimmungen ein mit Beklemmungsgefühlen im Brustraum. Er heiratete dann schließlich eine Ausländerin, die wenig verträglich war. Sie sei sehr vorwurfsvoll gewesen, nervös und sexuell nicht hingabefähig. Es kam schließlich nach 4 Jahren im Einvernehmen mit dieser Frau zur Scheidung. Danach setzten ausgeprägte depressive Verstimmungen mit vorübergehender, wie erwähnt, endomorpher Symptomatik ein. Er plagte sich mit Schuldgefühlen gegenüber dieser geschiedenen Frau, die er finanziell sehr großzügig unterstützte und im anderen Land wiederholt besuchte, obwohl er weiterhin froh war, daß die Ehe geschieden war. Er heiratete erneut, litt aber anhaltend unter Lustlosigkeit, Ängsten, Beklemmungsgefühlen im Brustraum, hatte besonders in den letzten Jahren mangelnde Lebensfreude, obwohl er in guter Ehe mit seiner zweiten Frau lebte und beruflich sehr erfolgreich war. Anhaltende mangelnde Lebensfreude und damit die exomorph-depressiven Verstimmungen setzten, wie erwähnt, nach dem »Verlust« der ersten Ehefrau vor 7 Jahren ein.

Wiederum wird der Leidensdruck verdichtet durch Selbstwertprobleme, die besonders in der Kindheit durch die Reaktionen der anderen Kinder auf sein Äußeres (rote Haare u. a.) gefördert wurden, wie sicher auch durch die strenge und dabei doch wiederum unsichere Mutter, die im Übermaß auf die Meinung der anderen achtete. Wiederum sehen wir Überkompensation in der Leistungslinie mit starken Kontaktwünschen und dann einschneidender Verlustproblematik nach Scheidung der ersten Ehe, die dann auch die anhaltenden Depressionen, die vorübergehend endomorph waren, auslösten, nachdem Trennungen schon im 6. Lebensjahr und dann vor 15 Jahren mit Angst und Traurigkeit beantwortet wurden.

Wollen wir uns mit der Hypothese der zunächst pflichtbewußte Versorgung im 1. Lebensjahr anbietenden und damit guten Mutter begnügen? Einer Mutter, die dann möglicherweise ebenso pflichtbewußt (aber damit als »böse« empfunden) am Ende des 1. Lebensjahres die weitere symbiotische Versorgung versagte und vom Patienten in diesem Sinne introjiziert wurde? Eine Introjektion, die den Unwillen nach außen, die Bereitschaft zur Anklage umfunktioniert in Bereitschaft zur Selbstanklage, wenn erneute Verluste wie also nach der Ehescheidung auftreten? Oder sollen wir mehr die gesamte Entwicklung eines eher selbstunsicheren, angstbereiten jungen Menschen sehen, dessen Äußeres die Schüler sehr zur Kritik reizt, dessen Selbstwertproblematik durch Onanieskrupel in den Entwicklungsjahren verstärkt wird, der keine positive Vateridentifikation findet, während er selbst Bestätigung durch Leistung und symbiotisch weiblichen Kontakt sucht?

Der Patient überwand erst nach mehrjähriger ambulanter psychotherapeutischer Einzelbehandlung seine depressive verlustbedingte Symptomatik, wobei wiederholt eine Zusatzverordnung von Antidepressiva erforderlich war, um ein Abgleiten in endomorphe Leistungsunfähigkeit zu verhindern.

39 Jahre alter, verheirateter Kaufmann, der überwiegend seit mehreren Jahren an einer exomorph-depressiven Symptomatik leidet, die jedoch zeitweise zur Verwirklichungsunfähigkeit im endomorphen Sinne führt, so daß eine anhaltende ambulante Verordnung von Antidepressiva erforderlich wird. Die erste Depression endomorphen Gepräges setzte vor 12 Jahren im Zusammenhang mit einem Firmenwechsel ein und hielt 3–4 Monate an, sodann eine zweite endomorph-depressive Phase unmittelbar vor seiner Heirat, sodann 10 Jahre später im Zusammenhang mit einer Verkleinerung seines Arbeitsbereiches. Der Patient hatte einen 3 Jahre älteren Bruder, der im Krieg fiel, was ihn damals äußerst belastet habe. Er habe diesen Bruder, der auch viel freiere Beziehungen zu Mädchen hatte, immer sehr bewundert. Er selbst sei eher unsicher gewesen, lutschte am Daumen bis zum 5. Lebensjahr und kaute an den Nägeln, auch jetzt noch. Wiederholt habe er Appetitstörungen, besonders, wenn er depressiv sei. Als Kind habe er zeitweise etwas gestottert. In der Schule war er sehr verträglich, dabei sehr ehrgeizig und wurde nicht nur ein sehr guter Schüler, sondern brachte es auch im Sport zu weit überdurchschnittlichen Leistungen in der Leichtathletik, wenn er an Wettkämpfen teilnahm. Er brachte es im Beruf als Kaufmann zu einer leitenden Position, und es kam zur Auslösung einer endomorphen Depression, als dieser Arbeitsbereich vorübergehend verkleinert wurde. Zu seiner Mutter habe er zeitweise eine zu starke Bindung gehabt, es sei deshalb auch in der Ehe zu Differenzen gekommen, weil er sich zu sehr auf die Seite seiner Mutter, die im gleichen Hause wohne, gestellt habe. Die Mutter sei jetzt noch sehr aktiv und zielstrebig, habe ein äußerst gutes Eheleben mit dem Vater geführt. Sie sei zärtlich gewesen wie auch der Vater. Der Vater sei ein großartiger Mann gewesen, der auch seine Fehler zugegeben habe. Er war ein »Arbeitstier«. Es sei schade, daß der Vater nicht das Abitur gemacht habe, so daß er nur Handwerker geworden sei. Er sei

immer lustig gewesen, trank zeitweise gerne Alkohol. An einschneidenden Erlebnissen falle ihm nicht nur der Tod seines bewunderten Bruders in der Kindheit ein, sondern auch noch die Tatsache, daß er ab 7. Lebensjahr eine Brille tragen mußte. Sein größter Wunsch sei, eine positivere Einstellung zum Leben zu bekommen. Er leide darunter, daß seine Frau etwas herb sei und nicht so hingabefähig, wie er es sich wünsche.

Bei diesem Patienten werden sowohl Vater wie Mutter als sehr positiv erlebt geschildert und insbesondere auch betont, daß sie beide liebevolle und zärtliche Bestätigung vermittelt hätten. Dennoch finden sich Ansätze zur gestörten Selbstwertfindung im Schatten des bewunderten Bruders, mit der Überbereitschaft, sich der Kritik der Schüler auszusetzen, während er z. B. ab 7 Jahren eine Brille tragen muß, in der Gehemmtheit gegenüber den Mädchen (bei starker Mutterbindung), mit der Überkompensationslinie sowohl in Schule und Beruf, wie auch schon in der Jugend ausgeprägt im Sport. Wiederum findet sich eine sog. orale Symptomatik mit Daumenlutschen, Nägelkauen, zeitweisen Appetitstörungen. Eine Dekompensation in vorübergehend endomorphe Depressionen berühren sowohl Themen der Kontakt- und Hingabeproblematik bei Mutterbindung, beim Auftreten einer längeren Phase unmittelbar vor der Heirat, wie Themen der Selbstbestätigung und Leistungslinie im Zusammenhang mit Verkleinerung des Arbeitskreises sowie Firmenwechsel.

Sucht man nach Gemeinsamkeiten bei Persönlichkeiten, die einerseits bereits seit der Kindheit neurotische Züge mit depressiven Persönlichkeitsstrukturen erkennen lassen, die dann im späteren Leben nicht nur zeitweise exomorph-depressiv dekompensieren, sondern auch zu endomorphen Depressionen neigen, so können wir beim gegenwärtigen Stand unseres Wissens hier nur Ansätze aufzeigen und Vermutungen äußern. Berücksichtigt man die oben geschilderten Fälle, so scheinen sich – mehr im Unterschied zu denen, die ausschließlich oder weitgehend zu verständlichen = exomorphen Depressionen neigen und die dann nicht selten zur Realitätsflucht mit Mißbrauch und Sucht, besonders mit Alkoholismus neigen – folgende Kindheitskonstellationen wie Entwicklungsbedingungen zu häufen:

Mindestens ein Elternteil, und wie es scheint, die Mutter bzw. diejenige, die die Mutterrolle einnimmt, wurde als starke Persönlichkeit erlebt. Dabei kann die Mutter sowohl als fürsorglich, lieb und zärtlich bejaht werden wie auch eher als streng, herb, verbietend empfunden werden. Der Vater trat demgegenüber in seiner Bedeutung eher zurück und erreichte wiederholt in bezug auf seine Persönlichkeitsentfaltung nicht das Niveau, das sich der Patient gewünscht hatte, wenn es heißt, daß er zwar begabt sei, aber mehr aus sich habe machen können. Oder wenn er gar als schwächlich, kränklich geschildert wurde.

Neben dem starken Einfluß des einen Elternteiles, besonders der Mutter, ganz gleich ob er von dem Patienten positiv oder negativ empfunden wurde, fanden sich bei den oben geschilderten Fällen durchgehende Beeinträchtigungen der Selbstwertfindung in der Kindheit, die vielfältig bedingt waren. Sie reichten von der Stellung in der Geschwisterreihe, dem Leben im Schatten eines anderen, bis zum Gefühl, körperlich oder geistig anderen unterlegen zu sein und unter der übermäßigen Bereitschaft oder der Kritik anderer zu leiden. Es fanden sich wiederholt neurotisch-orale Symptomatik, wie besonders Nägelkauen und Appetitstörungen einerseits und andererseits ausgeprägte Überkompensationsneigungen, oft wiederholt in der frühen Kindheit einsetzend und sich sowohl im Sport wie im sonstigen Leistungsstreben äußernd. Daneben bestand durchgehend die Kontaktproblematik, die von Kontaktwünschen bis zu abgewehrten Kontaktängsten reichte und bei denen die Kontaktproblematik gegenüber Einzelpersonen ganz im Vordergrund stand.

Erinnert man sich an die Fälle mit ausschließlich bzw. vorwiegend verständlichen = exomorphen Depressionen, so scheint es, daß zwar dort auch erhebliche Beeinträchtigungen der Selbstwertfindung bestanden, doch sich möglicherweise weniger Prägungen durch Elterneinflüsse fanden und wohl auch damit im Zusammenhang weniger Überkompensationsbereitschaften und konsequent durchgeführte Leistungslinien.

Es will scheinen, daß bei stärkerer Bereitschaft zur endomorph-depressiven Dekompensation nicht nur eine ausgeprägte Gewissensbildung im Sinne des Über-Ichs von Bedeutung war, indem gleichsam automatisierte Schuld- und Angstreflexe vorschrieben, was man zu tun hatte und was sich gehört, wie man sein muß, wie man angepaßt ist, wie man moralisch ist, wie man tüchtig ist; sondern daß hier noch mehr bewußten Leitlinien im Sinne des Ich-Ideals nachgelebt wurde. Eines Ich-Ideals etwa im Sinne des »möchte so sein wie Mutter oder Vater« oder auch »mehr erreichen« als Mutter oder Vater. Dabei wissen wir, daß gerade derartigen Leitlinien durchaus zwiespältig nachgelebt werden kann, indem man zwar bewußt z. B. »mehr verdienen möchte als« oder z. B. – weniger ehrgeizig – »ganz anders« sein möchte als Vater oder Mutter und dennoch unbewußt deren Leben nachahmt und sich durchaus vergleichbar verhält. Es will scheinen, daß zu dem starken Druck des Über-Ichs, das Forderungen stellt, wie man sein sollte oder nicht sein darf, das reflexartig Depressionen, Schuld und Angst in besonderen Versuchungs- und Versagungssituationen auslöst, die fordernde Rolle des an den Elternbildern orientierten Ich-Ideals kommt. Eine innere Problematik, die um so belastender wird, je mehr es zu einer gestörten Selbstwertfindung kommt, je mehr Minderwertigkeitsgefühle im Kontrast stehen zu einem mehr oder weniger bewußt erlebten Lebensentwurf. Ein Lebensentwurf, der seinen Ausgang nimmt von einem erlebten Einfluß im Elternhaus, der aber immer auch die Gesamtheit der Kindheit und Jugendjahre zu berücksichtigen hat, der möglicherweise erst ein entscheidendes Gepräge erhält durch den Tod eines Elternteiles oder beider Elternteile in der fortschreitenden Kindheit oder Jugend.

Wir werden in einem späteren Kapitel versuchen, mit Hilfe von statistischen Auszählungen zu weiteren Aussagen über die Persönlichkeiten der depressiv Erkrankenden zu kommen. Im Vorgriff auf diese Auszählung und unter Berücksichtigung klinischer Eindrücke, von denen die bisher berichteten Fälle nur einen Ausschnitt bringen können, verdichtet sich uns folgende Konstellation:

Vorwiegend exomorphe Depressionen finden sich eher im Sinne eines absoluten Mangels an Ich-Fülle. Das nicht ausreichend »Subjekt-sein-Können« wird eher passiv hingenommen. Die oft geringe Selbstbejahung führt eher zum Sich-ausnutzen-Lassen, die Erwartungen-anderer-Erfüllen, um von außen bejaht zu werden. Selbstbejahung und Weltbejahung sind nur zwei Seiten eines Geschehens. Der in diesem Sinn notwendig betonte Einsatz für anderes und andere führt bei fehlenden Überkompensationslinien eher zur schmächtigen Selbstverwirklichung. Das mag einhergehen mit der geringeren Bereitschaft zur Übernahme von Verantwortung und höherer beruflicher Position. Dieser Eindruck wird zahlenmäßig unterstrichen, wenn bei Patienten, die zur stationären Aufnahme wegen depressiver Verstimmung kamen, Arbeiter prozentual häufiger als Angestellte, Beamte und Selbständige wegen exomorpher Depression in die Klinik kamen. Darüber hinaus waren bei Patienten mit exomorphen Depressionen häufiger Hinweise für Selbstunsicherheit und Selbstwertproblematik in den Krankengeschichten vermerkt. Kommt es zur Persönlichkeitsdekompensation, so wird im Zuge der passiven, ausweichenden Lebenseinstellung eher auch der Realität mit Mißbrauch und Sucht bzw. Alkoholismus ausgewichen.

Eine statistische Erhebung bei Alkoholkranken, bei denen oft eine beginnende Depression nicht erkannt wird, würde diesen Eindruck u. E. erheblich verstärken.

Sofern der vorwiegend oder ausschließlich exomorph-depressiv Erkrankende soziokulturell in einem Bereich aufwächst, in dem die Möglichkeiten eines sich fortentwickelnden Erwerbs von Besitz und steigenden beruflichen Positionen bestehen, ist er beeinträchtigt durch positive Identifikationsmöglichkeiten. Im Rahmen seines Familienverbandes bzw. der ihn prägenden Erziehungspersonen verkümmert seine Selbstverwirklichung, sein Selbstwerterleben. Aktives in die Welt greifendes Fordern, Selbstbejahung voraussetzend, wird nicht vorgelebt oder wird abgedrosselt. Im Schatten nächster Bezugspersonen lebt er schon in der Kindheit mehr für die Erwartungen anderer als für sich selbst.

Von hier aus gibt es Übergänge zu denjenigen, die exomorph wie endomorph dekompensieren, bis zu denjenigen, die ausschließlich endomorph-depressiv erkranken. Die Linie geht vom absoluten Mangel an Ich-Fülle zum relativen Mangel an Ich-Fülle, der erst bei besonders belastenden Ereignissen oder auch aus sich selbst heraus, »endogen«, zur depressiven Dekompensation führt.

Mehr und mehr finden sich Personen mit aktiven Leistungslinien, mit hoher Integration in Familie und Beruf, solange sie gesund sind. In der Konzeption von Schultz-Hencke sind es die Überkompensierenden sowie diejenigen, die mit Ersatzleistungen, wie besonders »Haltungen«, ihre Gehemmtheiten im Fordern-Können z. T. überwinden.

Während wir auf die ausschließlich endomorph-depressiv Erkrankenden noch in einem späteren Kapitel zu sprechen kommen, interessiert jetzt zunächst noch die Zwischengruppe der sowohl exomorph wie endomorph depressiv Erkrankenden.

Bei den zuletzt beschriebenen Fällen, die uns repräsentativ zu sein scheinen, standen betonte Leistungslinien im Vordergrund. Aktiv, pflichtbewußt, sehr strebsam bis ehrgeizig, betont ordentlich bis pedantisch, ausdauernd bis zäh, setzen sie sich für anderes und andere ein, bis ihr eher relativer Mangel an Ich-Fülle überfordert wurde. Ihre Dekompensation reicht vom mehr oder weniger Sichverwirklichen bis zum Nichts der endomorphen Depression. Je höher Über-Ich und Ich-Ideal aktiv die Selbstverwirklichung bestimmten, um so eher besteht die Möglichkeit, über die exomorphe Depression hinaus endomorph-depressiv zu erkranken.

Fehlen bei den ausschließlich exomorph-depressiv Erkrankenden oft positive Identifikations- bzw. Introjektionsmöglichkeiten in der Kindheit, so ändert sich die Konstellation. Im Familienbild häufen sich imponierende Gestalten, mehr oder weniger geliebt, vielleicht auch gefürchtet, aber imponierend und Leitlinien vorlebend, denen evtl. unbewußt nachgelebt wird, auch wenn die betreffende Person bewußt abgelehnt wird. Gerade bei dieser Mischgruppe scheinen sich Elternkonstellationen zu häufen, denen der Betreffende in der Jugend zwiespältig gegenübersteht, wie oben beschrieben.

Am Ende dieser Reihe stehen die ausschließlich endomorph-depressiv Erkrankenden, die im engeren Sinne des Wortes nur einen relativen Mangel an Ich-Fülle haben, die u. U. über Jahrzehnte voll Angepaßten, eher in festen Ordnungen Lebenden, in Familie und Beruf scheinbar Unauffälligen, »Unneurotischen«. Befragt man sie nach ihrem Familienbild, kann man eher auf überwiegend bejahende Identifikationen schließen, hört »nur Lob«, »nur Gutes«, »wir waren eine glückliche Familie«. Der Patient möchte ähnlich sein wie die Mutter, wie der Vater und andere Bezugspersonen, oder möchte zumindest nicht »ganz anders« sein als für ihn wesentliche, nahestehende Personen seiner Kindheit. Sozialer und beruflicher Erfolg überwiegen bei ihnen. Wir werden es in dem entsprechenden späteren Kapitel statistisch und anhand von Fallbeschreibungen unterstreichen.

Es ist immer sehr verlockend, verleitet allerdings zu spekulativen Gedankengängen, will man Parallelen ziehen von Einzelentwicklungen zur Stammesentwicklung, von der Ontogenese zur Phylogenese. Mit diesem Vorbehalt wollen wir einige Vergleiche versuchen.

Man kann von der Tatsache ausgehen, daß ein Individuum einen gewissen Reifegrad haben muß, um depressiv erkranken zu können. Ein tiefstehend Schwachsinniger ohne Ich-Bewußtsein und sprachlich-begriffliche Distanzierungsfähigkeit zwischen Ich und Umwelt ist **noch nicht** endomorphdepressionsfähig, ein hochgradig hirnorganisch bedingt Geschädigter, der gänzlich ohne Zukunftsbezogenheit lebt, d. h. in keiner Selbstverpflichtungsauflage mehr steht, ist **nicht mehr** endomorph-depressionsfähig. Außerhalb vom Ich-Bewußtsein sind bereits in der Tierwelt ausgeprägte Trauerreaktionen bekannt, so z. B. beim Hund, der seinen Herrn verloren hat. Deutliche Trauerverlustreaktionen sehen wir auch bei tiefstehend Schwachsinnigen, wenn z. B. ein geistig Behinderter weinerlich klagend immer wieder nach seinem Teddybär fragt, der ihm von Mitpatienten zerstört worden war (der Patient, an den ich jetzt denke, konnte, abgesehen

von dem Wort Bär, das er stereotyp jammernd wiederholte, nicht sprechen).
Man kennt ausdrucksvolle depressive Verstimmungen bei geistig Behinderten, die nach einem Verlust vom jammernd Zurückfordern bis zur traurigen
Apathie reichen können, bis zu einer Art Totstellreflex, bei dem im bedau-
ernden Rückzug evtl. sogar die Nahrung verweigert wird, ein Verhalten, das
auch bei primitiven Völkern beschrieben wird. Entsprechend der Verleib-
lichung des Erlebens bei geringem Differenziertheitsgrad sind umgekehrt
depressive Erregungszustände bekannt, die beim Schwachsinnigen dann
u. U. mit dem Verlegenheitsbegriff »Schwachsinnspsychosen« deklariert
werden. Wird ausdrucksvolle Trauer von der Umgebung toleriert, so kennt
man transkulturell die verschiedensten Beschreibungen, wenn z. B. in der
griechischen Antike Helden einen erschlagenen Freund bejammerten, wenn
sich Trauernde die Haare ausreißen, Asche aufs Haupt streuen, wenn »Klage-
weiber« finanziert werden usw.
Welche Bedingungen finden wir unter dem vergleichenden Aspekt von
Ontogenese und Phylogenese, die von der trauernden Verlustreaktion zur
behandlungsbedürftigen exomorphen und schließlich endomorphen Depression leiten?
Es ist bekannt, daß ein geringer Spannungsbogen, der von den Bedürf-
nissen des Ichs zur Sofortbefriedigung drängt, sich beim Kleinkind, beim
geistig Behinderten wie bei Primitivvölkern in besonderem Maße auf leibliche Befriedigung konzentriert. Entsprechend dem geringen Horizont einer
Merk-Wirk-Welt besteht auch weitgehend ein geringer Spannungsbogen
einer Merk-Wunsch-Welt. Die Bedürfnisse, das Wünschen, der Zugriff in
die Welt, vollziehen sich zunächst weitgehend im Rahmen des Leiblichen,
Anschaulichen, Gegenwärtigen.
Ist die Bedürfnisbefriedigung nicht objektiv durch existentielle Not beeinträchtigt, so erschöpft sie sich in diesem Kreislauf des Leiblichen, Anschaulichen, Gegenwärtigen. Zufriedenheit findet sich eher bei geringer Distanz
zwischen Ich und Umwelt, bei entsprechend geringem Bedürfnishorizont.
Sei es, daß dieser Bedürfnishorizont bei geistiger Behinderung sprachlich-
begrifflich nur eng gezogen werden kann, sei es, daß die leibliche Existenz
einer Primitivgruppe weder durch objektive Not gefährdet ist noch durch
Überfluß aus dem Gleichgewicht kommt. Unzufriedenheit findet sich bekanntlich eher bei zu großer Bedürfnisspannung im Überfluß mit entsprechendem in die Zukunft überdehnten Wunschhorizont als bei objektiver Not
in der Gegenwart.
Die geringe Distanzierung des geistig Behinderten zwischen ihm und der
Umwelt konzentriert sich vorwiegend auf die Bedürfnisbefriedigung in der
Zukunft seines Tages, den seine Wünsche und evtl. Befürchtungen umfassen.
Geistig auf ihrer Stufe voll entwickelte Primitivvölker setzen sich im magischen Denken mit ihren auf die Zukunft gerichteten Wünschen und Befürchtungen auseinander. Magisches Denken ist bekanntlich dadurch charakterisiert, daß die Grenzen zwischen Gruppe und Umwelt noch nicht im Sinne
eines klaren Ich-hier–Du-dort gezogen werden. Im sog. animistischen Den-

ken wird die Natur mehr oder weniger »beseelt«, werden Wünsche und Ängste in die Natur projiziert. Zukunftsbezogenheit äußert sich hier in Wünschen und Ängsten, die durch Geister, Dämonen, Gottheiten meist mehr oder weniger tier- oder menschenähnlich konkretisiert werden.

Die Auseinandersetzung mit der Zukunft bezieht sich auf mehr oder weniger gestaltliche Wünsche und Ängste in Form von magischen Praktiken.

Je mehr sich aus dem Zusammenleben in der Gruppe fordernde Normen ergeben, die der Existenzsicherung in der Gegenwart wie der Sorge um die Zukunft dienen, desto mehr kommt das Kollektiv wie der einzelne unter den Druck dieser gestattenden und verbietenden Normen. Die Selbstverwirklichung des Kollektivs wie des einzelnen wird damit nicht nur von der leiblichen Bedürfnisbefriedigung des Augenblicks abhängig, sondern von zunehmend erfühlbaren, schließlich vergeistigten Werten.

Diese Werte werden an das Kollektiv wie an den einzelnen herangetragen, von ihm übernommen, verschmelzen mit dem Selbst. Depressionsbereitschaft in unserem Sinne beginnt, wo bedauernde Minderung des Lebenswertes Hand in Hand geht mit der Minderung des Selbstwerterlebens. Eines Selbstwerterlebens, das nicht den vermeintlich von außen geforderten Normen entspricht.

Erlebt der einzelne sich bei primitiven Gruppen noch mehr als Teil eines Ganzen, das die Zukunftssorgen nicht in erster Linie durch *Leistung*, sondern durch *magische Praktiken*, wie die verschiedenen Formen der Riten, Gebete, Opferhandlungen, zu bewältigen versucht, so hat sich sein Ich noch nicht im Sinne einer Leistungsgesellschaft vereinzelt.

Kommt es zur depressiven Beeinträchtigung der Selbstverwirklichung, so wird daher bei Primitivvölkern nicht nur ein mehr leibliches Ausleben der Depressionen beschrieben, sondern eher ein Schulden gegenüber den Normen eines Kollektivs als eine persönliche Einzelschuld. Tellenbach spricht in diesem Zusammenhang von einem vagen unprädizierten Schulden »in der das Kultische existierenden Gemeinschaft« und betont »die Schuld ist aber nicht in einem unseren Melancholien (Anm. d. Verf.:endomorphe Depressionen) vergleichbaren Maße personale Schuld und führt deshalb auch nicht zu einer entsprechenden personalen Betroffenheit – und auch selten zu Suizidversuchen.

Wir sehen den grundsätzlichen Unterschied vom normalen traurigen Bedauern der gegenwärtigen Situation zur behandlungsbedürftigen exomorphen Depression darin, daß hier Selbstverwirklichung in Frage gestellt wird, indem nicht nur die gegenwärtige Situation, sondern auch das Selbst als in seinem Wert gemindert erlebt werden.

Ein Erleben, bei dem das Selbst in der Gegenwart leidet, indem es den verinnerlichten Werten, für die es sich verwirklichen müßte, nicht nachleben kann. Psychoanalytisch gesehen, indem das Selbst durch Angst- und Schuldreflexe abgedrosselt, gehemmt ist, sich auf anderes hin fordernd zu behaupten. Das bedeutet, daß eine Bereitschaft zur in unserem Sinn behandlungsbedürftigen exomorphen Depression voraussetzt, daß ein ausreichend differenziertes Ich-Bewußtsein besteht, das geforderte Normen der Umwelt

(Über-Ich bzw. Ich-Ideal) verinnerlicht hat. Ist das Ich noch mehr oder weniger geborgen in der kultischen Gemeinschaft, bezieht sich das depressive Leiden noch mehr auf deren im Kultischen abgehandelte Sorgen und Normen. Die Selbstverwirklichung mag in diesem Rahmen exomorph-depressiv in Frage gestellt sein, aber sie bleibt in der Geborgenheit dieses kultischen Gruppengeistes anscheinend eher erhalten.

Die Bereitschaft, endomorph-depressiv zu dekompensieren, von der Minderung bis zur Totalaufhebung der Selbstverwirklichung, nimmt zu, je mehr der einzelne sich nicht nur gegenüber Kollektivnormen, sondern als einzelner unmittelbar gegenüber seiner Umwelt verpflichtet fühlt. Je mehr das magische Denken mit seinen gefühlshaften Beziehungsstiftungen abgelöst wird durch naturwissenschaftlich diskursives Denken, je mehr die Zukunftsbezogenheit nicht durch magisches Denken und magische Praktiken abgesichert wird, sondern durch Leistung, die über die Befriedigung gegenwartsnaher Bedürfnisse auf Zuwachs, auf Bedürfniserweiterung hinzielt, je mehr der einzelne in diesem Sinne leistungsbezogen lebt, bläht sich sein Ich auf, geschieht das Gegenteil von dem, was z. B. Buddha mit seiner auf die Eindämmung der persönlichen Begierden zielenden Nicht-Ich-Lehre in den Mittelpunkt rückte.

Unter Berücksichtigung der bisherigen Ergebnisse der transkulturellen Psychiatrie wie unserer Konzeption der Depressionen sei Tellenbach zugestimmt, der annimmt, daß die Häufigkeit von Melancholien (Anm.: endomorphe Depressionen) in den nicht von der westlichen Zivilisation durchsetzten Kulturen »wahrscheinlich« geringer ist. »Es fehlt die bei uns (Anm.: in von der westlichen Zivilisation durchsetzten Kulturen) immer spürbarere linearprogressive Bedeutungsrichtung des Lebens, die sich in einer für die Inklination zu Melancholien perniziösen Weise auch darin bezeugt, daß man zunehmend Bedürfnisse weckt und ihre zuverlässige Befriedigung im Leisten sicherzustellen trachtet, während im Nicht-Westen die Freiheit vor allem darin besteht, keine Bedürfnisse zu haben oder sie zumindest nicht zu empfinden.«

Finden sich in der Literatur wie auch in unserer Auszählung (s. S. 117ff.) überzeugende Hinweise, daß in der westlichen Zivilisation besonders derjenige von endomorpher Depression betroffen wird, der in besonderem Maße sich Normen gegenüber seiner Umwelt verpflichtet weiß, der auf hohe Verantwortung und Leistung für andere sich hinentwickelt, so fördert anscheinend die Vereinzelung in der zivilisierten Leistungsgesellschaft die Möglichkeit personaler Aufhebung der Selbstverwirklichung für andere und anderes in der endomorphen Depression. Diese Vereinzelung fördert zumindest personales Schulderleben, wie die Bereitschaft zum »ich töte mich«, sie fördert aber auch den hohen Sturz vom Alles zum Nichts in der endomorph-depressiven Erkrankung, vom Vieles-erreichen-Wollen zum Nicht-Können trotz Wollens.

Der Differenzierung einer personalen Ich-Du-Beziehung steht die Beziehungsarmut des einzelnen in der Anonymität einer städtischen zivilisierten Gesellschaft schmerzhaft gegenüber, wenn die unmittelbaren Bezüge auf

Partner und Aufgaben mit fortschreitendem Lebensalter schwinden. Der hohe Anteil der Altersdepressionen in einer derartigen anonymen industrialisierten Leistungsgesellschaft ist die sich ergebende Folge.

Je mehr der Lebensentwurf im Vorgriff auf die Zukunft, je mehr im Hinblick auf ein anderes Forderndes hin sich vollzieht, um so eher können Mißverhältnisse auftreten zwischen diesen verinnerlichten Forderungen und den eigenen Möglichkeiten, kann depressive Störung der Selbstverwirklichung die Folge sein.

Unser Übergriff auf Aspekte und Beobachtungen der transkulturellen Psychiatrie soll eine Frage gänzlich offenlassen. Gemeint ist die Tatsache, daß offensichtlich in weniger zivilisierten Kulturen manische Erkrankungen häufiger auftreten als depressive Erkrankungen. Da wir im Zusammenhang mit der Seltenheit manischer Erkrankungen in unserem Erfahrungsbereich zuwenig darüber wissen, wie weit sich Einzelpersonen, die vorwiegend oder ausschließlich manisch erkranken, unterscheiden von den ausschließlich oder vorwiegend endomorph-depressiv Erkrankenden, sei diese Häufung manischer Erkrankungen in anderen kulturellen Bereichen im Interesse der Vollständigkeit nur erwähnt. Wir wissen lediglich, daß das manische Allmachtsgefühl, das Erleben des Alles-Könnens und -Wollens diametral dem endomorph-depressiven Nicht-Können trotz Wollens gegenübersteht. Gemeinsam ist beiden Zuständen die Selbstverwirklichungsproblematik. Während das Soll der Selbstverwirklichung in der endomorphen Depression nicht erreicht wird, wird es in der manischen Psychose überspielt und nur scheinbar erreicht. Wie weit und warum illusionäre Überspielung des Selbstverwirklichungssolls in der manischen Psychose sich in anderen Kulturen sowie in unserem Bereich beim einzelnen häufen, wird eine der Fragestellungen künftiger Forschung sein. (Zum Thema familiärer Häufung manischer Erkrankungen s. S. 72).

V. Zu den Bedingungen der Entstehung und zum Verlauf bei endomorphen Depressionen

Zum Thema des Anlagefaktors und der Persönlichkeitseigenschaften

Das Konzept der Einheitspsychose, das 1859 z. B. durch H. Neumann gelehrt wurde, faßte praktisch alles nicht Verstehbare und nicht Einfühlbare weitgehend in diesen psychiatrischen Sammeltopf zusammen. Es bedeutete nicht nur eine besondere Leistung, daß mehr und mehr klinisch und kausal unterscheidbare Krankheitsgruppen aus dieser Einheitspsychose herausgelöst wurden. Es wurde auch immer mehr deutlich, daß z. B. die Psychosen, die auf die Folgeerscheinung einer greifbaren Erkrankung oder Schädigung des Gehirns zurückzuführen waren, als exogene Psychosen abgegrenzt werden mußten. Insbesondere geschah dies durch die Abgrenzung der luetisch bedingten progressiven Paralyse wie durch die Abgrenzung der Folgen akuter Gehirnschädigungen mit dem Achsensyndrom der Bewußtseinsstörungen bei den sog. exogenen Prädilektionstypen nach Bonhöffer.
Es bedeutete auch eine besondere Leistung, daß diejenigen Psychosen abgegrenzt wurden, für die keine Beeinträchtigungen der Gehirnfunktionen durch äußere Noxen zu erkennen waren.
Damit tauchte der zwar wichtige, doch recht mißverständliche Begriff der »endogenen« Psychosen auf. Während die sog. endogenen Psychosen wiederum differenziert wurden in den Bereich der geistigen Erkrankungen, z. B. der Schizophrenien, und der Gemütserkrankungen des manisch-depressiven Formenkreises, blieb die Gegenüberstellung exogen-endogen mißverständlich. Mißverständlich, weil der Begriff endogen, zwar mit Recht, den Akzent auf die Eigengesetzlichkeiten im Auftreten und Verlauf der endogenen Psychosen setzte, Eigengesetzlichkeiten, die sich dem einfühlenden Verständnis vielfach entziehen. Jedoch wurde gleichzeitig damit der Gesichtspunkt der Beachtung der in diesem Sinne psychotisch erkrankenden Gesamtpersönlichkeit und damit der Zusammenhänge zwischen Persönlichkeit und auslösender Situation bzw. Entstehungsbedingungen der sog. endogenen Psychosen vernachlässigt. So führte der Begriff des Endogenen besonders im deutschen Sprachraum zu einer nicht selten lebens- und menschenfernen Psychiatrie.
Lassen wir in der ihm eigenen klaren Sprache einen der Altmeister der Psychiatrie, Gruhle, zu diesem Thema zur Sprache kommen (1952):
»Noch einmal sei erwähnt, daß das m.d.I. (Anm.: manisch-depressive Irresein) endogen ist. Seine zugleich noch zu beschreibenden Anfälle treffen das Individuum also aus inneren Gründen nach eigenen Regeln. Das ist eine Erkenntnis, die dem Laien gar nicht einleuchten will. Dieser – stets geneigt

für alle Körperkrankheiten eine äußere Ursache, für alles Seelische ein Motiv zu suchen – neigt von vornherein zu der Meinung, daß eine Schwermut die Folge eines betrübenden Erlebnisses, eine übermäßige Heiterkeit das Ergebnis besonders glücklicher Lebensumstände sei. Daran glaubt die überaus große Mehrzahl der Sachkenner nicht. Der erfahrene Facharzt kennt nicht nur Fälle, in denen auf einen schweren Schicksalsschlag eine heitere Erregung, eine Manie einsetzt, sondern er weiß, daß in der großen Mehrzahl der Erkrankungen die einzelnen Anfälle ohne äußeren Anlaß und ohne seelisches Motiv eintreten. Dabei soll keineswegs verschwiegen werden, daß man einzelne Kranke kennt, die zwei- oder dreimal im Leben ohne jeden Anlaß zirkulär erkrankten, bei denen sich aber dann ein Anfall so eindeutig z. B. an den Tod der Mutter unmittelbar zeitlich anschloß, daß es gezwungen erschiene, hier jeden Zusammenhang leugnen zu wollen. Endlich gibt es ganz vereinzelte Kranke, bei denen sich jedesmal vor einer Attacke ein auslösendes erschütterndes Erlebnis nachweisen ließ. Auch solche Einzelbeobachtungen brauchen den Forscher an der Theorie von der endogenen Natur des Leidens nicht irrezumachen, kennt man doch Persönlichkeiten, bei denen seelische Erschütterungen psychogen einen so starken Einfluß auf die Körpervorgänge ausüben können, daß durch diese Körpervorgänge der Mechanismus des m.d.l. ausgelöst werden könnte. Freilich ist dies nur eine Annahme. Vereinzelt scheint auch ein Zusammenhang eines Anfalls mit den weiblichen Fortpflanzungsvorgängen unverkennbar.«

Gruhle, und damit die Psychiatrie seiner Zeit, geht also über die Möglichkeit der Annahme, daß seelische Erschütterungen psychogen einen so starken Einfluß auf die Körpervorgänge ausüben können, daß durch diese Körpervorgänge der Mechanismus des m.d.l. ausgelöst werden könnte, nicht hinaus. Es bleibt damit kein Raum für die Möglichkeit eines spezifischen Ineinanders zwischen Persönlichkeitseigenschaften und auslösender Situation bei den Psychosen des manisch-depressiven Formenkreises.

Es besteht kein Zweifel, daß die subtilen Ansätze zur Beachtung der Persönlichkeitseigenschaften und des Ineinanders mit auslösenden Situationen, die durch die Psychoanalyse angeboten wurden, ihren Wert bisher im wesentlichen im Bereich der Neurosenlehre bewiesen haben, während das Gebiet der Auslösung von Psychosen vielfach ungebührlich mit den Neurosen gleichgeschaltet wurde.

Sammeln wir zunächst einige Fakten, die für die Berechtigung des Begriffes »endogen« sprechen, und gehen dann zur Relativierung dieser Fakten über, die den Verf. veranlaßte, den mißverständlichen Begriff endogen im Rahmen der Depressionslehre in endomorph abzuändern.

Für die Eigengesetzlichkeiten spricht zunächst die Tatsache, daß zweifellos ein nicht geringer Anteil der manisch- bzw. depressiv-psychotisch erkrankenden Menschen aufgrund keines greifbaren körperlichen oder psychischen Anlasses erkranken. Es beginnt mit den sog. leichten Verstimmungen im Sinne der Zyklothymie, die das Leben hindurch entweder in kurz dauernden Intervallen zwischen Bedrückung und Hochstimmung wechseln oder auch über Jahre anhaltende Änderungen des Temperaments erkennen lassen. Nicht gemeint sind die evtl. von Tag zu Tag wechselnden Stimmungen labiler Persönlichkeiten, die je nach Anlaß vom Himmelhoch-Jauchzend zum Zu-Tode-Betrübt sich ändern können, sondern mehr gemeint sind die meist mindestens Wochen, auch Monate und Jahre anhaltenden unterschiedlichen Gestimmtheiten. Gemeint ist also nicht das, was im Volksmund vielfach als »Laune« gekennzeichnet wird, sondern gemeint sind die Stimmungsschwankungen, die dem Außenstehenden auch bei konsequenter psychoanalytischer Langstreckenbehandlung durchaus als konstitutionell bedingt erscheinen.

In diesem Sinne wird der Begriff Zyklothymie für die leichteren Formen der manisch-depressiven Erkrankungen benutzt. Gemeint sind z. B. Fälle, die Gruhle wie folgt beschreibt:

»Es gibt Kranke, die sich soweit beherrschen, daß sie im Beruf oder öffentlichen Leben gar nicht auffallen und höchstens zu Hause ihren Verstimmungen nachgeben. Es gibt aber auch andere, die überhaupt nur bei Bekannten, in Vorträgen, in Cafés, beim Sport erscheinen, wenn sie ihre hypomanischen Phasen haben. Sie sind dann fröhlich, jovial, reden überall mit hinein, wagen auch einen bedenklichen Scherz, organisieren allerlei, haben Pläne und Reformgelüste, kümmern sich um Politik, treten öffentlich auf – und sind auf einmal verschwunden, man glaubt, sie sind verreist, aber sie sitzen ganz still und leicht gehemmt zu Hause und haben Mühe, das Tagespensum ihrer Lebensarbeit zu erledigen; zu mehr reicht dann die Vitalität nicht mehr. Nur in diesen depressiven Schwankungen sind diese zyklothymen Patienten arztbedürftig, zumal sie dann meistens auch über allerlei hypochondrische Beschwerden, Magenstörungen usw. klagen.«

Für die Endogenität dieser Temperamentsschwankungen spricht nicht nur die oft fehlende Zugänglichkeit zum Beginn oder zur Änderung einer Verstimmung, es spricht auch neuerdings für die Endogenität die Tatsache, daß statistische Erfolgsberichte darüber vorliegen, daß nicht nur bei den behandlungsbedürftigen manischen bzw. depressiven psychotischen Erkrankungen Lithiumsalze einen vorbeugenden Einfluß auf die Häufigkeit weiterer Erkrankungen haben, sondern daß diese Lithiumsalze auch bei den sog. zyklothymen Verstimmungen in vielen Fällen wirksam sein können.

Beachten wir den Gesichtspunkt des Verlaufs zur Stützung des Begriffes »endogen«. Als besonders gewichtig wird angeführt, daß auch bei den Fällen, bei denen ein Zusammenhang zwischen auslösendem Anlaß und Auftreten einer Psychose unverkennbar ist, dann doch der Verlauf sich vom Anlaß ablöst und der verständliche Zusammenhang verlorengeht. So können die Kranken zwar, wie Kurt Schneider sagt, reaktiv über einen Anlaß in die Psychose »hineingeraten«, aber selbst wenn dann der auslösende Anlaß wegfiele, wie z. B. der Verlust eines Vermögens durch einen zufälligen Gewinn wieder ausgeglichen werden könnte, können die Betreffenden nicht mehr reaktiv »herausgeraten«. Die Psychose geht ihren eigenen Weg und ist im Verlauf nur ausnahmsweise äußeren psychischen Einflüssen dahingehend zugänglich, daß diese nicht nur einen Einfluß auf die Symptome haben, sondern die Psychose zum Abklingen bringen.

Als besonders gewichtige Beispiele »endogener« Verläufe werden diejenigen gebracht, die ständig entweder manisch oder depressiv-psychotisch erkrankt sind und gesunde Intervalle vermissen lassen. So sagte die Frau eines unserer Patienten, der seit vielen Jahren im Winter depressiv und im Sommer manisch war und keine Übergangszeiten erkennen ließ: »Ich weiß gar nicht, wie er nun eigentlich wirklich ist.«

Genannt werden in diesem Zusammenhang auch jene Fälle, die seit vielen Jahren in völlig regelmäßigen Abständen ohne erkennbaren Anlaß erneut psychotisch erkranken:

Bei einer unserer Patientinnen hatte sich seit 7 Jahren ein derartiges Regelmaß des Auftretens depressiver Psychosen gebildet, daß sie auf den Tag genau wußte, wann sie jeweils in Abständen von 3 Monaten wieder depressiv-psychotisch zu werden hatte. Sie richtete sich jeweils schon vorher darauf ein, bis sie dann schließlich Lithiumsalze verordnet erhielt, die diesen »endogenen Rhythmus« völlig abänderten und seitdem weitere depressive Phasen vermissen ließen bzw. nur durch eine angedeutete zyklothyme Symptomatik ersetzten.

Genannt werden in diesem Zusammenhang die so häufigen langjährigen Intervalle, in denen die Patienten von allen möglichen Schicksalsschlägen verfolgt werden können, ohne psychotisch zu dekompensieren, bis dann eines Tages wieder die Psychose auftritt. So zählte z. B. Hübner in einer Zeit, in der es noch keine Behandlung in unserem Sinne gab, bei 100 Kranken des manisch-depressiven Formenkreises folgende Häufigkeiten des Auftretens von Phasen auf:

Eine einmalige Manie: 2mal,
eine einmalige Melancholie: 28mal,
periodische Manien: 21mal,
periodische Melancholien: 31mal,
einen eigentlichen zirkulären Verlauf: 18mal.

Wenn im Durchschnitt errechnet wurde (Panse), daß eine depressive Psychose 6–9 Monate dauert, so ist allerdings zu berücksichtigen, daß außerordentliche Unterschiede in der Verlaufsdauer bestehen können, die von wenigen Wochen bis zu Jahren reichen können. Es wurden vor dem Einsetzen wirkungsvoller Behandlungsmaßnahmen bei 400 Phasen (Hübner) in 20% der Fälle gesunde Zwischenzeiten von mindestens 10 Jahren und mehr beschrieben.

Ganz besonders gewichtig sind in diesem Zusammenhang natürlich die Zahlen über die familiäre Häufung des Auftretens der Psychosen, wobei Gruhle mit Recht darauf hinweist, daß das Vererbungsmoment keine Erklärung sei, sondern nur die Hinausschiebung einer Erklärung. Daher wurde ungeachtet der Beobachtung der familiären Häufung schon 1904 durch Kraepelin angenommen, daß eine Stoffwechselanomalie den manisch-depressiven Erkrankungen zugrunde liege.

Fassen wir die wichtigsten Beobachtungen und Behauptungen zusammen, die dazu dienen, den Begriff »endogen« in dem Sinne zu verstehen, wie es durch Gruhle als Repräsentanten phänomenologisch orientierter Psychiatrie formuliert wurde: »Die psychotischen depressiven (wie auch manischen) Erkrankungen treffen das Individuum aus inneren Gründen nach eigenen Regeln.«

Andererseits sollen auch die vorwiegend psychoanalytisch orientierten Ansätze zu Wort kommen, die eine mehr oder weniger sinnvolle Beziehung zwischen Persönlichkeit, evtl. auslösender Situation und depressiver (bzw. manischer) Erkrankung annehmen.

Jeder Standpunkt soll mit seinen Argumenten in Form von **These** und **Antithese** voll und ganz berücksichtigt werden. Das Ziel ist die Anbahnung einer Synthese, die psychiatrische, psychoanalytische sowie transkulturelle Beobachtungen berücksichtigt.

1 a) These I = These der orthodoxen Psychiatrie

Sofern es zur reaktiven Auslösung einer depressiven Psychose (= endomorphe Depression) kommt, ist dieses Zusammentreffen die Ausnahme:

Falls sich ein »auslösendes erschütterndes Erlebnis« nachweisen läßt, wird angenommen, daß es sinnblind auf Körpervorgänge wirke, die dann den »Mechanismus« der Erkrankung in Gang setzen. Diese reaktive Auslösung einer depressiven Psychose sei zudem die große Ausnahme.

Kraepelin gab z. B. an, daß bei rund 15% der Fälle belastende Erlebnisse in einem Zusammenhang mit einer depressiven oder manischen Erkrankung standen. Darüber hinaus wird berichtet (Arieti), daß Kraepelin die relative Unwichtigkeit psychogener Faktoren demonstrieren wollte, indem er z. B. über eine Frau berichtet, die einmal nach dem Tod ihres Ehemannes, ein zweites Mal nach dem Tod ihres Hundes und ein drittes Mal nach dem Tod ihrer Taube depressiv-psychotisch (Anm.: endomorph-depressiv) erkrankte.

1 b) Antithese

Die situative Auslösung einer endomorphen Depression ist wesentlich häufiger und einem sinnvollen Verstehen zugänglicher, als von der Psychiatrie ursprünglich angenommen wurde:

Die evtl. reaktive Auslösung ist wesentlich häufiger, als von Kraepelin u. a. beschrieben wurde. Sofern eine subtile Vorgeschichte erhoben wird und insbesondere, wie in der Neurosenlehre üblich, die speziellen Persönlichkeitseigenschaften des Kranken beobachtet werden, findet sich kaum ein Fall, bei dem nicht zumindest eine Erkrankung im Zusammenhang mit einer belastenden Situation auftrat. Geht man von der Anzahl der Erkrankungsphasen aus, wird in bis zu 80% der Fälle über belastende auslösende Situationen berichtet (besonders im angelsächsischen Schrifttum). Abgesehen davon, daß von den »Vereinheitlichern«, die verständliche = exomorphe und nicht verständliche = endomorphe Depression völlig gleichschalten, in jedem Falle eine psychogene Auslösung angenommen wird.

2 a) These II = These der orthodoxen Psychoanalyse

Die auslösende Situation steht in sinnvoller Beziehung zur Erscheinungsform der Erkrankung:

Die extremen Vertreter dieses Gesichtspunktes konstruieren, beginnend mit S. Freud, eine kontinuierliche sinnvolle Linie zwischen der Person des Erkrankenden, dem auslösenden Anlaß und der Erscheinungsform der Erkrankung.

Den nicht leicht nachzuvollziehenden psychoanalytischen Gedankengängen, bei denen im Mittelpunkt die zu abrupte Versagung am Ende des 1. Lebensjahres durch die spendende Mutter steht, müssen wir unter Berücksichtigung der Originalautoren in diesem Zusammenhang noch weiter nachgehen, denn so spekulativ sie auch z. T. die Problematik interpretieren mögen, die Psychoanalyse lieferte uns bisher äußerst differenzierte Beschreibungen depressiv erkrankter Personen. Folgende Überlegungen, die leider nicht mit den Ergebnissen der Entwicklungspsychologie abgestimmt sind, sollen der Psychoanalyse zum Verständnis dienen:

Die Lust-suchende und Unlust-vermeiden-wollende, auf Befriedigung drängende Triebhaftigkeit, die Libido des Säuglings, hat als Objekt die Mutter. Die Mutter spendet zunächst Lust durch Angebot von Nahrung, Geborgenheit, Liebe. Die Mutter ist das erste gewählte Objekt. Da zunächst noch keine Grenzen zwischen Ich und Außenwelt bzw. Objekt bestehen, bildet der Säugling mit der Mutter zunächst eine Einheit. Das bedeutet: Die von der und an der Mutter erlebte Lust bin ich, oder wenn man berücksichtigt, daß dem Säugling noch kein Ich-Bewußtsein zukommt: Die durch das »Objekt«, das heißt die Mutter, vermittelte Lust ist das lustvolle Leben als Ganzes. Die in diesem Sinne positiv erlebte Mutter wird leiblich einverleibt, oder man könnte auch formulieren: ist ein gemeinsamer Leib. Es wurden Vergleiche gezogen zur kannibalistischen Einverleibung, bei der der Kannibale eins wird mit der magisch erlebten Kraft des getöteten Feindes. Als weniger abschreckendes Beispiel kann in diesem Zusammenhang jede lebenserweiternde, magisch empfundene Einverleibung genannt werden: vom pulverisierten Horn des Nashorns als Mittel zur Hebung sexueller Kraft bis zum Abendmahl, vom gebildeten Menschen als symbolische Handlung erlebt, vom weniger Differenzierten als leiblich erlebte Inkorporation.

Der Säugling bejaht die so vermittelte Lust, er bejaht damit die Mutter, ist in diesem Sinn ein Teil der »inkorporierten« Mutter. Indem er sie gewissermaßen in sich aufnimmt, ist er wie sie. Ihr Lächeln wird sein Lächeln. Indem er sie nachahmt, identifiziert er sich mit ihr, wird er wie sie.

Das leibliche Eins-Sein, die Inkorporation, ist der erste Schritt, in dem Mutter und Säugling noch eine Einheit sind. Mit zunehmender Differenzierung zwischen dem Subjekt des Säuglings und dem Objekt der Mutter differenziert sich die Identifizierung, des »So-Seins« wie sie.

Die Richtung führt in den folgenden Jahren zum »Ähnlich-Sein wie ...«. Aber nicht nur ähnlich wie die Mutter, sondern es kommt zur Ausweitung des Ähnlich-Seins wie der Vater, wie andere, nahestehende Personen. Schließlich kommt es zur zunehmenden Entpersönlichung des So- oder Ähnlich-Seins wie ein Freund, ein Lehrer, ein Star, ein Politiker usw. Mit der Übernahme des Verhaltens, der Gebote und Verbote der anderen bildet sich das Gewissen, das Über-Ich, wie Freud es benennt. Toleriert oder verbietet dieses Über-Ich zunächst im wesentlichen Gewünschtes, so wird es schließlich auch zum Träger des Ich-Ideals, das hochgesteckte Leitlinien in Anlehnung an Vorbilder oder auch möglicherweise im Protest des Ganz-anders-sein-Wollens wie jene setzt.

Freud ließ bei der Bildung des Über-Ichs der sog. ödipalen Situation eine besondere Bedeutung zukommen, indem z. B. der Knabe, der im 4.–6. Lebensjahr nach der Auffassung Freuds die Mutter gleichsam als Rivale des Vaters libidinös begehrt, sie in der Überwindung dieser ödipalen Situation in sein Über-Ich aufnimmt: »Ich will sein wie der Vater, oder ähnlich wie der Vater«, aber auch z. B. in bezug auf die Mutter: »Ich darf bzw. ich will nicht sein wie der Vater.«

Wir müssen diese Gedankengänge so ausführlich bringen, denn von hier aus findet sich der zentrale psychoanalytische Ansatz zum Versuch, den Zustand für die der Psychiatrie nicht verständlichen = endomorphen Depressionen verstehbar zu machen.

Entscheidend ist für die Vertreter dieser Richtung die Annahme, daß mit Ende des 1. Lebensjahres die pflichtbewußte Mutter nunmehr das Kind enttäuscht, indem sie ebenfalls dem Kind Pflichten abverlangt. Es sollte jetzt auch gebefreudig sein. Man hat diese Situation mit der Vertreibung aus dem Paradies verglichen, auf die das Kind mit heftigen Aggressionen gegen die versagende Mutter reagiere. M. Klein hat hierzu in durchaus spekulativ anmutender Weise einen Gedanken von Freud weitergeführt. So heißt es im Spätwerk Freuds u. a.: »Wenn man ein Objekt verloren hat oder es aufgeben mußte, so entschädigt man sich oft genug dadurch, daß man sich mit ihm identifiziert, es in sein Ich wieder aufrichtet, so daß hier die Objektwahl gleichsam zur Identifizierung regrediert.«

M. Klein stellte in Fortführung dieser Gedanken die Behauptung auf, daß die später manisch oder depressiv Erkrankenden in der sog. depressiven Position des 1. Lebensjahres fixiert bleiben. Gemeint ist, daß bei diesen Kindern die guten Erfahrungen mit der spendenden Mutter nicht ausreichten, um damit fertig zu werden, daß die Mutter auch versagen, fordern und damit nicht gut, also böse sein kann. Der Säugling introjiziere mit dem Beginn des Lebens gute, d. h. spendende, und böse, d. h. versagende Objekte, wofür die Mutterbrust den Prototyp darstelle. Diese Lebenseinheit gehe verloren, wenn die Versagung am Ende des 1. Lebensjahres nicht bewältigt werden kann und depressive Ängste auslöse. Das derart enttäuschte Kind reagiere mit Wut und Ärger, richte diese Affekte aber nicht gegen die versagende Mutter, sondern gegen den bösen, versagenden Anteil des introjizierten Objekts. So heißt es bei M. Klein: »Ich kann aufgrund meiner Erfahrungen aussagen, daß der Traurigkeit des Kindes, wenn auch in gemilderter Form, die gleichen Ursachen zugrunde liegen wie der Melancholie der Erwachsenen.«

M. Klein bezieht sich auf Freud und Abraham, wonach der fundamentale Prozeß in der Melancholie der Verlust des Liebesobjektes sei. Der wirkliche Verlust eines realen Objektes oder einer ähnlichen Situation, der die gleiche Bedeutung zukomme, führe zur Errichtung des Objektes im Ich, wie Freud annahm. Aber bei einem Übermaß kannibalistischer Impulse mißglücke die

Introjektion. Dies führe zur Erkrankung, und zwar bei der Versagung am Ende des 1. Lebensjahres, wie beschrieben, zur Erkrankung im Sinne der aggressiv gefärbten, verzweifelten Depression, bei späteren Verlusten zur Melancholie mit Selbstanklagen. Dabei treten die Selbstanklagen auf anstelle der Klagen gegen das böse, versagende, den Betreffenden verlassen habende Objekt. Noch ein Gedankengang von M. Klein ist hierzu wichtig: »Das Kind habe Angst vor der verinnerlichten, ins eigene Innere aufgenommenen Verfolgung.« Eine der frühesten Abwehrmethoden gegen die Angst vor Verfolgern sei die Verleugnung der psychischen Realität.

Dies könne zu einer beträchtlichen Einschränkung der Introjektions- und Projektionsmechanismen und so zur Verleugnung der äußeren Realität führen und bilde die Basis der schwersten Psychosen. Gegenüber dem später in der entsprechenden Situation melancholisch, d. h. in unserem Sinne endomorph-depressiv Erkrankten projiziere der an einer paranoiden Psychose Erkrankende die Verfolgung nach außen. Sein Über-Ich sei durch die Verfolgung der Objekte, auf die er seine eigenen verurteilten Regungen projiziere, zufriedengestellt. Der Paranoiker entgehe somit dem Schuldgefühl, indem er also die Verfolger nach außen verlege.

Spätestens wenn der Säugling die Wiege verläßt, ist demnach entschieden, ob er später depressiv bzw. manisch-psychotisch oder schizophren-psychotisch erkrankt: für den genetisch orientierten Psychiater schon bei der Geburt, da der Säugling die entsprechende Veranlagung zur Psychose mit auf die Welt gebracht hat, für den orthodoxen Psychoanalytiker im Sinne von M. Klein u. a., da am Ende des 1. Lebensjahres die Auseinandersetzung mit der versagenden Mutter nicht gelang. Bevor wir auf weitere psychoanalytisch orientierte Hypothesen und auch Spekulationen vom Gesichtspunkt des Zusammenhanges zwischen dem Erscheinungsbild der endomorphen Depression und ihrer Entstehung eingehen, seien 2 Fälle kurz eingefügt, die andeuten, daß bis jetzt die Wahrheitsfindung zu diesem Thema nicht nur bei einer erbgenetisch orientierten Querschnittspsychiatrie liegt, sondern daß die Freudianische Psychoanalyse nicht zu Unrecht der Verlustproblematik, wenn auch mit z. T. spekulativen Gedankengängen, nachgegangen ist:

Eine 53jährige, sehr ordentliche und pflichtbewußte Hausfrau berichtet, daß sie sehr an ihrer fürsorglichen Mutter gehangen habe. Als die Mutter in ihrer frühen Kindheit einmal verreiste, habe sie sehr ängstlich und traurig reagiert. Ihr Leben sei sonst in den späteren Jahren unauffällig verlaufen. Sie habe immer ihre Pflicht getan, habe in sehr guter Ehe 20 Jahre mit ihrem Mann zusammengelebt und ihn liebevoll betreut. Die Ehe sei leider kinderlos gewesen. Vor ca. $2^1/_2$ Jahren sei der Ehemann an Dickdarmkrebs erkrankt. Sie habe ihn gepflegt und schon in den Wochen vor seinem Tod nicht mehr recht schlafen können. Habe viel geweint und sehr unter der Krankheit des Mannes gelitten. Nachdem er dann vor 2 Jahren verstarb, wurde sie zunehmend depressiv. Mußte ständig an ihn denken, nahm wenige Tage nach seinem Tod in suizidaler Absicht Tabletten und wurde bereits vor 2 Jahren für einige Wochen mit einer »endomorphen Depression« in unserer Klinik aufgenommen. Wenn auch gebessert entlassen, blieb sie in den folgenden 2 Jahren doch ständig depressiv in dem Sinne, daß sie Schlafstörungen hatte, sich morgens schlechter fühlte, keinen Schwung mehr zur Arbeit hatte, sich nicht gut konzentrieren konnte. Im ganzen sich nicht mehr so verwirklichen konnte, wie sie wollte. Dabei war sie ständig von den Gedanken an den verstorbenen Mann erfüllt, von dem sie immer wieder träumte, daß er noch lebe. Bis es schließlich zum vollständigen Sich-nicht-mehr-verwirklichen-Können kam und sie auch nicht mehr für sich sorgen konnte. Sie kam deshalb erneut in unsere Klinik. Die Patientin trug bei der Wiederaufnahme noch Trauerkleidung. Sie sagt weinend, es ist so, daß ich meinen Mann noch ständig neben mir sehe. Ich spüre direkt seine Hand, die sich manchmal auf meine Schulter legt.

Unter erbgenetischem Gesichtspunkt kann man sich darüber hinwegsetzen, daß keine Psychosen in der Familie der Patientin bekannt sind, denn eine eingeborene Anlage muß nicht in jedem Fall überliefert sein. Man wird auch anführen, daß die depressive Verstimmung zunächst durchaus exomorph = verständlich war, aber es ist einsichtig, daß sie sich dann im Sinne der nicht verständlichen = endomorphen Depression verselbständigte. Nicht mehr verständlich im Hinblick auf den Verlauf und das Sich-nicht-mehr-verwirklichen-Können. Nicht mehr verständlich aber auch im Hinblick auf Introjektion und Projektion? Dreht sich bei der Patientin nicht die Symptomatik weitgehend um den Verlust? Handelt es sich nicht darum, daß sie das verlustbedingte Vakuum nicht mehr erfüllen kann, daß sich hier jetzt ein Mangel an Ich-Fülle zu erkennen gibt, der nicht durch neuen Besitz ausgefüllt werden kann?

Eine andere Patientin, deren Mann vor 10 Jahren verstorben war, und die seitdem ständig mehr oder weniger im Sinne der endomorphen Depression erkrankt war, sagte: »Es ist so, als wenn mein Mann stets bei mir wäre, er steht neben mir«.

Diese kurz angedeuteten Fallbeispiele nur, um denjenigen, denen die psychoanalytischen Gedankengänge nicht bekannt sind und die sich mit dem Begriff »endogen« zufrieden gaben, deutlicher zu machen, daß sich ein umfangreiches psychoanalytisches Schrifttum um die Thematik von Verlust und Erscheinungsbild der endomorphen Depression, oder wie es in diesem Schrifttum meist heißt, der Melancholie, bemühte. Bringen wir hierzu weitere Beispiele:

Für Rado ist der Melancholiker eine Person mit intensivem narzißtischem Begehren, der nach dem Verlust des Liebesobjektes erst ärgerlich rebelliert und dann versucht, die Selbstachtung zurückzugewinnen mit Bestrafung des Ichs durch das Über-Ich, das den schlechten Teil des introjizierten Objektes einschließt. Dabei werde im Unterschied zur verständlichen (in unserem Sinne exomorphen) Depression, die Rado neurotische Depression nennt, das Objekt bei der neurotischen Depression nicht aufgegeben und der »Schrei nach Liebe« zum Objekt sei in die reale Welt gerichtet, dagegen in der Melancholie nur in die psychische Sphäre gerichtet. Helene Deutsch, Zilboorg u. a. betonten die narzißtischen Begierden, die Introjektion, die Selbstanklagen und die unbewußten oralen und analen Symbolismen der Träume und Fantasien bei der Melancholie. Dabei machte Helene Deutsch die bemerkenswerte Einschränkung, daß der Introjektionsprozeß nicht für alle Melancholien entscheidend sei. Ein sehr ausgeprägtes Über-Ich könne allein sporadisch oder periodisch Melancholie auslösen.

Gero erweiterte den Ansatz Freuds, indem er meinte, daß die Wichtigkeit der oralen Erfahrung in der Kindheit sehr viel weniger zu tun habe mit der Befriedigung der Erotik der oralen Zone als mit umfassenderen Aspekten der Mutter-Kind-Beziehung. Das orale Vergnügen bei der Nahrungsaufnahme

sei nur ein Faktor in der Erfahrung der Befriedigung der kindlichen Bedürfnisse für Wärme, Berührung, Liebe und Fürsorge. Nur in diesem symboli-
schen Sinne bejahte Gero die Ansätze seiner Vorgänger.

Die naheliegende Frage, weshalb manche Säuglinge am Ende des 1. Lebensjahres die versagende Mutter als böse empfinden und anklagen, wurde damit
in Zusammenhang gebracht, daß diese Säuglinge das Objekt, d. h. die Mutter, noch nicht als Ganzes lieben konnten und damit auch ihren Verlust nicht
als Ganzes fühlen konnten. Das Kind müsse lernen, der Liebe der Mutter
sicher zu sein, wenn sie auch nicht anwesend sei, wenn sie sich auch ver-
sage. Diese Angstsituation, in der das Kind den Verlust fürchtet, weil Versagung bzw. Abwesenheit als böse empfunden werden, werde von denjenigen, die später psychotisch erkranken, nicht überwunden. Sie sei also
gleichsam unterschwellig wirksam und werde im späteren Leben durch
vergleichbare Verlustsituationen aktiviert.

Beginnend mit Freud und Abraham, wurde von der Mehrzahl der Autoren
einstimmig zugestimmt, daß ein Unterschied bestehe zwischen der in unserem Sinne verständlichen = exomorphen Depression und der endomorphen
Depression, der Melancholie. Jedoch wurde dieser Unterschied wiederholt
als nur quantitativ dahingehend gesehen, daß es in beiden Fällen zu einer
Regression der libidinösen Entwicklung in die orale Phase (des 1. Lebensjahres) komme, daß es aber bei der psychotischen (= endomorphen) Depression zu einer Regression des Ichs in ein Stadium komme, bevor das Ich erfolgreich vom Objekt getrennt wurde.

Fenichel, Rado u. a. führten einen anderen Gedanken Freuds weiter: Gemeint ist die wichtige Beobachtung Freuds, daß vom Kind als unzureichend
empfundene Liebe zu Selbstwertproblemen führt, da eine wesentliche Voraussetzung für das Selbstwerterleben die Empfindung ist, daß man geliebt
wird, daß man für wert gehalten wird. Wenn nun ein Verlust als Liebesverlust
empfunden werde, wie bei den behandlungsbedürftigen Depressionen, so
sei die Depression ein Kampf, um die Selbstachtung zurückzugewinnen.

Bibring akzentuierte den Mangel an Selbstachtung, der aber nach seiner
Meinung nicht nur durch die Enttäuschung der Wünsche nach Liebe ausgelöst sei.

Es sei nicht nur die orale Phase wesentlich, indem die Enttäuschung bei der
Nahrungszufuhr bzw. bei der spendenden Zuwendung entscheidend sei,
sondern man müsse besonders die sog. analen Phasen beachten, wonach
das Kind sauber werden müsse, den Stuhl zurückhalten müsse, gut sein müsse und seine Selbstachtung dadurch gewinne, daß es sauber werde, indem
es mit dem Stuhl sauber umgehe. Daß es ferner in der sog. phallischen Phase
stark und sicher werde, d. h. sich kraftvoll behaupten lerne. Bibring richtete
sich also gegen die Konzeption, daß die Depressionen eine Rückführung
objektgeleiteter Aggressionen gegen das Selbst in jedem Falle seien. Er wen-
dete sich gegen die Verallgemeinerung der Bedeutung der Aggression und
der oralen Wünsche. Es handelte sich demnach bei den Depressionen nicht
um einen Konflikt zwischen dem Über-Ich und dem Ich, sondern die Depression sei ein Angstzustand des Ichs. Der emotionelle Ausdruck eines Zustan-

des von Hilflosigkeit und Machtlosigkeit, ein Zusammenbruch der Selbstachtung. In der Depression solle also die Selbstachtung zurückgewonnen werden, und zwar sowohl in der verständlichen wie in der psychotischen Depression.

E. Jacobson vertieft diese wichtige Gesichtspunktverlagerung zur Beachtung der Selbstwertgefühle bei Depressionen: Während das Selbst-Image zunächst identisch sei mit dem Objekt-Image der Mutter, sei es das Ziel der Entwicklung, stabile andauernde Bindungen zwischen der Selbst- und Objektrepräsentation zu errichten. Das Ziel sei die sichere Errichtung der eigenen Identität, die Unterscheidung des Selbst von dem Anderen. Damit werde ein optimales Niveau der Selbstachtung und der Fähigkeit, befriedigende Objektbeziehungen zu bilden, gefunden. In der Entwicklung des Kindes, die dann depressionsfördernd sei, stehen nach Jacobson 2 Gefahren:

1. Eine Überbefriedigung mit zu lang anhaltender Mutter-Kind-Einheit verzögere die Errichtung der Grenzen zwischen dem Selbst- und Objekt-Image. Es verzögere die Bildung der Grenzen der Unabhängigkeit und der realistischen Sicht der Außenwelt.

2. Exzessive Frustrationen, die über die Kapazität des Ichs hinausgehen, sie zu meistern, führen zu unangemessener aggressiver Bindung des Objekt- und Selbst-Images mit unbefriedigenden zwischenpersönlichen Einstellungen und Gefühlen von Inferiorität und Herabsetzung des Selbstwerterlebens. Während das Kind bei der ersten primitiven Identifikation sich die Mutter erhalten wolle, indem es so ist wie die Mutter, lerne das Kind allmählich die Ambivalenz zu tolerieren, in der Wünsche und Aggressionen kontinuierlich zwischen dem Selbst und dem Liebesobjekt hin- und herwechseln. Das Kind könne Stabilität gewinnen, indem es auf Verbote der Eltern mit herabsetzenden und feindlichen Gefühlen gegenüber den Eltern reagiere. Damit bestehe aber auch die Gefahr der Herabsetzung der Selbstachtung, die von der Zuwendung des Liebesobjektes abhänge. Jacobson sieht im Verlust der Selbstachtung, d. h. den Gefühlen von Inferiorität, Schwäche, Hilflosigkeit, das zentrale Problem der Depressionen. Dabei bestehe der Unterschied zur psychotischen Depression (Anm.: von der exomorphen zur endomorphen Depression) darin, daß der regressive Prozeß im letzteren Falle die ganze Persönlichkeitsorganisation umfasse. Außerdem komme der psychotischen Depression eine körperliche Komponente zu, die nicht allein psychologisch erklärt werden könne.

Da das später depressiv erkrankende Kind mit der Kritik und der Abwertung der Eltern, die eine Folge der Verbote seien, nicht fertig werde, komme es zu einer exzessiven Idealisierung der Eltern. Das bedeutet nach Jacobson, daß es zu einer spezifischen Ich-Schwäche mit äußerster Intoleranz gegenüber Verletzung, Frustration und Enttäuschung bei den später depressiv Erkrankenden komme. Das Objekt werde exzessiv und unrealistisch idealisiert und könne daher unausweichlich den Erwartungen des Patienten nicht entsprechen. Um einer Enttäuschung zu entgehen, sei es ein Abwehrvorgang, die Schwäche oder Inadäquatheit des Liebesobjektes zu verneinen. Der gleiche Mechanismus halte den Patienten in einer abhängigen Position, da dieser Mechanismus ihm seine wahren inneren Werte verberge und seine Tendenz fördere, sich als schwach und hilflos zu sehen.

Zur Entwicklung einer normalen Selbstachtung sei also wesentlich die scharfe Trennung von Selbst-Image und Objekt-Image sowie ein realistischer Aufbau des Ich-Ideals und der Über-Ich-Systeme. Wesentlich für das Auftreten der Depression sei also eine unzureichende Trennung und Reife des Selbst- und Objekt-Images sowie der Ich-Ideale und Über-Ich-Systeme.

Faßt man die hier kurz zitierten analytischen Ansatzpunkte zusammen, so haben sie folgendes gemeinsam:

Sie gehen von der Symptomatik der Depression aus und sehen eine sinnvolle Linie von den ersten Entstehungsbedingungen in den ersten Lebensjahren, über die Persönlichkeitsstruktur, die auslösende Situation zum Erscheinungsbild der Depression. Es werden zwar die grundsätzlichen Unterschiede zwischen exomorpher und endomorpher Depression meist anerkannt, doch diese wiederholt nur auf eine verschieden starke Regression in die frühe Kindheit zurückgeführt, womit also die endomorphe Depression letztlich doch weitgehend verständlich bleibt.

Während Freud, Abraham u. a. den Ansatz zum Verständnis der endomorphen Depression bei den Selbstanklagen suchen, werden von Bibring, Jacobson u. a. die Selbstachtung bzw. das Selbstwerterleben in den Mittelpunkt gerückt. Gemeinsam wird jedoch in jedem Falle der überstarke Bezug der depressiv Erkrankenden auf andere Personen gesehen. Sei es im Hinblick auf die Suche nach liebevoller Zuwendung oder auf Bestätigung und Achtung.

2b) Antithese

Es besteht bei einer depressiven »Psychose«, d. h. einer endomorphen Depression, keine sinnvolle Beziehung zwischen dem auslösenden Anlaß und der Erscheinungsform der Erkrankung:

Mit einer Psychose kennzeichnet man in der Psychiatrie grundsätzlich ein neuartiges psychisches Erleben, das im Sinne von Gruhle aus dem Bisherigen nicht verständlich ableitbar ist. Das Da-Sein der Psychose mag in vielen Fällen dem Verständnis in dem Sinne zugänglich sein, daß eine auslösende Situation deutlich macht, weshalb der betreffende Patient jetzt an der Psychose erkrankt ist, sofern es sich um eine sog. endogene Psychose handelt. Das So-Sein der Psychose mag in ihren Erlebnisinhalten die Lebensgeschichte, Wünsche und Ängste des Erkrankten widerspiegeln, jedoch nicht mehr verständlich ist die Form des Erlebens. Das Syndrom ersten Ranges, wie Verf. es zur Kennzeichnung der endomorphen Depression (s. S. 10ff.) zusammengefaßt hat, mit dem Achsensyndrom des »Nicht-mehr-Könnens trotz Wollens«, des sich »Nicht-mehr-so-verwirklichen-Könnens, wie das Gewissen es befiehlt«, mit den vielfachen Einzelsyndromen der Konzentrationsstörungen, der Tagesschwankungen, des sinnlosen Grübelns ohne Bezug zur Realität usw., dieses Syndrom ist weder dem Erkrankten selbst verständlich noch seiner Umgebung. Gerade diese Unverständlichkeit führt so häufig zum Suizid, wenn die Krankheit nicht erkannt wird und der Erkrankte nicht nur der Unmöglichkeit des Selbstverständnisses seines Zustandes ausgeliefert ist, sondern auch einer ihn nicht mehr verstehenden Umgebung, die fälschlich an seinen Willen appelliert, sich zusammenzunehmen, gegenübersteht.

Demgegenüber bezogen Freud und seine Nachfolger einen anderen Standpunkt, den Freud mit folgenden Sätzen formulierte: »Die narzißtischen Affektionen und die an sie anschließenden Psychosen können nur von Beobachtern enträtselt werden, die sich durch das analytische Studium der Übertragungsneurosen geschult haben. Aber unsere Psychiater studieren keine Psychoanalyse und wir Psychoanalytiker sehen zuwenig psychiatrische Fälle. Es muß erst ein Geschlecht von Psychiatern herangewachsen sein, welches durch die Schule der Psychoanalyse als vorbereitender Wissenschaft gegangen ist.«

Diese Voraussage Freuds hat sich nur streckenweise, jedoch nicht im Prinzip, erfüllt. Die Psychoanalyse trug vieles dazu bei, um das Erscheinungsbild der an endomorphen Depressionen Erkrankten verständlicher zu machen, doch blieb die Psychose als Ganzes unverständlich. Schon E. Bleuler berücksichtigte 1911 in seiner Beschreibung der Gruppe der Schizophrenien die psychoanalytischen Ansätze, und weitere psychoanalytisch orientierte Psychiater wie Psychoanalytiker (Federn u. a., zuletzt im deutschen Sprachgebiet Winkler) trugen dazu bei, das psychotische Erleben der Schizophrenen weiterhin streckenweise zu enträtseln, so daß man an das Dichterwort erinnert wird: »Ist es auch Irrsinn, hat es doch Methode.«

Kommen wir auf die endomorphen Depressionen zurück, so ließ sich Freud bei den wenigen psychotischen Fällen, die er sah, von den Selbstanklagen der Patienten besonders beeindrucken. Er kam, wie erwähnt, zu der Konzeption, daß diese Selbstanklagen in Wirklichkeit Anklagen gegen die enttäuschende introjizierte Mutter bzw. Mutterersatzsituation seien. Es soll uns hier nicht beschäftigen, daß die Auseinandersetzung des Säuglings mit der Mutter, insbesondere mit der ihn enttäuschenden oder ihn verlassenden Mutter, bei der Konzeption Freuds ganz allgemein einen derartigen Stellenwert einnahm, so daß eine spätere Erkrankung an Psychosen wie auch Neurosen, insbesondere Angstneurosen, weitgehend auf diese Situation zurückgeführt wurde. Doch muß uns beschäftigen, daß gerade die von Freud, Abraham, Klein u. a. so beachteten Selbstanklagen in den meisten Fällen nicht mehr das Erscheinungsbild der depressiven Psychosen unserer Zeit bestimmen. Die Selbstanklagen entstammen einer Zeit, in der die Sittenmoral ganz besonders als sexuell akzentuierte Sittenmoral wesentlichen Einfluß auf das Erleben hatte. Diese Sittenmoral wurde in unserer Zeit mehr und mehr abgelöst durch eine Leistungsmoral. Dementsprechend traten nicht nur im zivilen Strafrecht unserer Zeit Begriffe wie Schuld und Sühne mehr und mehr zurück, sondern wir Nervenärzte sehen auch immer weniger Schuldproblematik bei psychischen Störungen, insbesondere weniger sexualmoralische Schuldthematik. Bei der endomorphen Depression greift das Erleben viel mehr auf das Weniger- oder Nicht-mehr-Können trotz Wollens, auf das nicht mehr das Leisten-Können, wozu man sich verpflichtet fühlt. Es mag schuldhaft erlebt werden oder mit gemindertem Selbstwerterleben einhergehen. Oft dienen die leiblichen Beschwerden der Allgemeinschwäche, der Kopfschmerzen usw. als Alibi und körperliche Begründung der Leistungsinsuffizienz. Es besteht ein fordernder Druck im Sinne des »Du sollst« durch das Über-Ich und eine quälende Spannung zu dem »Ich-kann-nicht«. Dieses Soll erfüllen zu müssen, tritt meist an die Stelle sexuell getönter Schuldvorwürfe. Dabei lassen sich viele Patienten von diesem Gefühl des Leistungsschuldens entlasten, nachdem sie über die Krankheit informiert wurden, indem sie aus ihrem Pflichtenkreis vorübergehend herausgenommen werden oder von Pflichten entlastet werden, indem sie dankbar zur Kenntnis nehmen, wenn ihre endomorph-depressive Beeinträchtigung ihnen mündlich oder schriftlich (Überreichung eines Merkblattes für Patienten und Angehörige s. u.) als anerkannte Krankheit bestätigt wird.

Auch die von Jacobson u. a. in den Mittelpunkt gerückte gestörte Selbstachtung der Depressiven betrifft nur einen Teilbereich der Depressionen und begleitet bewußt viele exomorph wie endomorph Depressive: bei den exomorphen Depressionen, indem sie evtl. einen Verlust mit einer Selbstwertminderung gleichsetzen, bei den endomorph Depressiven, indem sie sich im Zusammenhang mit der Leistungsunfähigkeit unnütz und wertlos fühlen, indem sie fürchten, den anderen zur Last zu fallen, sofern dem Gefühl des Leistungsschuldens nachgegeben wird. Es besteht also der Versuch, aus dem Einzelsymptom der Selbstanklage oder der gestörten Selbstachtung die Psychose als Ganzes in dem Sinne verstehen zu wollen, daß die Psychose als Ganzes einen Zwecksinn in dem Sinne habe, daß der Erkrankte sich mit ihrer Symptomatik, mit der die Krankheit auslösenden frustrierenden Person bzw. Situation etwa mit dem Ziel der Wiedergewinnung der Selbstachtung auseinandersetzt.

Jedoch gegen die Sicht, der endomorphen Depression einen Zwecksinn zuzuschreiben, sprechen die letzliche **Unverständlichkeit ihres Erscheinungsbildes,** in vielen Fällen der **Zeitpunkt des Auftretens** der Erkrankung und in allen Fällen ihr **Verlauf.**

Wenn es auch gelingt, in nicht wenigen Fällen eine reaktive Auslösung der endomorphen Depression deutlich zu machen, so müssen wir doch hinnehmen, daß sie in vielen Fällen sinnlos den Erkrankenden befällt.

Dabei finden sich Fälle, die schwere Verluste in manchen Zeiten mit normaler Trauer durchstehen, während sie auf relativ weniger bedeutende Anlässe mit endomorphen Depressionen reagieren oder gänzlich ohne Anlaß endomorph depressiv erkranken.

So erkrankte z. B. eine unserer Patientinnen nach einer Unterleibsoperation in unmittelbarem zeitlichem Zusammenhang erstmals in ihrem Leben an einer endomorphen Depression, die dann in den folgenden Jahren in regelmäßigen Abständen von jeweils 3 Monaten fast auf den Tag genau mit einer neuen Phase einsetzte, ohne daß weitere äußere Anlässe ersichtlich waren.

Im Gegenteil, in den Wochen eines freien Intervalls verstarb ihre Mutter, worauf sie mit normaler Trauer reagierte.

Wie K. Schneider schon formulierte, kann man zwar in die Psychose reaktiv hineingeraten, aber nicht herausgeraten. Die endomorphe Depression geht ihren eigenen Weg, kann Wochen, Monate und in manchen Fällen Jahre anhalten, verliert jeglichen Bezug zum evtl. auslösenden Anlaß und klingt im allgemeinen ohne erkennbaren Bezug zur äußeren Situation wieder ab. Sie kann sich zwar in ihrer Symptomatik jederzeit verschlechtern, wenn der Patient über seine Leistungsfähigkeit hinaus wiederum verpflichtet wird oder ihr Unverständnis begegnet, aber sie bleibt als Ganzes nicht nur dem Verstehen nicht zugänglich, sondern naturgemäß auch der verständlichen Beeinflussung. Dagegen bleibt sie zugänglich der naturwissenschaftlich zu erklärenden Wirkung von Medikamenten. Sucht man z. B. irgendeinen Vergleich aus der Medizin, so könnte man daran erinnern, daß z. B. durch Aufregungen bedingte Spasmen der Herzkranzgefäße zu pektanginösen Beschwerden führen können, die einer psychischen Ruhigstellung durchaus noch zugänglich sein können. Kommt es dagegen zum Verschluß der Herzkranzgefäße und zum Herzinfarkt, rückt das Leiden in die Kategorie des Materiellen im Erscheinungsbild wie im Verlauf und geht seinen eigenen, materiell geleiteten Weg.

3 a) These III = These von der anlagebedingten psychischen und körperlichen Konstitution

Die Persönlichkeitseigenschaften der Erkrankten sind konstitutionell bedingte Beigaben zur Veranlagung zur Psychose:
E. Kretschmer wies nachdrücklich darauf hin, daß sich gewisse Eigenschaften des Temperamentes häufiger bei bestimmten Körperbautypen finden. Unter Temperament versteht Kretschmer die für eine Persönlichkeit generell charakteristische Gesamthaltung der Affektivität nach ihren beiden Hauptfaktoren: Affizierbarkeit und Antrieb. Bei der Affizierbarkeit, d. h. der Weise des Reagierens auf äußere Eindrücke, unterscheidet Kretschmer die psychästhetische Affizierbarkeit zwischen den Endpolen »sensibel« und »stumpf« und diathetische Affizierbarkeit zwischen den Endpolen »heiter« und »traurig«. Die Antriebskomponente der Affektivität zeigt sich nach Kretschmer im Temperament eines Menschen als sein psychisches Tempo, das sowohl in der sinnlichen Auffassung, wie in den intellektuellen Leistungen, wie vor allem in der Psychomotilität der persönlichen Bewegungsart nach ihrer Schnelligkeit oder Langsamkeit, wie nach ihrem speziellen Rhythmus zum Ausdruck komme. Psychästhesie und Stimmung auf der einen, psychisches Tempo auf der anderen Seite bilden nach Kretschmer den Kern des Begriffes »Temperament« nach der psychologischen Seite hin. Kretschmer betont, daß das Wort Temperament von alters her mit der Affektivität und ihren humoral-nervösen Grundlagen zusammenhänge, woraus sich

dann auch der Zusammenhang des Temperaments mit dem Körperbau, also zwischen körperlicher und seelischer Persönlichkeit, ergäbe.

Die Temperamente seien ausschlaggebend für das, »was man Individualität oder Persönlichkeit nennt, für die Unterschiede eines Menschen vom anderen«.

Kretschmer sieht eine Beziehung zwischen krankhaften und normalen Temperamentschwankungen, wenn er sagt: »Die manisch-depressiven oder zirkulären Gemütskrankheiten sind uns dabei der krankhafte Repräsentant des großen, normalpsychologischen Temperamentskreises, der Zyklothymiker, während die schizophrenen Psychosen oder die Dementia praecox uns entsprechend die karikierende Verdeutlichung für den großen normalen Formkreis der schizothymen Temperamente liefert. Die psychopathischen Grenzzustände zwischen krank und gesund bezeichnen wir alsdann als zykloid bzw. schizoid. Danach finden sich bei den Pyknikern vorwiegend zyklothyme Temperamente.« Entsprechend sei eine Verteilung der Erbkrankheiten, indem Manisch-Depressive vorwiegend Pykniker sind.

Die Pykniker sind »im mittleren Lebensalter mehr kurzgliedrige, gedrungene Leute von rundlichem, wohlgenährtem Aussehen und Neigung zu frischer Gesichtsfarbe, der Knochenbau ist mehr zart, die Muskulatur weich, der Fettansatz an Gesicht, Hals und Stamm reichlich. Sie zeigen stattlichen Kopf-, Bauch- und Brustumfang, bei mehr schmalen, zusammengeschobenen Schultern, was einen etwa tonnenförmigen Rumpfumriß ergibt. Der Kopf sitzt etwas nach vorn auf kurzem, gedrungenem Hals, der Hirnschädel ist in den typischen Fällen nieder und tief mit flacher Scheitelkontur und guter Hinterhauptsrundung. Das Gesicht weich, breit und rundlich, von mittleren, harmonischen Höhenproportionen und guter Durchbildung der Einzelformen, das Profil weich und schwach gebogen mit fleischiger Nase, der Frontalumriß des Gesichtes hat etwas schematisiert eine flache Fünfeckform oder breite Schildform. Die Hände sind kurz, breit und weich, aber zierlich gebaut. Pykniker haben durchschnittlich mehr weiches, dünnes, zurückweichendes Haupthaar und neigen zu frühzeitigen starken Glatzen, während Bart und Körperbehaarung gleichmäßig reichlich ist.« (Zit. Kretschmer.)

Bei 1361 Fällen mit manisch-depressiven Psychosen wurden nach Kretschmer in 64,6% der Fälle pyknischer Körperbautyp festgestellt, bei 19,7% leptosomer Körperbau (6,7% athletischer Körperbau, 1,1% dysplastischer Körperbau, 8,4% uncharakteristischer Körperbau).

Zu jedem Konstitutionstyp gehöre ein wichtiges Grundgesetz: die Polarität der Temperamente; das heißt, zu jedem Körperbautypus gehöre nicht ein Temperament, sondern je ein Kontrastpaar von gegensätzlichen Temperamentsfarben, bei den Zyklothymikern vorwiegend zwischen heiter und traurig, bei den Schizothymikern vorwiegend zwischen empfindlich und kühl.

Das zyklothyme Temperament könne vorwiegend nach dem heiteren oder nach dem traurigen Pol variieren. Dabei könne sich heiter und traurig, z. B. die heitere und die traurige Gemütslage, in den verschiedensten Mischungsverhältnissen gegeneinander überschichten, verschiebend oder schwankend ablösen, »so daß wir auch im heitersten Temperament noch eine Labilität nach der depressiven Seite hin« (Zit. Kretschmer) vorfinden. Entsprechendes gilt nach Kretschmer für die anderen Temperamente der Leptosomen und Athletiker.

Für die Zyklothymiker sei charakteristisch in bezug auf Psychästhesie und Stimmung: die diathetische Proportion zwischen gehoben (heiter) und depressiv (traurig). In bezug auf das psychische Tempo: die schwingende Temperamentskurve: zwischen beweglich und behäbig. Die Psychomotilität sei reizadäquat, rund, natürlich, weich. Der typische Körperbau sei pyknisch.

Es finde sich bei den Zyklothymikern meist noch eine Übereinstimmung zwischen Stimmung und psychischem Tempo, indem die heiteren zugleich meist auch die beweglichen und die von den Mittellagen nach der depressiven Seite zu gelegenen Temperamente zugleich auch mehr die behäbiglangsamen seien, wie das aus der klinischen Erfahrung bezüglich der engen Zusammengehörigkeit zwischen heiterer Erregung, Ideenflucht und psychomotorischer Erleichterung im manischen, von Depressionen, Gedanken- und Willenshemmung im melancholischen Symptombilde schon bekannt sei.

Die Zyklothymiker sind nach Kretschmer in ihrer komplexen Lebenseinstellung und Milieureaktion »hauptsächlich Menschen mit Neigung zum Aufgehen in Umwelt und Gegenwart, von aufgeschlossenem, geselligem, gemütlich-gutherzigem, natürlich unmittelbarem Wesen, ob sie nun mehr flott unternehmend oder mehr beschaulich, behäbig, schwerblütig erscheinen. Es ergeben sich daraus u. a. die Alltagstypen des tatkräftigen Praktikers und des sinnenfrohen Genießers. Es ergeben sich bei den hochbegabten u. a. die Typen des breit-behaglich schildernden Realisten und des gutmütig-herzlichen Humoristen hinsichtlich des künstlerischen Stils – die Typen des anschaulich-beschreibenden und betastenden Empirikers und des volkstümlich verständlichen Popularisators, hinsichtlich der wissenschaftlichen Denkweise – und im praktischen Leben die Typen des wohlwollenden, verständigen Vermittlers, des flotten, großzügigen Organisators und des tatkräftigen Draufgängers. Als Beispiel vorwiegend zyklothymer Temperamente mit vorwiegend pyknischem Körperbau nennen wir von bekannten Persönlichkeiten: Luther, Lieselotte von der Pfalz, Goethes Mutter, Gottfried Keller, Jeremias Gotthelf, Fritz Reuter, Hermann Kurz, Heinrich Seidel, oder Gelehrte von der Art Alexander von Humboldts, Führer vom Typus Mirabeau.« (Zit. Kretschmer.) Werden Spezialbegabungen gefunden, so sind die Zyklothymiker als Dichter nach Kretschmer besonders Realisten bzw. Humoristen, als Forscher anschaulich beschreibende Empiriker, als Führer derbe Draufgänger, flotte Organisatoren, verständige Vermittler.

3 b) Antithese

Es bestehen keine wesentlichen Beziehungen zwischen Körperbau und psychischen Eigenschaften im Hinblick auf die Bereitschaft, an behandlungsbedürftigen exomorphen bzw. endomorphen Depressionen zu erkranken:

Die Mitteilung Kretschmers, wonach etwa $^2/_3$ der manisch-depressiv Erkrankenden Pykniker seien, wurde in dieser Häufigkeit nicht bestätigt. Berücksichtigt man die Vielzahl der endomorph-depressiv Erkrankenden bis hin zu den larvierten Depressionen wie auch den erstmals im Alter Erkrankenden, so spricht vieles dafür, daß sich überhaupt keine Zuordnungen mehr zu einem bestimmten Körperbautypus finden. Abgesehen davon, daß die Körperbautypen durch Sheldon u. a. differenziert wurden, wird mit Recht darauf hingewiesen, daß Körperformen der Frauen und auch der jüngeren Männer oft überhaupt nicht typisch sind (Gruhle). Zum Beispiel konnte Verf. bei der Ausmessung der Konstitution bei Studenten, also Personen vor dem 30. Lebensjahr, keine typischen Pykniker erkennen (mit Berücksichtigung des Strömgren-Indexes).

Eingehende Untersuchungsergebnisse wurden durch v. Zerssen mitgeteilt, der 48 Fälle (jeweils zur Hälfte Männer und Frauen im Alter von 20–60 Jahren), die je zur Hälfte manisch-depressiv bzw. schizophren erkrankt waren, untersuchte. Während die nach der Kretschmerschen Hypothese zu erwartende größere Körperfülle der Manisch-Depressiven sich bei den Körpermessungen nicht signifikant nachweisen ließ, wurde diese größere Körperfülle bei den älteren Patienten im Unterschied zu den jüngeren Patienten gefunden, unabhängig von der Diagnose. Von Zerssen kam zu dem Schluß, daß die von Kretschmer mitgeteilten körperbaulichen Unterschiede zwischen Manisch-Depressiven und Schizophrenen im wesentlichen mit dem Altersunterschied dieser Patienten zu erklären sind, da die manisch-depressiven Erkrankungen im Unterschied zu den Schizophrenien häufiger erst nach dem 35. Lebensjahr auftreten.

Weitere Studien zur Frage der Beziehung zwischen Körperbau und Persönlichkeit führte v. Zerssen durch, indem mehrere Gruppen von jeweils über 100 gesunden Versuchspersonen (überwiegend Männer) im Alter von 18–30 Jahren somatometrisch wie psychometrisch untersucht wurden. Die Kretschmerschen Typen lassen sich nach seinen Ergebnissen als polare Ausprägungen innerhalb komplexer Dimensionen auffassen. Von Zerssen kam zu dem Schluß »die lepto-gynäkomorphen (d. h. grazil gebauten) Individuen sind psychisch weniger vital (also mehr introvertiert und psychovegetativ labil), die pykno-andromorphen (d. h. robust gebauten) Individuen stärker vital (also mehr extravertiert und psychovegetativ stabil).« Es handelt sich dabei aber um einen nur schwach ausgeprägten Zusammenhang (r<0,5), der psychodiagnostisch höchstens bei sog. »reinen Körperbautypen« und auch da nur mit großer Zurückhaltung verwertet werden kann.

Diese kritischen Untersuchungen v. Zerssens besagen uns, daß allenfalls grobe Entsprechungen bestehen zwischen pyknischem Körperbau, psychischer Vitalität und Extraversion, wie zierlichem Körperbau, geringer psychischer Vitalität und Introversion. Eine Beziehung zum Depressionsproblem können wir somit nur vermutungsweise und unter dem Eindruck klinischer Erfahrung herstellen, indem wir einem körperlich eher robust gebauten Individuum auch eher einen festen seelischen Bezug zur Umwelt (Extraversion) unterstellen als einem körperlich und psychisch »grazil« Veranlagten, der sich eher auf sich selbst zurückzieht (Introversion). Der in diesem Sinn mehr robust und stabil nach außen Gewandte mag eher im Sinne seiner Persönlichkeitsentwicklungen einen stabilen und intensiven Umweltbezug leben, mag eher eine stabile Über-Ich- wie Ich-Ideal-Struktur entwickeln, mag eher der »Angepaßte« werden, mag im Einzelfall eher nur einen relativen Mangel an Ich-Fülle haben und damit eher im Falle depressiver Erkrankung endomorph-depressiv dekompensieren. Ein umgekehrtes Verhältnis mag im Einzelfall eher für den körperlich und psychisch »grazil« und damit eher zur Introversion Veranlagten gelten, der in einem geringen vitalen Bezug zur Umwelt auch eher einen absoluten Mangel an Ich-Fülle und damit eine größere Bereitschaft zur evtl. psychischen Dekompensation in exomorphe Depression entwickeln könnte. Es besteht kein Zweifel, daß wir uns bei derartigen Überlegungen im Bereich von Vermutungen und bildhaften Vergleichen befinden.

Die pyknische Körperbauform zeigt demnach weder eine häufige Gemeinsamkeit mit dem Auftreten behandlungsbedürftiger Depressionen, noch sagt uns das Temperament etwas darüber, ob ein Individuum eine Depressionsbereitschaft entwickelt oder nicht. Es finden sich ferner keine fließenden Übergänge zwischen dem sog. zykloiden Temperament und manisch-depressiven Erkrankungen. Entscheidend in unserem Zusammenhang ist die Tatsache, daß die Temperamentenlehre im Sinne Kretschmers psychodynamische Gesichtspunkte gänzlich vernachlässigt. Sie stellt in diesem Sinne eine eingleisige Fortsetzung der Temperamentenlehre der Antike auf, in der Temperamentseigenschaften der Melancholiker, der Phlegmatiker, der Choleriker und der Sanguiniker voneinander unterschieden und auf Störungen der Körpersäfte zurückgeführt wurden. Kretschmer betont zwar die Extraversion der Zykloiden, doch ist dieses Nach-außen-gewendet-Sein nicht im Sinne einer unverbindlichen Kontaktfreudigkeit zu sehen, sondern der zur behandlungsbedürftigen Depression Neigende ist vielmehr seiner Umgebung **verhaftet**. Er lebt gleichsam in einem überstarken Bezug auf die Umgebung, hat besonders andere Personen in einem besonderen Maße notwendig, um sich verwirklichen zu können. *Damit vernachlässigt die konstitutionelle Temperamentenlehre auch die besondere Über-Ich-Beziehung der zu behandlungsbedürftigen Depressionen Neigenden, d. h. die besondere Art der Gewissensbildung, die Selbstwertproblematik u. a.*

Wenn auch das konstitutionsbedingte Getragensein von Gefühlsgestimmtheiten nicht bezweifelt werden soll (K. Schneider spricht in diesem Zusammenhang vom Untergrund, Lersch vom endothymen Grund), so sind doch die Beziehungen zwischen Psychischem und Körperlichem, insbesondere zwischen Gemüt, neurovegetativem System und dem Gehirnstoffwechsel, sehr viel komplexer und bei einer äußeren Betrachtung der Körperform nur sehr unbefriedigend zugänglich. Ungeachtet der hierzu notwendigen Forschung, die sich z. Z. dem Stoffwechsel der biogenen Amine, dem Katecholaminstoffwechsel u. a. Vorgängen zugewandt hat, sollte nie vergessen werden, daß Depressionen stets Erkrankungen einer Gesamtpersönlichkeit sind. Die behandlungsbedürftige Depression ist eine der spezifischen Erkrankungen des Menschen mit Ich-Bewußtsein. Der apersonale Idiot, der kein Ich-Bewußtsein erworben hat, wie der hochgradig psychoorganisch abgebaute Hirngeschädigte sind ganz unabhängig von Körperbauform und Temperament, wie erwähnt, noch nicht bzw. nicht mehr fähig, depressiv zu erkranken. Es sollte also, ungeachtet aller Erforschung von Körpervorgängen, untersucht werden, welche Personen unter welchen Bedingungen behandlungsbedürftig depressiv werden.

Das gehäufte Auftreten depressiver Erkrankungen bei Frauen kann nicht nur konstitutionell bedingt gesehen werden, sondern muß auch mit den eingreifenden lebenssituativen Belastungen sowie den besonderen Persönlichkeitseigenschaften und Rollen der Frau in Zusammenhang gebracht werden. Die stärkere Rolle in bezug auf Partnerbezug, die nicht nur körperlichen Belastungen im Wochenbett, im Klimakterium, sondern die gleichzeitig damit einhergehenden seelischen Umstellungen sind depressionsfördernde Situationen, wie sie in vergleichbarer Weise dem Mann in dieser Intensität und Häufigkeit nicht begegnen. So kann kein Zweifel bestehen, daß bei denjenigen Frauen, die im Wochenbett depressiv erkranken, es sich weitgehend um diejenigen handelt, die sich in übermäßiger Pflichteinstellung auf das Neugeborene vorbereiten. Es fehlen hier jedenfalls die sorglosen Mütter, die dazu neigen, ihre Kinder zu vernachlässigen. Es sind ferner die eingreifenden Belastungen im Klimakterium mit der vielfachen Rollenänderung im Leben der Frau zu beachten, deren Bezüge auf Partner, auf Kinder, in bezug auf Verpflichtungen, auf Lebensrechte in vielfältiger Weise verformt werden.

Daß schließlich dem Alter nicht nur ein konstitutioneller Aspekt zukommt, sondern gerade hier die depressionsfördernden Situationen des Alleinstehens von Bedeutung sind, sei nur der Vollständigkeit halber in diesem Zusammenhang erwähnt (Weiteres hierzu s. S. 129 ff.).

Um nur eine statistische Erhebung in diesem Zusammenhang anzuführen: Verfasser stellte statistisch fest, daß im Land Nordrhein 1960 prozentual doppelt soviel Witwen wie verheiratete Frauen im Alter über 60 Jahre in die 6 psychiatrischen Großkrankenhäuser zur stationären Behandlung aufgenommen wurden. Da im gleichen Jahr die Volkszählung stattfand, so daß die Anzahl der verheirateten und verwitweten Frauen im Einzugsgebiet in Nordrhein ausgezählt worden war, sind diese Zahlen verbindlich. Sie erklären sich zwar nur zu einem Teil mit dem Depressionsproblem und zu einem wesentlichen Teil mit der Hilfsbedürftigkeit alleinstehender Frauen, können jedoch in unserem Falle als Hinweis gewertet werden.

4a) These IV = These der orthodoxen Psychiatrie

Die erblich bedingte Veranlagung zur Erkrankung an »endogener« Psychose ist entscheidend dafür, ob und wann eine derartige Psychose (in unserem Zusammenhang eine endomorphe Depression) auftritt:

Während mindestens 0,4% der Normalbevölkerung manisch-depressiv erkranken, beträgt das Erkrankungsrisiko innerhalb einer Familie, in der eine Person manisch-depressiv erkrankte, das Vielfache dieses Prozentsatzes. Zwar werden je nach Autor sehr unterschiedliche Zahlen für das Erkrankungsrisiko angegeben, doch liegt der niedrigste Prozentsatz bei rund 10% Erkrankungswahrscheinlichkeit der Kinder bei einem kranken Elternteil (andere Autoren geben sogar 20−30% Erkrankungsrisiko an). Selbst wenn man davon ausgeht, daß das Erkrankungsrisiko in der Normalbevölkerung infolge inzwischen gründlicherer diagnostischer Erfassung und Hinzunahme der nur monopolar, d. h. ausschließlich depressiv oder (selten) manisch (und nicht sowohl manisch als auch depressiv), Erkrankenden nicht bei 0,4%, sondern um 1% der Normalbevölkerung liegt, wie neuerdings angenommen wird, kommt man auf ein mindestens zehnfaches Erkrankungsrisiko der Kinder eines erkrankten Elternteils.

Das gleiche gilt für das Erkrankungsrisiko der Geschwister der Erkrankten. Zerbin-Rüdin kommt unter Berücksichtigung der einschlägigen Literatur (Hoffmann, Slater, Luxemburger, Stenstedt, Kallmann, Angst, Perris u. a.) auf ein Erkrankungsrisiko von 10−20% bei den Verwandten ersten Grades der Erkrankten.

Als besonders gewichtig für die Bedeutung der Erbfaktoren wird auf die Tatsache hingewiesen, daß eineiige Zwillinge 3−4mal so häufig konkordant erkranken wie zweieiige Zwillinge, also trotz ähnlicher Umweltbedingungen in der Kindheit.

Sodann wird in diesem Zusammenhang in die Waagschale geworfen, daß das Auftreten von Erkrankungen in den Familien häufiger beobachtet wird, wenn die Erkrankungen bipolar auftreten, ferner häufiger, früher und schwerer in Erscheinung treten.

Schließlich wird auf die unterschiedliche familiäre Häufung der Erkrankungsform hingewiesen. Zerbin-Rüdin berichtet z. B., daß von 83 in der Literatur beschriebenen eineiigen Zwillingspaaren 22mal beide Partner monopolar erkrankten, 16mal beide bipolar und 5mal beide monopolarmanisch. Nur 7mal war einer monopolar und der andere bipolar erkrankt. 9mal war der Partner anderweitig psychisch auffällig und 24mal psychisch unauffällig.

4 b) Antithese

Der Anlagefaktor bedeutet lediglich eine Voraussetzung zur Erkrankungsmöglichkeit an endomorpher Depression:
Zunächst ist daran zu erinnern, daß eingeborene Veranlagung nicht in jedem Fall identisch mit vererbt ist. Die Veranlagung zur Entwicklung bestimmter Persönlichkeitseigenschaften bedeutet außerdem mehr und anderes als die Vererbung einer körperlich eindeutig zu bestimmenden Eigenschaft, wie der Farbe der Augen, der Haare, der Körpergröße u. a.

Vererbt werden nicht Charaktere, wie im Volksmund immer wieder angenommen wird, sondern allenfalls psychische Grundfunktionen, wie z. B. Sensibilität, Quantitäten der Sexualität, Quantitäten einer psychischen Vitalität, Eigenschaften der persönlichen affektiven Schwingungskurve des Temperaments, der Gemütsansprechbarkeit, Bereitschaften zur Entwicklung der Intelligenz u. a.

Die psychischen Grundfunktionen sind mit und ohne nachweisbaren Erbgang als Veranlagung in dem Sinne anzusehen, daß sie als Bereitschaft zur Entwicklung einer komplexen Persönlichkeitsentwicklung im Wechselspiel mit der Umgebung dienen.

Es bestehen keine Hinweise dafür, daß so ausdifferenzierte Charaktereigenschaften, wie das Gewissen bzw. Über-Ich und Ich-Ideal, die wir für die Entwicklung behandlungsbedürftiger Depressionen als notwendige Voraussetzung ansehen, anlagebedingt oder gar vererbt sind.

Wie es keine vererbte Veranlagung zum antisozialen Verbrecher, zum asozialen Vagabunden gibt, so auch nicht zum hypersozialen Depressiven, wie es so viele der depressiv erkrankenden Patienten sind. Es gibt offensichtlich lediglich anlagebedingte Bereitschaft zur Entwicklung derartiger Persönlichkeitseigenschaften im Wechselspiel mit den Milieueinflüssen.

Freud schrieb den eingeborenen Faktoren eine wesentliche Bedeutung zu, indem er die unterschiedliche Triebstärke als konstitutionell gegeben ansah. Freud konzentrierte sich vornehmlich auf die Sexualität. Konsequenterweise haben andere Autoren auch die Oralität, d. h. die Stärke des Bedürfnisses, etwas haben zu wollen, als konstitutionell bedingt angesehen. Bei konstitutionell bedingter stärkerer Triebkraft des Haben-Wollens, der Oralität, könne es dann zu stärkerer Bereitschaft zur Enttäuschung kommen, wenn die orale Befriedigung nicht mehr gewährt werde. P. Kutter äußert sich in diesem Sinne: »Bei den später zur Depression disponierten Kindern scheint die Mutter das Kind aber besonders abhängig zu halten, oder das Kind ist von der Anlage her besonders gierig und deswegen auf ständige Zufuhr angewiesen. Wir können also eine von der Mutter ausgehende »matrogene« Ursache neben einer vom Kind herrührenden »infantogenen« unterscheiden ...«.

Wir gehen bei der Beachtung transkultureller Aspekte davon aus, daß die Mutter-Kind-Beziehung des 1. Lebensjahres nur ein Teilaspekt sein kann. Erst die Einordnung der Mutter-Kind-Beziehung in ein weiteres Familienbild sowie die gegenwärtige Gesellschaftsstruktur mit ihren religiösen, ideologischen u. a. Richtlinien, erst die Gesamtentwicklung des werdenden Menschen, die über den zeitlichen Bezug des 1. Lebensjahres wie über den unmittelbaren Bezug zur Mutterfigur weit hinausgreift, bringt uns dem Depressionsproblem näher. Damit relativieren wir nicht nur die Bedeutung des 1. Lebensjahres, sondern ebenfalls der Erbfaktoren. Ist es überzeugend, auf die Hilfshypothese von Genmutationen zurückzugreifen, wenn endomorphe Depressionen sich in den Kulturen zu häufen scheinen, in denen Ichhaftigkeit, hohes Verantwortungssoll u. a. (s. S. 22ff., 50ff., 66ff.) von besonderem Gewicht sind? Wie soll man erbgenetisch interpretieren, wenn

z. B. durch Miller in Israel berichtet wird, daß europäische Juden doppelt so häufig an Depressionen erkranken wie orientalische Juden?

Die Erbforschung, die bisher im wesentlichen mit Zahlen arbeitet, steckt erst »in den allerersten Anfängen«, wie Zerbin-Rüdin mit Recht vermerkt.

Die Erbforschung leidet unter einem Informationsmangel über transkulturelle wie individuell psychodynamische Forschungen, ferner unter einem verständlicherweise bisher nur sehr groben Zahlenmaterial. So werden larvierte endomorphe Depressionen oft nicht erfaßt, wie auch Depressionen, die sich hinter Alkoholismus u. a. Äquivalenten verbergen. Die notwendige Unterscheidung in endomorphe und exomorphe Depressionen, d. h. die Abgrenzung der depressiven Psychosen, wird nicht selten in Klinik und Praxis vernachlässigt.

Besonders unzureichend ist die so wichtige bisherige Zwillingsforschung. Wenn berichtet wird, daß 60—70% der eineiigen Zwillinge konkordant manisch bzw. depressiv erkranken, so interessieren nicht nur die 30—40%, in denen trotz unterstellter gleicher Erbanlage nur ein eineiiger Zwilling erkrankt, sondern es interessiert sehr viel mehr folgendes: Der Begriff Konkordanz wird im allgemeinen sehr grob gebraucht und vernachlässigt, daß konkordante Erkrankungen oft über Jahre auseinanderliegen. Das individuelle Lebensschicksal der Zwillinge wird vernachlässigt wie auch die wesentliche Tatsache, daß auch eineiige Zwillinge trotz aller Gemeinsamkeit oft unterschiedlich im Hinblick auf ihre Vitalität veranlagt sind, sich also durchaus in unterschiedlicher Weise mit den prägenden Umwelteinflüssen auseinandersetzen.

Nehmen wir zur Veranschaulichung hierzu ein Beispiel aus dem eigenen Erfahrungsbereich:

Ein 50jähriger Krankenpfleger, der wegen wiederholter endomorph-depressiver Erkrankungen zu uns in stationäre Behandlung kam, zeigte folgende Unterschiede gegenüber seinem eineiigen Zwillingsbruder: Wie die 80jährige Mutter persönlich dem Verf. berichtete, zeichnete sich der eineiige Zwillingsbruder, der nicht in unsere Klinik zur Behandlung kam, mit dem wir jedoch auch sprechen konnten, sein Leben lang durch eine größere Vitalität aus. Schon kurz nach der Geburt habe er beim Säugen sehr viel kräftiger an der Brust gesogen. Er sei dann immer lebhafter gewesen als unser Patient. Er wurde auch im späteren Leben erfolgreicher und hatte zwar einige leichte depressive Verstimmungen, doch führten diese niemals zur stationären Behandlungsbedürftigkeit. Demgegenüber hatte unser von der Mutter als weniger vital geschilderter Patient in seinem Leben häufigere und vor allem ausgeprägtere endomorph-depressive Verstimmungen, die wiederholt zur Notwendigkeit stationärer Behandlung führten.

Das rd. 3,5fach häufigere Erkranken eineiiger Zwillinge im Vergleich zu zweieiigen Zwillingen unterstreicht zwar die Bedeutung der Veranlagung, läßt aber bei dem bisherigen Material noch offen, wieweit diese Veranlagung zur Psychose sich auf eine Veranlagung im Bereich der psychischen Grundfunktionen (s. o.) reduzieren läßt.

Also nicht die alleinige Sichtung eines Zahlenmaterials, sondern erst die Berücksichtigung von Einzelschicksalen wird uns die so wichtige Zwillingsforschung durchsichtig machen. Ganz unbefriedigend ist es in diesem Sinne, wenn z. B. über zwei eineiige Zwillingspaare in der erbgenetisch orientierten Forschung berichtet wird, bei denen jeweils eine Schwester an einer Umzugsdepression erkrankte. Auch die jeweils andere Schwester sei erkrankt, aber ohne Umzug (Slater). Sollte mit einem derartigen Bericht der Umzug zum »sinnblinden« Ereignis zugunsten des Erbfaktors degradiert werden?

Eine 45 Jahre alte Patientin, die kürzlich in unsere stationäre Behandlung kam, erkrankte zweimal in ihrem Leben unmittelbar nach einem Umzug an einer relativ kurz dauernden endomorph-depressiven Verstimmung, nachdem ihr Mann aus beruflichen Gründen in beiden Fällen vor der Erkrankung umziehen mußte. Ihre ebenfalls verheiratete, eineiige Zwillingsschwester, der vergleichbare Umzüge erspart blieben, erkrankte bisher nicht. Aber auch wenn ihre Schwester, der wir den Rat mitteilten, Entordnungen im Sinne z. B. eines Umzugs möglichst zu vermeiden, dennoch erkranken sollte, würden wir diesen Rat aufrechterhalten.

Die Bedeutung konkordanter Erkrankung wird weiterhin relativiert, wenn wir zur Kenntnis nehmen, daß die Verteilung der Schizophrenien in der Welt, die mit einer Erkrankungshäufigkeit der Bevölkerung von rd. 1% angegeben wird, nach bisherigen Untersuchungen wahrscheinlich regional weniger unterschiedlich ist als bei den Erkrankungen des manisch-depressiven Formenkreises. Dennoch wird gleichzeitig bei eineiigen Zwillingen eher eine niedrigere Konkordanzrate bei den Schizophrenien (bis rd. 50%) gegenüber den manisch-depressiven Erkrankungen (bis 60–70%) angegeben. Gerade auch dieses bisherige Ergebnis zeigt, daß wir weitere und differenziertere Untersuchungen der Zwillingsforschung wie der transkulturellen Psychiatrie abwarten müssen.

Die Ergebnisse und Interpretationen der Erbforschung sind derart wenig durchsichtig, daß neuerdings wieder die Konzeption der Einheitspsychose diskutiert wird. Conrad nimmt an, daß es nur einen Erbfaktor »endogene Psychose« gäbe. Von der Persönlichkeit und äußeren Faktoren hänge es ab, ob es zur Psychose des schizophrenen oder manisch-depressiven Formenkreises komme (s. hierzu S. 179).

Bisher werden frühere Erbtheorien relativiert zugunsten der Bedeutung von Umweltfaktoren. Zerbin-Rüdin berichtet in diesem Zusammenhang, daß nunmehr die Hypothese der Polygenie (Beteiligung mehrerer Gene bzw. Genpaare) bei den Erbforschern mehr zur Diskussion stehe, nachdem die ursprünglich angenommene Hypothese vom dominanten Erbgang Hilfshypothesen, wie Manifestationsschwankungen, Nebengene und Umwelteinflüsse, zu Hilfe nehmen mußte.

Die Rolle der Hypothese des Erbfaktors wird unter Berücksichtigung der psychodynamisch orientierten wie der transkulturellen Psychiatrie eingeengt auf die Tatsache, daß eine Veranlagung zur endomorphen Depression und (evtl. manischen) Dekompensation unterstellt wird.

Es ist jedoch noch offen, wieweit diese Veranlagung nicht nur als eingeboren, sondern auch als ererbt anzusehen ist.

Es ist auch gänzlich offen, welche Veranlagung wofür besteht. Veranlagung zur Entgegennahme charakteristischer prägender Umwelteinflüsse mit entsprechender Gemütsansprechbarkeit? Kontaktbereitschaft? Oralität? Stetigkeit? usw.

Wieweit lassen sich veranlagte Persönlichkeitseigenschaften trennen von der Veranlagung zur Psychose, zur endomorph-depressiven Dekompensation?

5 a) These V = These der orthodox-psychoanalytisch orientierten Psychiatrie

Im Fall der reaktiven Auslösung endomorpher Depressionen findet sich eine sinnvolle Beziehung zwischen Situation und Persönlichkeitseigenschaften, die auf eine Reaktivierung der Kindheitsbedrohung durch den Verlust der mütterlichen Liebe zurückzuführen ist:

Die bisher wiederholt beschriebenen psychoanalytischen Ansätze führten trotz ihrer z. T. spekulativen Deutung und trotz vielfach unzureichender Trennung zwischen exomorpher und endomorpher Depression zu eindrucksvollen Persönlichkeitsbeschreibungen. Diese Persönlichkeitsbeschreibungen fanden im amerikanischen Handbuch für Psychiatrie durch Arieti eine zusammenfassende Beschreibung.

Als Repräsentant des nordamerikanischen Schrifttums setzt Arieti die Freudianische Konzeption fort. Er geht davon aus, daß die Persönlichkeiten der an manischen bzw. depressiven Psychosen Erkrankenden die Tendenz besitzen, die Eltern bzw. elterliche Ersatzfiguren zu introjizieren. Als gleichsam zusätzliche Elternfiguren gelten Vaterland und Kirche. Es häufen sich dementsprechend patriotische Gefühle, ausgeprägte Religiosität, Loyalität zu einer politischen Partei u. a. Berufe mit militärischen Karieren seien nicht selten. In jedem Falle findet sich ein ausgesprochener Korpsgeist, ein Zusammengehörigkeitsgefühl mit einer Gruppe, und zwar zur kleinen Einheit der Familie oder zu einer großen Organisation. Mit dieser Verbindung versucht der Betreffende sein Alleinsein zu überwinden.

In vielen Fällen findet sich ein pflichtbewußter Typ, den Riesman als »innerdirected« bezeichnet. Er sei weniger schöpferisch, weil er zu sehr andere imitiere und prinzipiengerichtet sei. In der Übernahme der Prinzipien anderer erscheint er gut angepaßt und nicht gestört. Dennoch sei der Betreffende oft unglücklich und suche einen Gefährten, nicht weil er ihn liebe, sondern weil er ihn brauche. In diesem Sinne fürchte er Trennung. Die Notwendigkeit, es anderen recht zu machen und ihren Erwartungen zu entsprechen, mache ihn unfähig, nach eigenen Wünschen zu leben. In diesem Sinne arbeitet er ständig für andere mit dem Gefühl der eigenen Nichtigkeit. Wenn er sich unglücklich fühlt und nicht wichtig, so klagt er sich selbst dafür an. Er meint, es sei sein Fehler, indem er für andere nicht soviel wert sei. Wenn er versucht, seiner Rolle, die er für Familie und Gesellschaft spielen muß, zu entfliehen, Spontaneität zu entwickeln, eigenen Wünschen nachzugehen, so klage er sich an und habe Schuldgefühle. Er bringt Vorgesetzte, Lehrer u. a. in autoritäre Rollen, wie er die elterliche Autorität erlebt hat. Wenn er ärgerlich wird, weil sie nach seiner Meinung zuviel von ihm erwarten, kann er diesen Ärger nicht ausleben. Diese Autoritäten sind ein Teil von ihm, ein Teil seiner Werte. Er kann nicht ohne sie leben. Er muß sich ihnen unterstellen, muß es ihnen ständig recht tun.

Dieser Persönlichkeitstyp, der nach Arieti und Riesman, Cohen u. a. als pflichtbewußt und aktiv beschrieben wird, sei der angepaßte Typ. Dem stehe der *unangepaßte* Typ gegenüber, der niemals die Enttäuschung des 1. Lebensjahres vergessen habe und unbewußt eine Fortsetzung der Versorgung durch die Mutter erwarte. Diese Typen fordern und erwarten von anderen ständig, seien traurig und fühlen sich verarmt, wenn die anderen ihren Erwartungen nicht entsprechen. Sie seien erwartend und fordernd, aber nicht aggressiv. Sie verlassen sich nicht auf ihre eigenen Anstrengungen, um das zu erhalten, was sie erwarten, sondern sie erwarten es von den anderen. So haben sie nicht das Pflichtbewußtsein entwickelt und seien nicht die hart arbeitenden Persönlichkeiten des soeben beschriebenen Persönlichkeitstyps, der in direkter Linie die Verpflichtungen der Eltern, besonders der Mutter, übernommen habe. Diese Erwartenden, besonders Abhängigen, klammern sich gleichsam an eine Person, besonders an den Ehepartner.

Frauen würden hier häufiger zu finden sein, die gänzlich abhängig von ihren nicht selten viel älteren Ehemännern seien. Dieser Partner hat bei dem abhängigen Typ die Macht, den Patienten glücklich oder unglücklich zu machen, und ist verantwortlich für den Patienten, wenn er verzweifelt ist und sich hilflos fühlt.

Ein dritter Typ der prämorbiden Persönlichkeit bezieht sich auf diejenigen, die später zeitweise oder ausschließlich manisch erkranken. Er sei lebendig, aktiv, herzlich und freundlich. Die Lebhaftigkeit sei jedoch übersozial. Er sei auch an sich mit sich unzufrieden und entfliehe in Aktionen. Er sei nur oberflächlich gegensätzlich zu den oben beschriebenen pflichtgebundenen Individuen. Er entfliehe nicht vor den anderen, sondern vor sich selbst, weil das innere Selbst die anderen inkorporiert habe.

Folgende psychodynamische Mechanismen seien charakteristisch:

α) Die Erwartungen der Eltern werden von dem Betreffenden übernommen.

β) Die Betreffenden wenden sich gegen autoritäre Figuren mit sadistischen Impulsen, die selbstquälerisch, masochistisch abgewehrt werden.

γ) Es kommt zur Verschiebung der Inkorporation auf elterngleiche Figuren, um die Last zu vermindern.

Charakteristisch sei, daß alle drei Typen, d. h. der pflichtbewußt Aktive und Angepaßte, der überwiegend passiv Erwartende wie der zu manischen Psychosen neigende Supersoziale in besonderen Situationen psychotisch, d. h. endomorph-depressiv bzw. manisch, erkranken können. Belastend seien vor allem Verlustsituationen, und zwar α) der Tod einer nahestehenden Person;

β) die Verwirklichung des Fehlens einer wichtigen zwischenmenschlichen Beziehung (Ehepartner u. a.);

γ) ernste Enttäuschungen von einer Arbeit oder Institution, der der Patient sein Leben gewidmet hat.

Alle diese belastenden Situationen haben für den Patienten gemeinsam, daß er den Kampf ums Leben verloren habe, denn sein Lebenszweck sei die Fortsetzung der Liebe der Mutter, die er auf andere Personen und Situationen übertrage. Die belastende gegenwärtige Situation reaktiviere die Kindheitsbedrohung des Verlustes der mütterlichen Liebe.

In einem in den USA gebräuchlichen Diagnosenschema fehlt konsequenterweise der Begriff endogene Psychose bzw. endogene Depression. Es ist demgegenüber nur von »depressive psychotic reaction« die Rede.

5 b) Antithese

Die eingleisige Sicht von der Mutter-Kind-Beziehung im 1. Lebensjahr zur späteren Auslösung endomorpher Depression vernachlässigt sowohl die Fülle persönlichkeitsprägender Faktoren in der Kindheit und Jugend wie den grundsätzlichen Unterschied von Neurose und Psychose bzw. exomorpher und endomorpher Depression:

Es besteht Gemeinsamkeit, daß der zu behandlungsbedürftigen Depressionen Neigende übermäßig auf andere Personen und Aufgaben zentriert ist. Es häufen sich Personen mit ausgeprägter Neigung zu symbiotischen Lebensbeziehungen. Es besteht jedoch der Eindruck, daß im amerikanischen orthodox-psychoanalytisch orientierten Schrifttum die Erfahrungen an neurotischen Depressiven ' mit zuwenig Vorbehalten und mit ungenügender Herausarbeitung der Unterschiede auf diejenigen übertragen werden, die an depressiven bzw. manischen Psychosen erkranken.

Nehmen wir z. B. die Konzeption der Neoanalyse nach Schultz-Hencke für die neurotisch, d. h. exomorph Depressiven. Bei dieser Konzeption wird davon ausgegangen (s. S. 44ff.), daß das Kind im Zusammenhang mit Verboten der Beziehungspersonen im 1. Lebensjahr auf Wunschregungen des Haben-Wollens und Besitzergreifens im späteren Leben mit Furcht reagiert. Es komme zu Angstreflexen und zur Unterdrückung expansiver Impulse. Als direkte Folgen könne es zur Passivität kommen mit zu großer Verzichtbereitschaft und gedrückter Stimmung. Bei eher vitalen Kindern könne es indirekt zur Überkompensation mit überbetontem Pflichtbewußtsein, zu großer Hilfsbereitschaft (hypersozial), evtl. Ersatzbefriedigungen wie Wissenshunger u. a. kommen.

Damit finden sich weitgehend ähnliche Ansätze zur Beschreibung der Persönlichkeiten, wie sie Arieti zusammenfassend auf die Personen, die zu depressiven bzw. manischen Psychosen neigen, übertrug. Wir finden sowohl die aktiv Pflichtbetonten, wie die passiv Erwartenden in beiden Beschrei-

bungen. Der Gesichtspunkt der Erwartungsbereitschaft gegenüber anderen wurde in der Neoanalyse mit dem Begriff der Haltung erfaßt.
Haltung im Sinne des Wirksamseins eines Antriebssprengstückes: Gemeint ist, daß manche neurotische Depressive dazu neigen, sich zwar außerordentlich für andere einzusetzen, und in diesem Sinne nicht fordern können, jedoch durchaus von den anderen ähnliches erwarten. Es wird in diesem Zusammenhang z. B. von Opferhaltung gesprochen. Die Formel lautet: Statt Fordern-Können – erwarten.
Die eingleisige Sicht von der Nahrungszufuhr und der Betreuung durch die Mutter über Verlustängste und Reaktivierung von Verlustängsten im späteren Leben hat ihre Grenzen. Sie akzentuiert zwar mit Recht die übermäßige Bezogenheit der zu behandlungsbedürftigen Depressionen Neigenden auf andere Personen und Aufgaben. Sie akzentuiert auch mit Recht die außerordentliche Verlustempfindlichkeit. Sie schafft aber zuwenig Raum für die außerordentliche Mannigfaltigkeit der Persönlichkeitsentwicklungen, vernachlässigt u. a. die Selbstwertproblematik und sieht zuviel Gemeinsamkeiten, wo der Kliniker, der im Gegensatz zum ambulant tätigen Psychoanalytiker nicht nur viele Neurotiker, d. h. exomorph Depressive, sondern auch viele Patienten mit endomorphen Depressionen sieht, Unterschiede findet. Unterschiede in bezug auf den Zustand der endomorphen Depression gegenüber der exomorphen Depression. Unterschiede auch im Hinblick auf die Persönlichkeiten, die ausschließlich oder überwiegend zu exomorphen behandlungsbedürftigen Depressionen neigen, gegenüber denjenigen, die ausschließlich oder vorwiegend an endomorphen Depressionen erkranken.

6) These VI = These der anthropologisch orientierten Psychiatrie

Es fanden sich zwar charakteristische Persönlichkeitseigenschaften bei den endomorph-depressiv Erkrankenden, die im Typus melancholicus zusammengefaßt wurden; ein evtl. situativ bedingtes Ingangkommen einer Melancholie (endomorphe Depression) ist jedoch nicht als verständlich reaktiv bedingt anzusehen, sondern folgt eigenen Entwicklungsregeln dieses Typs:
Beschäftigt man sich intensiv unter Berücksichtigung psychoanalytischer Aspekte mit der Persönlichkeit der an endomorphen Depressionen Erkrankenden und steht dabei unter dem Eindruck einer großen Zahl von Fällen, so will folgendes erscheinen:
Die an die Konstitutionslehre angelehnte Temperamentenlehre sah die Personen des manisch-depressiven Formenkreises zu unkompliziert. Die nicht klinisch tätigen Psychoanalytiker sahen ihn dagegen zu kompliziert, d. h. zu neurotisch.
Einen wesentlichen Ansatz der Beschreibung der Persönlichkeiten, die an endomorphen Depressionen erkranken, brachten Tellenbach im deutschen sowie unabhängig von ihm Shimoda im japanischen Schrifttum.
Wesentlich ist, daß der von Shimoda wie Tellenbach beschriebene Menschentyp als gegeben hingenommen wird. Es wird sowohl auf die Rückfüh-

rung seiner Wesenseigenschaften unter Berücksichtigung der Kindheitser-
lebnisse weitgehend verzichtet als auch auf den Versuch, situativ bedingte
endomorphe Depressionen mit einer Reproduktion von Kindheitserlebnissen
in Zusammenhang zu bringen, wie es in der psychoanalytischen Literatur
geschieht. Dagegen wird besonders von Tellenbach auf die Hypothese eigener Gesetzmäßigkeiten zurückgegriffen, denen dieser Typus melancholicus
in Auseinandersetzung mit seiner Umgebung unterworfen ist.
Versuchen wir zunächst, die Grundgedanken des Werkes Tellenbachs zur
Erfassung der Persönlichkeiten, die an endomorphen Depressionen erkranken und die Tellenbach zur Konzeption des Typus melancholicus führten,
zusammenzufassen:
1. Die Veranlagung zur sog. endogenen, d. h. in unserem Sinne endomorphen Depression betrifft nicht nur das Körperliche oder das Seelische,
sondern sie umgreift beides. Tellenbach spricht vom Endon. Das Endon ist
»der Grund, aus dem sich die Melancholie in somatischen und psychischen
Erscheinungen abhebt«. Das psychische Erscheinungsbild der Melancholie,
wie Tellenbach die nicht verständliche = endomorphe Depression bezeichnet, wie die eines Tages erforschten und mit ihr einhergehenden körperlichen Vorgänge sind bereits Abkömmlinge der ursprünglichen »endotischen
Abwandlung«. »Wenn man unbedingt in der Melancholie ein Symptom erblicken will, müßte man sie als ein ›Symptom‹ der Abwandlung des Endogenen oder einer Labilität des Endons verstehen; sie für ein Symptom eines
somatischen Vorgangs zu nehmen, entbehrt einer zureichenden empirischen
Begründbarkeit.« »Versuche, das Endogene zu umgehen, daß man es in die
Dimension der somatopsychischen Relation aufgehen läßt, gehen an der
Wirklichkeit der Endogenität vorbei und über das psychophysische Carte-
sianische Dilemma nicht hinaus.« »Wir sehen demgegenüber in den endogenen Psychosen Erscheinungen, die ihren entscheidenden Grund in spezifischen Abwandlungen der Grundgestalt des Menschseins selbst haben und
sich im Spektrum typischer Merkmale äußern.« (Zit. jeweils Tellenbach.) Der
Begriff des Endons umfaßt mehr als den psychischen Anteil der Persönlichkeit und wird von Tellenbach als transsubjektiv und deshalb metapsychologisch bezeichnet. Der Begriff des Endons umgreift ebenfalls mehr als das
Objektive, d. h. mehr als die Körpervorgänge, und wird deshalb von Tellenbach als transobjektiv und deshalb metasomatologisch bezeichnet. Während
z. B. bei einer Gehirnerkrankung ein Symptom auf ein umschriebenes Stö-
rungsfeld hinweise, kommt es zur Bedrohung des Endons, wenn dem
Mensch-sein Weisen zu existieren aufgedrängt werden, nach denen »es
nicht existieren kann, denen es aber auch nicht ausweichen kann«.
»Wenn es gelänge, somatische Befunde bei den endogenen Psychosen
nachzuweisen, so wären in solchen die Auswirkungen der endotischen Abwandlung zu erblicken, wie analog in dem anatomischen Befund etwa einer
heredodegenerativen Systemkrankheit nichts Primäres, sondern das Resultat einer endogen bewirkten Dysontogenese zu erblicken ist« (Tellenbach).
Mit diesen, zunächst nicht leicht verständlichen Formulierungen und Gedankengängen distanziert sich Tellenbach bei den endogenen Psychosen

und damit der Melancholie vom cartesianischen Leib-Seele-Dualismus. Motive werden verstanden – Ursachen erklärt (Jaspers u. a.). Wird dieser methodische Ansatz konsequent auf die Erfassung der sog. endogenen Psychosen übertragen, so gibt es zwei Möglichkeiten:

Für die konsequenten Psychogenetiker werden Zustand der endomorphen Depression und Auslösung verständlich, wenn z. B. angenommen wird, daß Mutterverlustängste wie Fremd- und Selbstaggressionen des 1. Lebensjahres in der depressiven Psychose reaktiviert werden. Wir haben bereits wiederholt zum Ausdruck gebracht, daß zumindest das Erscheinungsbild wie der Verlauf der endomorphen Depression sich dem einfühlenden Verständnis im Sinne des Motivverstehens völlig entziehen. Wir sprechen deshalb von der nicht verständlichen = endomorphen Depression.

Für den konsequenten Somatiker führt der Leib-Seele-Dualismus zu der Auffassung, daß körperliche Vorgänge die Melancholie »schaffen«. Das Wochenbett z. B., die Gehirndurchblutungsstörungen im Alter u. a. führen in diesem Sinne dann zur »Wochenbettdepression«, zur »Involutionsdepression« usw. Es werden bei dieser eingleisigen somatischen Sicht 3 Tatsachen übersehen:

a) Die endogenen Psychosen und damit in unserem Zusammenhang die endomorphen Depressionen sind Erkrankungen des Menschseins mit Persönlichkeitsbewußtsein. Eine tiefstehende Schwachsinnige ist »noch nicht« in der Lage, im Wochenbett melancholisch zu erkranken. Ein hochgradig in seiner Persönlichkeit abgebauter alter Mensch, der nur noch in die Vergangenheit hineinlebt, ist »nicht mehr« in der Lage, endomorph depressiv zu erkranken.

b) Die endomorph-depressive Erkrankung setzt nicht nur Persönlichkeitsbewußtsein und Ich-Bewußtsein voraus, sondern bestimmte Persönlichkeitseigenschaften, deren Verwirklichung in der endomorphen Depression beeinträchtigt oder ganz aufgehoben sind.

c) Tellenbach kommt zu einer Beschreibung dieser Persönlichkeitseigenschaften des Typus melancholicus. Für ihn ist charakteristisch der in fester Ordnung lebende Mensch. Er zeichnet sich aus durch Fleiß, Gewissenhaftigkeit, Pflichtbewußtsein, Solidarität, Treue, Dienstwilligkeit, Hilfsbereitschaft, empfindliches Gewissen.

»Die Ordentlichkeit ist ein konstitutiver Wesensgrundzug des melancholischen Typus« (Tellenbach).

»Der Melancholiker will viel leisten und das Viele regelmäßig.« Tellenbach zitiert in diesem Zusammenhang Freud (1924), der formulierte: »Die früher brave, tüchtige und pflichttreue Frau« habe »mehr Aussicht, an Melancholie zu erkranken, als die Nichtsnutzige«.

Nehmen wir weitere typische Beschreibungen Tellenbachs, der sich auf die Untersuchung zahlreicher klinischer Fälle stützt: »Der Depressive kann nicht allein sein, weil er nicht für sich sein kann.« »Es besteht eine strukturale Sensibilität für Ordnung schlechthin und insbesondere für die Ordnung des Mitseins in der Liebe« (Tellenbach).

»Für den auf melancholische Erkrankung Angelegten ist Geld, der Zufall, ist das Unordentliche der Unfug am Dasein, dem er mit der Kraft prohibitiven Planens unbedingt Widerpart zu bieten sucht« (Tellenbach).
Tellenbach betont, daß es keine Priorität der Stimmung gebe, und weist darauf hin, daß Weitbrecht bei seinen Untersuchungen alle Stimmungslagen vor der depressiv-psychotischen Erkrankung fand. Das heißt, es fanden sich keine Hinweise für eine sichere Häufung bestimmter Stimmungen, entweder ernst depressiver oder heiterer, oder ständiger gereizter Mißgestimmtheit bei denjenigen, die eines Tages endomorph-depressiv erkranken.
Das Ordnungsgefüge des Typus melancholicus versucht Tellenbach mit zwei Begriffen besonders zu erfassen:
a) **Inkludenz:** Gemeint ist das Eingeschlossenwerden oder Sich-Einschließen des depressiven Typus in Grenzen, die er schließlich nicht mehr auf den regelmäßigen Vollzug seiner Ordnungen hin übersteigen kann. Diese Konstellation der Inkludenz stellt sich uns als ein entscheidender pathogenetischer Aspekt der endogen-melancholischen Abwandlung dar (Tellenbach). So sei z. B. in der Situation des Alleinseins das inkludente Moment der Ordnung des Für-andere-Seins geschmälert. Jede Veränderung, so auch jede räumliche Veränderung, berühre, belaste die Konstellation der Inkludenz. Die Inkludenz ist »die Situation der Einschränkung, in welcher der melancholische Typus nicht mehr auf seine Weise des Leistens hin transzendieren kann« (Tellenbach). In dieser Inkludenz fehlt dem Melancholiker »die Elastizität der Freiheit«.
Der räumliche Wandel der Wohnordnung beim Umzug, der lebenssituative Wandel, die Aufgaben etwa mit der Geburt eines neuen Kindes oder etwa bei der Pensionierung belasten die Starre der Inkludenz.
b) **Remanenz:** Gemeint ist das Zurückbleiben hinter den auferlegten Pflichten des zur depressiv-psychotischen Erkrankung Veranlagten. Das Wesentliche eines solchen Zurückbleibens hinter dem Selbstanspruch sind nach Tellenbach Schulden. Schulden gegen das Sein für andere, gegen Forderung an das eigene Leisten, gegen die im Ethischen und Religiösen gesetzten Ordnungen. Im Beruf bedeutet es das »Nicht-Schluß-machen-Können« vor allem bei den Frauen. »Was der Tag bringt, ist unbedingt zu erledigen.« Es komme zur Sensibilität für Schulden jeglicher Art. »Leisten und Schulden sind repräsentative Aspekte dieses Daseins« (Tellenbach). Kommt es z. B. zur Vakuumsituation, die zur sog. Entlastungsdepression führe, so entsteht nach Tellenbach ein »Augenblick der Leere, der in das Schulden der Remanenz führen kann.« Die Zukunft sei noch leer und ohne Aufgabe.
Inkludenz und Remanenz seien entscheidend für den »Augenblick«, in dem die Melancholie entspringt. Das eine ist nicht »ohne das andere«. Das Eingeschränktsein ist auch immer das Zurückbleiben (Tellenbach).
Das Ineinander von auslösender Situation und Persönlichkeitseigenschaften des Typus melancholicus sieht Tellenbach in einer eigenen Sicht des anthropologischen Verstehens. Weder ein Reiz führt zur körperlich erklärbaren, Depression schaffenden Reaktion, noch reagiert irgend jemand melancho-

lisch auf eine Situation. Tellenbach betont, das ganz andere der Melancholie gegenüber der verständlichen depressiven Reaktion, d. h. der endomorphen gegenüber der exomorphen Depression. Er erkennt zwar im Zusammenhang mit dem Ingangkommen der Melancholie durch situative Belastungen ein reaktives Vorstadium an, meint aber dazu, daß die Melancholie ein reaktives Vorstadium habe, besage nicht, daß sie daraus entstanden sei, daß sie also ein Produkt dieser Reaktivität sei.

Es zählt zu den entschiedensten Konsequenzen unserer Untersuchungen, daß es eine »reaktiv entstandene Melancholie nicht gibt« (Tellenbach). Die Erkrankung an endomorpher Depression, im Sinne von Tellenbachs Melancholie, ist also danach stets mehr als nur die Störung eines Körpervorganges, etwa des Katecholaminstoffwechsels im Gehirn, sie ist auch mehr als das Reagieren auf belastende Situationen, sie ist nach Tellenbach die Dekompensation eines zur Melancholie bereiten bestimmten Menschentypus, des Typus melancholicus. Er ist gleichsam eingeschlossen (Inkludenz) in Ordentlichkeit und Pflichtgefühl und Leistenschulden für andere (Remanenz).

Tellenbach berichtet über Shimoda, der unabhängig von ihm in Japan vergleichbare Ansätze zur Beschreibung des endomorph-depressiv erkrankenden Menschentyps fand:

»Die Voraussetzung, an einer präsenilen Melancholie erkranken zu können, ist eine bestimmte Konstitution. Wer dieser Konstitution entbehrt, kann ... nicht an einer Melancholie erkranken« (Shimoda, 1932). Diesen Charakter sieht Shimoda gekennzeichnet durch »eine Neigung, an Gedanken oder Gefühlen haften zu bleiben ... Deshalb kann sich einer mit diesem Charakter nicht eher erleichtert fühlen, bevor er gründlich durchgeführt hat, was er einmal angefangen hat ... Ein positiver Charakterzug, der einen erst dann zufrieden sein läßt, wenn sowohl die Arbeit als auch die eigene Pflicht oder Verantwortung gründlich erledigt sind. Diese Menschen werden stets als vorbildlich, zuverlässig und ernst hochgeschätzt. Wenn sie sich bei irgendeiner Gelegenheit, sei es nun geistiger oder körperlicher Art, überanstrengen, dann bricht die präsenile Melancholie aus.«

In dieser ersten Darlegung Shimodas sind schon nach einer Zusammenfassung von Tellenbach alle wesentlichen Elemente enthalten, die man in seinen späteren Publikationen ausgebaut findet:

a) Die Retentivität des Psychischen (die Shimoda durchaus auch neurophysiologisch – als »Überempfindlichkeitszustand des zentralen Affektapparates« – 1941 – fundiert glaubt), welche das Shuchaku (= sich in Gedanken beharrlich vertiefen oder von etwas Empfundenem besessen sein) dieses Charakters (japanisch = Seikaku) ausmacht; Shimoda (1941) hält den Charakter »für den Erscheinungstyp eines bestimmten Gens«.

b) Die Gegebenheit dieses Charakters als notwendige Voraussetzung, an einer Melancholie erkranken zu können.

c) Die Wesensmerkmale der Gründlichkeit, Zuverlässigkeit, Vorbildlichkeit, die diese Personen in einem so positiven sozialen Aspekt erscheinen laslen.

d) Der Zwang zur Vollkommenheit des Leistens, der stets die Gefahr der Überanstrengung impliziert.

»Damit steht Shimodas Konzeption thematisch in der Nähe der ›Erschöpfungsdepression‹ von Kielholz (1957), wobei aber Shimoda dem Moment der Erschöpfung eine zentrale Bedeutung für die Pathogenese aller manisch-melancholischen Psychosen beimißt.« (Zit. Tellenbach.)

Während im japanischen Schrifttum im wesentlichen ein bestimmter Menschentyp beschrieben wird, der unter bestimmten Bedingungen manisch- bzw. melancholisch-psychotisch erkranken kann, setzt sich Tellenbach mit der Problematik der »Auslösung« der Melancholien auseinander und kommt zu einer eigenen Konzeption anthropologischen Verstehens.

Melancholisch erkrankt der ganze Mensch in seiner leib-seelischen Einheit. Sofern er im Zusammenhang mit einer äußeren Situation erkrankt, besteht hier nicht das Verhältnis zwischen Reiz und Reaktion. Er erlebt nicht eine Situation wie ein passiv Hinnehmender, sondern die Situation wird gelebt. Das Reiz-Reaktions-Schema mag seine Gültigkeit bei der Auslösung etwa eines Reflexes haben, es umgreift nicht das Ineinander zwischen äußerer Situation und innerem Erleben, zwischen äußerem Schicksal und innerem Schicksal. Dieses Ineinander zwischen äußerer Situation und innerer Situation ist daher mit Tellenbach bei der evtl. »Auslösung« einer Melancholie nur einer eigenen Begriffssprache zugänglich. Gemeint ist die Begriffssprache der verstehenden Anthropologie, die den ganzen Menschen umgreift. Sie geht weiter als die verstehende Psychologie, die das Reagieren eines Menschen auf eine Situation auf verständliche Motive zurückführt.

Sie überschreitet auch den methodischen Ansatz des Erklärens, der etwa eine Melancholie auf krankhafte Körpervorgänge zurückführt und naturwissenschaftlich erklärt.

Auf den Typus melancholicus angewandt gibt es »Grundsituationen, die darin übereinstimmen, daß der Typus durch einen bestimmten Modus des Ordnung-Habens und In-Ordnung-Seins gekennzeichnet ist«. Die »gelebte Situation« des Typus melancholicus ist zu verstehen aus der Ordnungsbestimmtheit der Situation; »das Sich-nicht-anpassen-Können war schon immer die spezifische depressive Situation.« »Ihre prädepressive Ausformung ist in gewissem Sinn nichts anderes als ein Deutlichwerden dieser unter dem Phänomen der starren Ordentlichkeit begriffenen typischen Struktur.«

Bei der ganzheitlichen Erfassung dieser anthropologischen Betrachtungsweise geht z. B. eine Umzugsdepression »nicht als Erlebtes aus dem Erleben hervor«. Es wird der melancholisch Erkrankende durch den Umzug aus »Ordnungen herausgerissen«.

Tellenbach argumentiert, daß die Patienten zwar wissen, daß der Umzug eine Rolle spielte, sie wissen aber nicht, inwiefern diese Rolle von Bedeutung war und weshalb sie alles so anstrengte. Man müsse den Umzug als Situation nehmen und sich um die Analyse des Situationswandels bemühen, der mit dem Umzug einsetzte. Diejenigen, die mit dem Umzug melancholisch erkranken, zeigen eine »Unfähigkeit, die Grenzen zu übersteigen, die sich aus dem

Festgelegtsein in und Festgehaltenwerden von einer spezifischen Wohnordnung aufrichten«. Tellenbach wendet sich gegen die Methodik des Motivverstehens, indem er sagt: »Daß aber ein Motiv für das Ingangkommen einer Depression pathogenetisch verantwortlich wäre, läßt sich nicht einmal mit zureichenden Gründen von der ›reaktiven Depression‹ behaupten, viel weniger von einer endogenen Melancholie.« Es besteht eine vergleichbare Erkrankungsmöglichkeit z. B. beim Berufswechsel, denn »der depressive Mann räumt sich im Beruf ein, und zwar in solche Berufe, die ihm eine höchstmögliche Einordnung gestatten«. Es besteht die »gefährliche Möglichkeit beim Mann, beim Wechsel von eingeordneter beruflicher Situation zum sogenannten freien Beruf«.

Beim Kranksein oder bei der Pensionierung z. B. (Pensionierungsbankrott) werde das »Tätig- und Tüchtigsein des melancholischen Typus« und damit »eine entscheidende Seite seiner Selbstverwirklichung« betroffen.

Wenn Tellenbach bei 9 von 121 von ihm im Anschluß an die Melancholie nachexplorierten Patienten eine Zerebralsklerose sowie bei 16 dieser 121 Patienten einen Hochdruck feststellte, so wird auf die eingeschränkte Möglichkeit zur Selbstverwirklichung durch eingeschränkte Verfügbarkeit der Werkzeuge im Alter wie beim Kranksein hingewiesen.

Bei der sog. Erschöpfungsdepression (Kielholz) läßt die Leistung nach, aber die Aufgabe wächst. Der Betroffene will nicht schuldig sein. Er unterliegt der »Ordnung des Pflichtens«. Ungewichtiges kann nicht zurückgestellt werden.

Die in der Struktur des Typus melancholicus begründeten Tendenzen verselbständigen sich in der prädepressiven Situation, daß daraus der endokinetische Vorgang des Überschwingens »in die Melancholie auch in die Contradictio des Menschen resultiert« (Tellenbach). Es komme nicht zur »Auslösung einer Psychose, wie einer Bombe, die bereit liegt. Viel sachnäher liegt die Provokation, der Anruf an eine krankmachende Plastizität der Natur, deren Antwort die Psychose ist.« »Beides muß dasein: Die provozierende Konstellation und das, was sich provozieren läßt. Die endokinetische Abwandelbarkeit des Lebensgeschehens, welche die Melancholie aus sich entläßt; das heißt: Nicht nur das psychopathologisch faßbare Syndrom und nicht nur das ›Welkwerden des Leibes‹, sondern auch die (eines Tages) somatologisch faßbaren Stoffwechselvorgänge, die in der Endokinese ihren Anfang nehmen – ebenso wie die Entwicklung der Keimdrüsen in der Endokinese der Reifung ihren Ursprung hat.«

»Prädepressive Situation und Endokinese sind sich gegenseitig fordernde Seinsweisen melancholischen Daseins an der Schwelle der Psychose.« Beide Typen, die situationsgebundene wie die nicht situationsgebundene Melancholie entspringen im »Augenblick« der endokinetischen Abwandlung. Der Unterschied liegt zunächst nur darin, »ob dies durch eine endotrope Konstellation der Situation bewirkt wird, wie in der übergroßen Mehrzahl unserer Fälle – oder ob sie aus einer autochthonen Selbstbewegung, einer Idiokinese des Endon entspringt, wie wir es in allen den Fällen annehmen müssen, in denen eine vergleichbar strenge Periodik vorliegt, sowie vor allem bei den bipolaren Zyklothymien.«

Bei den beiden Typen endogener Melancholie zeugt im einen Fall die »spezifische Situation eine endokinetische Abwandlung, im anderen Fall die Endokinese eine Abwandlung der Situation, die depressive Situation wird.«
Als in diesem Sinne situativ gebundene Melancholien sieht Tellenbach die »neurotische, nosogene, klimakterische, involutive, Erschöpfungs-, Entlastungs-, Entwurzelungsdepression sowie den weitaus überwiegenden Teil der zyklothymen Depressionen.«
Zusammenfassend kommt Tellenbach zu folgender Gliederung der Melancholien, d. h. der endomorphen Depressionen in unserem Sinne:
a) Situationsunspezifische Melancholien – periodische, monopolare und bipolare.
b) Präschizophrene Melancholien.
c) Fehlreifungsmelancholien – klimakterische, Involutions-, senile Melancholien.
d) Gestationsmelancholien – im Umkreis von Zyklus und Partus.
e) Nosogene Melancholien – bei Hochdruck, Zerebralsklerose, Hirnkrankheiten u. a.
f) Fehlhaltungsmelancholien – neurotische Depressionen.
g) Diskrepanzmelancholien – Erschöpfungsdepression (Kielholz, 1957), Entlastungsdepression (Schulte), Entwurzelungsdepression (Bürger-Prinz), Umzugsdepression (Lange) u. a.

7) These VII

Ansatz zur Synthese klinisch-psychiatrischer und psychodynamischer Gesichtspunkte, anlagebetonter Querschnittsbetrachtung und entwicklungsbetonter Längsschnittsbetrachtung. Synthese der Methodik des Motivverstehens, des psychoanalytischen Deutens, der ganzheitlichen und anthropologischen Betrachtung und des naturwissenschaftlichen Erklärens bei endomorphen Depressionen:
Mit dem ganzheitlich-anthropologischen Ansatz Tellenbachs wird das Ineinander zwischen Erkrankendem und Erkrankung, zwischen Persönlichkeit und auslösender Situation auch aus klinisch-psychiatrischer Sicht in den Mittelpunkt gerückt, wie dies bis dahin nur durch die psychoanalytisch orientierte Forschungsrichtung, beginnend mit Freud, geschehen war.
Es ist der Zeitpunkt gekommen, Schritte von der These über die Antithese zur Synthese zu unternehmen. Dies ist um so dringlicher, als noch heute von einzelnen klinischen Psychiatern auf ein Depressionsschema Bezug genommen wird, das die Tradition der Antike fortsetzt und zu akzentuiert genetisch orientiert ist. So kommt es z. B. zu folgender nosologischer Einordnung der Depressionszustände:
a) Organische Depressionen, symptomatische Depressionen – **somatogene Depressionen**.
b) Schizophrene Depressionen, zyklische Depressionen, periodische Depressionen, Spätdepressionen – **endogene Depressionen**.

c) Neurotische Depressionen, Erschöpfungsdepressionen, reaktive Depressionen – **psychogene Depressionen** (Hippius, Kielholz u. a.).
Kielholz sagt zu diesem Schema: »Ganz allgemein gilt der Grundsatz, daß die nosologische Diagnose für die Indikation zur Psychopharmakotherapie und Psychotherapie ausschlaggebend ist, während von den phänomenologischen Aspekten der depressiven Zustandsbilder die Wahl der einzusetzenden Antidepressiva abhängt.«
Unser Anliegen ist, demgegenüber in den Mittelpunkt zu rücken, daß eine Einteilung nach den Gesichtspunkten psychogen, endogen, somatogen auch bei Beachtung der multifaktoriellen Genese unbedeutend ist gegenüber der Frage: Findet sich dieser depressive Zustand im Bereich des Verständlichen und damit ausschließlich psychotherapeutisch Angehbaren, oder ist hier eine Persönlichkeit im Sinne der nicht verständlichen = endomorphen Depression dekompensiert, so daß nunmehr körperliche Behandlungsverfahren, wie besonders mit Antidepressiva, in der Behandlung den Vorrang haben?
Finden sich Persönlichkeitseigenschaften, die allen an behandlungsbedürftigen depressiven Verstimmungen Erkrankenden gemeinsam sind?
Finden sich darüber hinaus Hinweise für Persönlichkeitseigenschaften bei denjenigen, bei denen sich die depressive Verstimmung der Verständlichkeit entzieht?
Nachdem wir zunächst den grundsätzlichen Unterschied zwischen endomorph-depressivem Zustand und exomorph-depressivem Zustand herausgestellt hatten, wurde versucht, am Beispiel einiger Fallbeschreibungen deutlich zu machen, welche Persönlichkeitseigenschaften sich bei denjenigen häufen, die ausschließlich oder vorwiegend exomorph-depressiv dekompensieren, gegenüber denjenigen, die auch oder vorwiegend mit einer endomorphen Depression behandlungsbedürftig werden. Von ihnen ausgehend gibt es u. E. Übergänge zu denjenigen, die ausschließlich endomorph-depressiv erkranken.
Bevor wir auf eigenes statistisches Material kommen, bei dem wir bei 770 Patienten, die wegen depressiver Verstimmungen zur stationären Aufnahme kamen, Berufsstand, Familienstand und Alter berücksichtigen wie bei 346 Patienten spezielle Gesichtspunkte der Ordentlichkeit und der Kontaktfähigkeit zahlenmäßig erfassen, seien einige Fallbeschreibungen vorangestellt. Diese Fallbeschreibungen sollen vor allem denjenigen zur Veranschaulichung dienen, die nicht ständig als klinische Psychiater bzw. als niedergelassene Nervenärzte mit dem Problem der endomorphen Depressionen konfrontiert sind.
Zur Veranschaulichung haben wir die Patienten gebeten, sobald sie nach der Aufnahme in die Klinik dazu in der Lage waren, das zu malen, was sie bewegte. Dabei zeigte sich immer wieder, daß sie in den ersten 1–2 Wochen nach der Aufnahme im Stadium des Sich-nicht-verwirklichen-Könnens auch dementsprechend nicht malfähig waren. Sobald ihr endomorph-depressiver Zustand durch die Antidepressiva kompensiert war, malten sie ihre Bilder, die wir in jeder Woche im Gruppengespräch zur Diskussion stellten.

Es handelt sich um eine 54 Jahre alte, verheiratete Hausfrau, die ihren Haushalt sehr exakt und ordentlich führte. Sie galt stets als heiter und gesellig. Neben ihrem Haushalt war sie viele Jahre an führender Stelle in ihrer Gemeinde tätig. Sie stammt aus einer Beamtenfamilie, in der sowohl der Vater wie die Mutter ein Amt leiteten. Die einzige Tochter gilt als zielstrebige Volksschullehrerin. Mit ihrem Ehemann lebt sie seit mehr als 20 Jahren in glücklicher Ehe. In den letzten 5 Jahren war sie wiederholt ambulant in nervenärztlicher Behandlung wegen zeitweiser Schlafstörungen, Nachlassen der Arbeitsenergie und Lebensfreude.

Ein erster stationärer Aufenthalt wurde im vergangenen Jahr notwendig, nachdem sie unmittelbar nach einer Urlaubsreise derart endomorph-depressiv dekompensierte, daß sie zu Hause nicht mehr zurechtkam. Sie klagte über ausgeprägte Schlafstörungen, hatte, wie auch bei vorhergehenden leichten Verstimmungen, einen unguten Geschmack im Munde. Sie fühlte sich müde und nicht leistungsfähig. Die Stimme sei heiser. Sie konnte schließlich überhaupt nichts mehr tun. Abends ging es sowohl mit der Stimmung wie mit der Leistungsfähigkeit etwas besser. Nach 6wöchiger stationärer Behandlung wurde sie gut gebessert entlassen. Vier Monate später kam es erneut zu einer mehrwöchigen depressiven Verstimmung, nach der es ihr dann bis zum Beginn dieses Jahres blendend gegangen sei. Sie erkrankte mit völlig gleicher Symptomatik und mußte 2 Monate stationär behandelt werden. Innerhalb von 2 Monaten kam es zu einer völligen Kompensation der endomorph-depressiven Symptomatik, so daß die Patientin nicht nur gut gestimmt entlassen werden konnte, sondern 3 Wochen nach der Entlassung gemeinsam mit ihrem Mann einen 3wöchigen Urlaub genoß, bis 2 Tage vor Urlaubsende wieder Schlaflosigkeit einsetzte. Wiederum kam es zu Übelkeit, Lustlosigkeit, Konzentrationsschwäche, Leistungsunfähigkeit, abendlicher Besserung und auch Suizidgedanken.

Wenn die Patientin auch keinen Zusammenhang sah zwischen dem Urlaubsende und der erneuten Dekompensation in endomorphe Depression, so ist dieses mangelnde Verständnis für Zusammenhänge doch durchaus vordergründig. Vordergründig, weil es sowohl den Angehörigen wie den Patienten schwerfällt, einen nicht mehr verständlichen depressiven Zustand in verständlichen Zusammenhang mit Situationen zu bringen. Vordergründig, weil häufig Verdrängungsmechanismen eine Rolle spielen, denn es paßt nicht zur pflichtbetonten Persönlichkeit, daß man »nur« wegen des Situationswechsels, der sich mit dem Urlaubsende ergibt, leistungsunfähig wird. Schon gar nicht leistungsunfähig, wenn man nicht körperlich krank ist. Dem kommen in diesem Falle die leiblich erlebte Schwäche und die geklagte Übelkeit entlastend entgegen.

Die Patientin ist in der 1. Behandlungswoche ihrem Zustand entsprechend zu keinerlei Tätigkeiten fähig, dementsprechend auch nicht malfähig. Sie wird mit Antidepressiva behandelt. In der 2. Behandlungswoche, während sich ihr Zustand deutlich gebessert hat, malt sie dann und sagt zu dem Bild: »In unserem Urlaubsquartier hatten unsere Gastgeber ein großes Aquarium. Ich konnte jeden Tag die Fische beobachten, hatte meine Freude daran. Es war alles so heiter und gelöst, daher mein großer Wunsch: Ich möchte mich bald wieder so fühlen wie der Fisch im Wasser.« Unter weiterer medikamentöser Behandlung kam es dann in wenigen Wochen zur völligen Wiederherstellung ihrer Gesundheit. In der 5. Behandlungswoche malt sie das folgende Bild und sagt dazu: »Ein Wochenendhaus an einem See bedeutet für mich Ruhe, Freude und Entspannung. In einem Schwimmbad bzw. öffentlichen Strandbad lassen viele Menschen ihr Radio plärren und die Kinder laufen herum, so daß von einer Erholung keine Rede sein kann. Daher mein Wunsch: Ein eigenes Wochenendhaus an einem See.« (Abb. 8 u. 9, S. 106.) Damit bringt die Patientin immer noch den Wunsch nach Ausspannung zum Ausdruck und fühlt sich innerlich noch nicht ganz gelöst. Vier Wochen später wurde die Patientin frei von depressiven Verstimmungen mit voller Leistungsfähigkeit nach Hause entlassen. Sie wurde nun seit $2^1/_2$ Jahren nicht wieder aufgenommen.

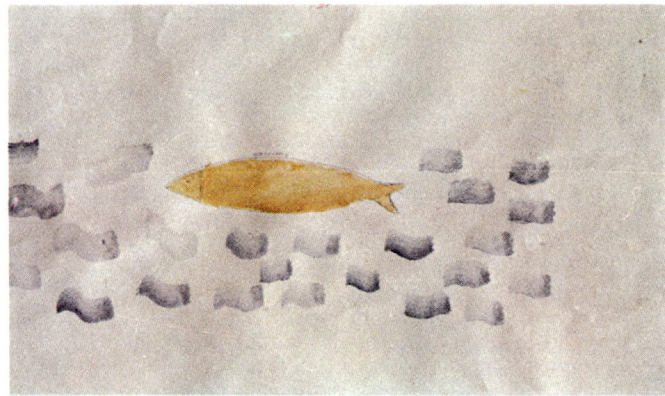

Abb. 8   54 J. alte Patientin, verh.; endomorphe Depression: Subjektive Bewertungsnote: 4. »In
unserem Urlaubsquartier hatten unsere Gastgeber ein großes Aquarium. Ich konnte
jeden Tag die Fische beobachten und hatte meine Freude daran. Es war alles so heiter
und gelöst. Daher mein großer Wunsch: Mich bald so wohl zu fühlen wie der Fisch im
Wasser.« (s. S. 105).

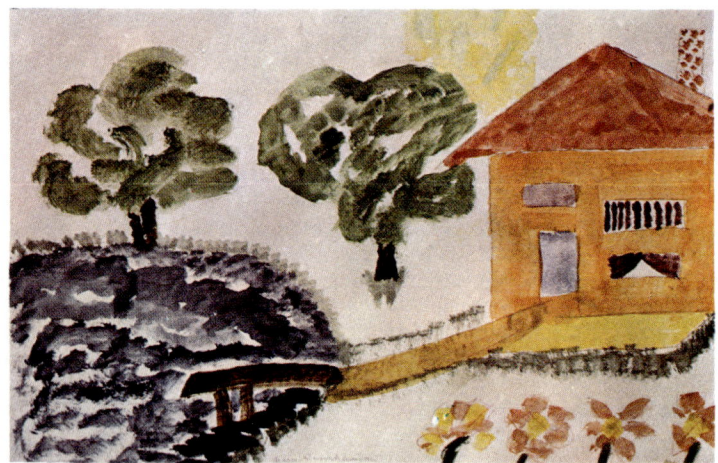

Abb. 9   Gleiche Patientin (s. Abb. 8). Subjektive Bewertungsnote: 2. »Ein Wochenendhaus an
einem See bedeutet für mich Ruhe, Freude und Entspannung. In einem Schwimmbad
bzw. öffentlichen Strandbad lassen viele Menschen ihr Radio plärren und die Kinder
laufen herum, so daß von Erholung keine Rede sein kann. Daher mein Wunsch: Ein
eigenes Wochenendhaus am See.«

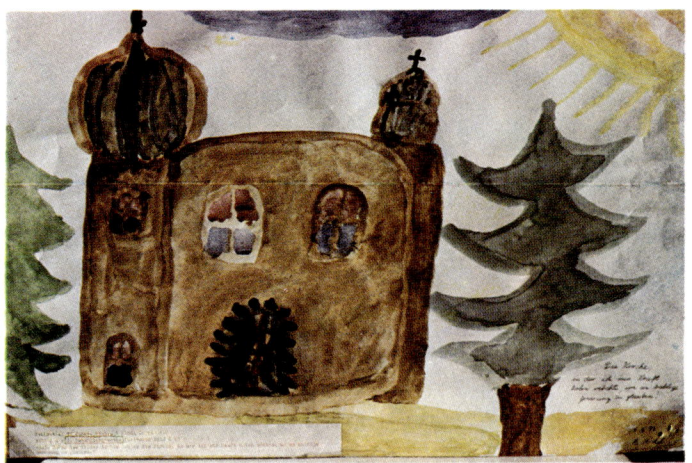

Abb. 10   37 J. alte Patientin, verh., ein Kind, endomorphe Depression: »Beim Malen dieses Bildes dachte ich an die Kirche, in der ich mir Kraft holen möchte, um an baldige Genesung zu glauben.« (s. S. 108).

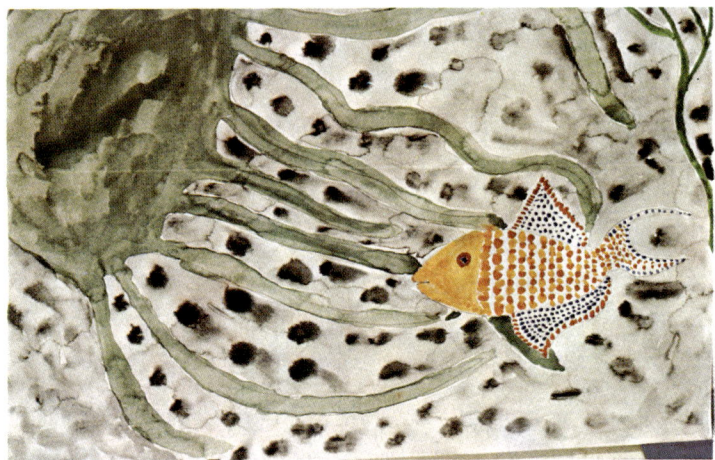

Abb. 11   30 J. alte Patientin, verh., 2 Kinder, endomorphe Depression: »Das giftgrüne mehr-armige Ungeheuer lauert dem Fisch auf. Noch tummelt sich der muntere Fisch im Wasser. Umklammern ihn aber erst die Quallenarme, kann er sich ohne Hilfe nicht mehr befreien. – Der Fisch steht symbolisch für meine Person. Lebensbejahend, hohe Ziele anstrebend, so war ich als heranwachsendes Mädchen. Da umklammerte mich die Depression (Qualle), ließ mich nicht mehr los und nahm mir die Möglichkeit, mich zu verwirklichen. Ohne fremde Hilfe bin ich ausgeliefert, führt kein Weg aus dem Dunkel. Die schwarzen Flecken konkretisieren das Gespenstische der Situation.« (s. S. 108).

37 Jahre alte, verheiratete Hausfrau mit einem 8jährigen Sohn. Die Patientin lebt in guter Ehe. Sie leidet erheblich unter Streitigkeiten mit der Schwiegermutter, die im gleichen Haus wohnt. Vor 6 Monaten traten Schlafstörungen auf. Beim geringsten Lärm wachte sie nachts auf und konnte nicht mehr einschlafen. Seit 4 Wochen (vor der Aufnahme) fiel ihr die Hausarbeit schwer, bis sie 2 Wochen später ihren Haushalt, den sie sonst stets sehr ordentlich versorgt hatte, überhaupt nicht mehr versorgen konnte. Schließlich lag sie ständig im Bett, hatte für nichts mehr Interesse und litt ganz besonders darunter, daß sie nicht einmal für ihren 8jährigen Sohn sorgen konnte. Es traten Suizidideen auf, doch habe sie sich nicht umgebracht, obwohl sie schon öfters daran gedacht habe, weil sie sehr religiös und verantwortungsbewußt gegenüber ihrer Familie sei. In der 1. Behandlungswoche war die Patientin völlig apathisch, konnte sich nicht konzentrieren und war dementsprechend nicht malfähig. Sie erhielt antidepressive Medikamente. Bereits in der 2. Behandlungswoche hatte sich der Zustand deutlich gebessert, sie malt ein Bild (Abb. 10, S. 107) und sagt dazu: »Beim Malen des Bildes dachte ich an die Kirche, in der ich mir Kraft holen möchte, um an baldige Genesung zu glauben.« Unter dem weiteren Einfluß der Behandlung kommt es zu einer völligen Wiederherstellung des Zustandes, so daß sie wenige Wochen danach wieder ein Bild (nicht abgebildet) malt, kurz vor der Entlassung, und dazu sagt: »Ich fühle mich wieder vollkommen in Ordnung und gesund. Das Bild stellt dar, was ich mir für den Urlaub ersehne: Sonne, Wasser und eine schöne Landschaft. Ich wünsche mir, daß ich in 3 Wochen mit meiner Familie in Urlaub gehen kann.« Die Patientin wurde vor 2 Jahren aus der stationären Behandlung entlassen.

Eine 30 Jahre alte, verheiratete Patientin. 2 Kinder, leidet seit mehreren Jahren an wiederholt auftretenden endomorphen Depressionen. Schon als junges Mädchen war sie sehr gewissenhaft und ehrgeizig. Sie malt ihre endomorphe Depression als giftgrünes Ungeheuer und sagt zu dem Bild (Abb. 11, S. 107): »Das giftgrüne mehrarmige Ungeheuer lauert dem Fisch auf. Noch tummelt sich der muntere Fisch im Wasser. Umklammern ihn aber erst die Quallenarme, kann er sich ohne fremde Hilfe nicht mehr befreien.
Der Fisch steht symbolisch für meine Person. Lebensbejahend, hohe Ziele anstrebend, so war ich als heranwachsendes Mädchen. Da umklammerte mich die Depression (Qualle), ließ mich nicht mehr los und nahm mir die Möglichkeit, mich zu verwirklichen. Ohne fremde Hilfe bin ich ausgeliefert, führt kein Weg aus dem Dunkel. Die schwarzen Flecken konkretisieren das Gespenstische der Situation.«

52 Jahre alte, verheiratete Hausfrau, die seit 32 Jahren gut verheiratet ist. Der Ehemann ist ein sehr um seine Frau besorgter, erfolgreicher Kaufmann. Er hielt die bereits in einer anderen Nervenklinik eingeleitete stationäre Behandlung nicht für ausreichend und veranlaßte trotz eines bestehenden schweren depressiven Stupors die Verlegung der Patientin in unsere Klinik.
Die stets pflichtbewußte Hausfrau erkrankte 5 Wochen vor der Aufnahme in stationäre Behandlung. Der Ehemann führte es darauf zurück, daß der behandelnde Arzt die Hormonspritzen abgesetzt habe, die die Patientin seit 2 Jahren auf gynäkologische Anordnung erhielt. Es setzten zunächst Schlafstörungen ein, so daß die Patientin durch den Hausarzt, den sie regelmäßig aufsuchte, Schlafmittel verordnet erhielt. Dennoch sei sie nachts schlaflos gewesen und habe oft im Bett gesessen. Schließlich blieb die Patientin am Tage im Bett liegen und konnte nichts mehr tun. Sie schien völlig apathisch, äußerte, sie habe nichts mehr anzuziehen und habe kein Geld mehr. Sie isolierte sich. Einmal sagte sie zu ihrem Schwiegersohn: »Du mußt uns alle erschießen, wir gehen alle zugrunde.« Als einmal die Tochter mit ihrem kleinen Kind, das die Patientin noch nicht gesehen hatte, zu Besuch kam, habe sie den Kopf von ihrem Enkel abgewandt und nicht die geringste Notiz von ihm genommen. Sie wurde dann in eine Nervenklinik eingewiesen und mit Antidepressiva behandelt. Vorübergehend trat für einige Tage hohes Fieber auf. Da, wie erwähnt, der Ehemann mit der dortigen Behandlung nicht einverstanden war, verlegten sie die Patientin zu uns. Die Patientin war bei der Aufnahme derartig gehemmt, daß der aufnehmende Arzt die Verdachtsdiagnose auf eine akute schizophrene Katatonie äußerte. Sie lag mehrere Tage im Bett und antwortete nur auf wiederholte Fragen. Unter dem Einfluß der Behandlung mit Antidepressiva besserte sich ihr Zustand schon innerhalb der 1. Woche, so daß sie schon in der 2. Behandlungswoche mit groben Strichen ein Bild malt und dazu sagt: »Mein geheimer Wunsch: Ich wäre gerne in Urlaub gefahren und hätte mit den Kindern schöne Tage verlebt.

Das Bild stellt ein Zeltlager dar. Desgleichen freue ich mich über meinen kleinen Enkel und daß ich bald nach Hause kann.« (Abb. 12, S. 110).
Dann aber erst kommt es zur wesentlichen Besserung. Die Patientin wird aufgeschlossen. Sie malt in der 4. Behandlungswoche und sagt zu dem Bild: »Ich habe mir bei diesem Bild meine Jugendzeit vorgestellt. Wir wohnten an einem See. Dort war immer viel Geflügel drauf. Die Enten sind wie wir Menschen. Wenn die kleinen groß sind, dann läßt bei den Alten die Willenskraft nach und so stelle ich mir das auch mit uns Menschen vor.« (Abb. 13, S. 110).
Die Patientin wurde nach 6wöchiger stationärer Behandlung entlassen.

64 Jahre alte, mit einem Landwirt verheiratete Hausfrau. 3 Kinder. Eine verheiratete Tochter wohnt im gleichen Haus. Patientin arbeitete noch trotz ihres Alters fleißig in der Landwirtschaft neben der Versorgung ihres Hauses. Stets galt sie als sehr gewissenhafte Mutter und Hausfrau. Sie litt darunter, daß mit zunehmendem Alter Beschwerden beim Geschlechtsverkehr eintraten. Sie sei mit Erfolg wegen dieser Beschwerden mit Hormonspritzen behandelt worden. Doch setzten 3 Monate vor der stationären Aufnahme in unsere Klinik Blasenbeschwerden ein, die von einem Urologen auf eine Blasenentzündung zurückgeführt wurden. Kurze Zeit später konnte sie nicht mehr schlafen und habe stark an Gewicht abgenommen. Sie hatte nur einen geringen Appetit. Die Arbeit strengte sie sehr an. Beim Laufen sei sie ganz schwach in den Beinen gewesen. Die Lebensfreude ließ nach. In den letzten 6 Wochen vor der Aufnahme in die Klinik kam es nicht mehr zu sexuellen Beziehungen. Sie jammerte wegen ihrer geringen Leistungsfähigkeit und machte sich Gedanken, weil sie die viele Arbeit in der Landwirtschaft nicht mehr schaffen konnte. Die Angehörigen waren ratlos. Sie äußerte Lebensüberdrußideen und sagte, daß sie sich das Leben genommen hätte, wenn sie gewußt hätte, wie sie es hätte tun sollen. Sie plagte sich mit Selbstvorwürfen, daß sie zu viele Tabletten wegen Schlafstörungen eingenommen habe. Der sehr besorgte Mann und ihre verheirateten Kinder versuchten, sie zu beruhigen. Als sie schließlich auch nicht mehr kochen konnte, wurde sie in die Klinik eingewiesen. Sie klagte jammernd über Konzentrationsstörungen und äußerte immer wieder Selbstvorwürfe, daß sie selbst durch die übermäßige Tabletteneinnahme schuld an ihrer Erkrankung und ihrer Leistungsunfähigkeit sei.
Sie wurde 2 Monate nach der Aufnahme gut gebessert entlassen, erkrankte jedoch weitere 2 Monate später an einer Gürtelrose im Gesicht. Unmittelbar danach ging es mit ihr ständig abwärts. Die Leistungsfähigkeit ließ wieder nach, und gleichzeitig traten erneut Schlafstörungen auf. Besonders morgens fühlte sie sich schwach. Vorübergehende Besserung, danach wieder völlige Leistungsunfähigkeit. Sie sagte wiederholt, es sei das beste, wenn sie tot wäre. Wiederum traten Selbstvorwürfe auf, und eine erneute stationäre Einweisung wurde erforderlich. Im 1. Behandlungsmonat war die Patientin noch sehr deutlich depressiv und nicht in der Lage, irgend etwas zu leisten. Erst in der 10. Behandlungswoche hatte sich ihr Zustand deutlich gebessert, so daß sie nunmehr auch ein Bild malte und folgendes zu dem Bild sagte: »Das Bild, und wie es zustande kam, ist mir selbst ein Rätsel. Vielleicht stellt die zweifarbige Kugel in der Mitte meine Person dar, die von der Krankheit umschlossen ist.« (Abb. 14, S. 111.)
Es kam allmählich zur weiteren Besserung, so daß sie dann einige Wochen später zu einem gemalten Bild, auf dem mehrere freie, nicht umschlossene »Kugeln« dargestellt sind, sagte: »Langsam bekomme ich wieder Hoffnung, daß ich gesund werde. Ich kann mich auch wieder über ganz banale Dinge freuen und brauche nicht ständig nachzugrübeln. Wenn es so weiter mit mir aufwärts geht, kann ich sicherlich bald die Klinik wieder verlassen.« In wesentlich gebessertem Zustand wurde die Patientin 4 Monate nach der zweiten Aufnahme in ambulante Weiterbehandlung entlassen (Abb. 15, S. 111).

41 Jahre alt, verheiratet, 4 Kinder, Berufsoffizier. Vor 10 Jahren erstmals krankhafte Depression mit Schlafstörungen und Depressionen. In den folgenden Jahren wiederholt krankhafte Depressionen, die jedoch noch nicht erkannt wurden. Im Mai diesen Jahres begann wiederum eine endomorphe Depression mit Schlafstörungen. Die Arbeit sei ihm schwergefallen. Grübelte über Kleinigkeiten. Abends ging es ihm besser. Litt unter Selbstvorwürfen. Wollte gerne arbeiten, konnte aber nicht. Hatte ernsthafte Selbstmordgedanken. Wollte sich aufhängen. War derart schwermütig, daß er auch nicht mehr weinen konnte. Fühlte sich ratlos und hilflos. Litt besonders darunter, daß weder die Familie noch seine Mitarbeiter seinen Zustand verstehen konnten, wie er ihn selbst ja auch nicht verstehen konnte. Die Mutter des Patienten litt auch an Depres-

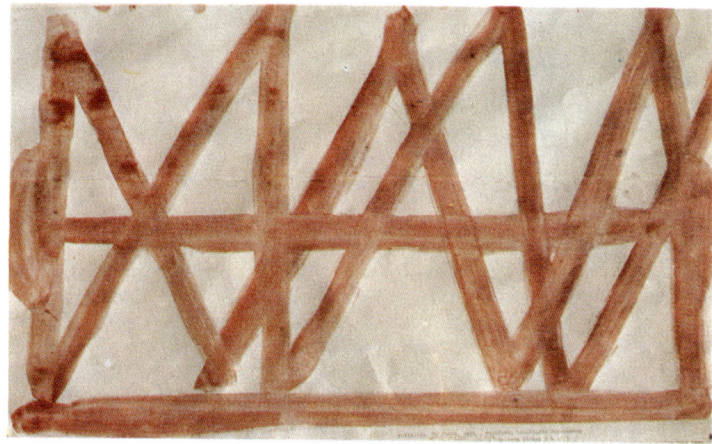

Abb. 12   52 J. alte Patientin, verh., Hausfrau; endomorphe Depression: »Mein geheimer
Wunsch: Ich wäre gern in Urlaub gefahren und hätte mit den Kindern schöne Tage ver-
lebt. Das Bild stellt ein Zeltlager dar. Desgleichen freue ich mich über meinen kleinen
Enkel und daß ich bald nach Hause kann.« Subjektive Bewertungsnote: 5. (s. S. 109).

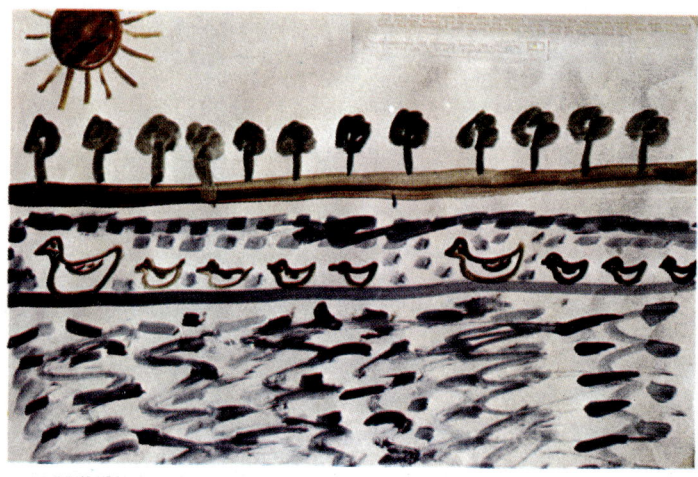

Abb. 13   Gleiche Patientin (s. Abb. 12): »Ich habe mir bei diesem Bild meine Jugendzeit vorgestellt. Wir wohnten an einem See. Dort war immer viel Geflügel drauf. Die Enten sind
wie wir Menschen. Wenn die Kleinen groß sind, dann läßt bei den Alten die Willenskraft nach, und so stelle ich mir das auch mit uns Menschen vor.« Subjektive Bewertungsnote: 4.

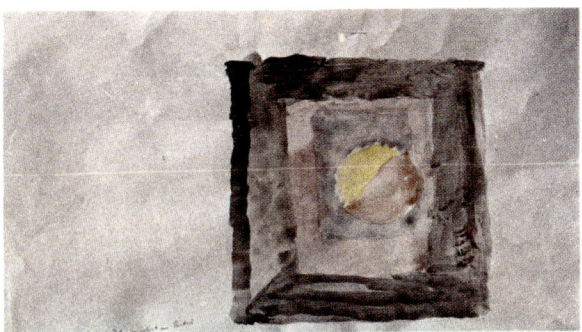

Abb. 14   64 J. alte Patientin, verh., Hausfrau, 2 Kinder; endomorphe Depression: »Das Bild und
wie es zustande kam, ist mir selbst ein Rätsel. Vielleicht stellt die zweifarbige Kugel in
der Mitte meine Person dar, die von der Krankheit umschlossen ist.« Subjektive Bewertungsnote: 5. (s. S. 109).

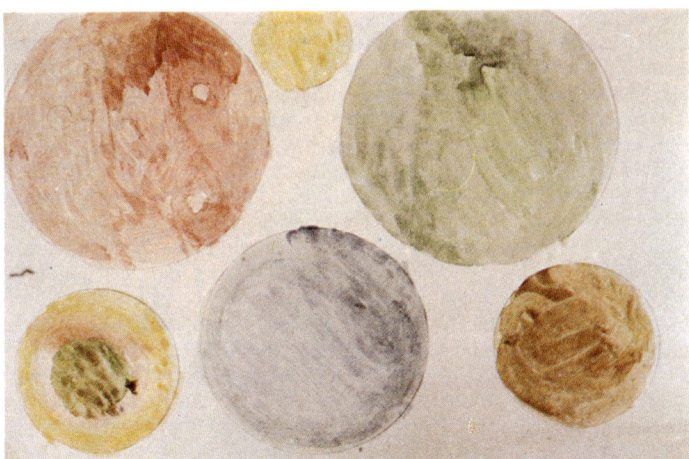

Abb. 15   Gleiche Patientin (s. unter Abb. 14): »Langsam bekomme ich wieder Hoffnung, daß ich
gesund werde. Ich kann mich auch wieder über ganz banale Dinge freuen und brauche
nicht ständig nachzugrübeln. Wenn es so weiter mit mir aufwärts geht, kann ich sicherlich bald die Klinik wieder verlassen.« Subjektive Bewertungsnote: 3.

sionen und sein Großvater mütterlicherseits ebenfalls. Dieser Großvater brachte sich in einer
Depression durch Erhängen um. Da die krankhafte Depression weder erkannt noch behandelt
wurde, habe er, um aus den Verstimmungen etwas herauszukommen und sich zu entspannen,
relativ viel Akohol getrunken. In unserer Klinik kam es unter dem Einfluß der antidepressiven
Medikamente bald zu einer völligen Wiederherstellung. Nachdem auch seine Mitarbeiter und
seine Vorgesetzten wie seine Familie über das Wesen der Depression aufgeklärt wurden,
konnte er wieder in seinem alten Arbeitsbereich die Tätigkeit aufnehmen.

Der Patient war in den ersten 2 Behandlungswochen nicht malfähig. In der 3. Behandlungswoche malt er und sagt zu dem Bild:»Es wird versucht, die früheste Erinnerung an die Kindheit zu fixieren.« Er sei damals 4 Jahre alt gewesen. Seine Mutter habe ihm ein wunderbares Clownkostüm genäht:»Da bekam ich die Masern und konnte das Faschingstreiben nur durch das geschlossene Fenster verfolgen. Ich empfand damals eine grenzenlose Enttäuschung und ein Gefühl der Ausgeschlossenheit.« In der 4. Behandlungswoche malt er wiederum und sagt zu dem Bild:»Das unwirtliche, von krächzenden Unheilsvögeln umschwärmte Eiland im Hintergrund stellt meine Krankheit dar. Ich befinde mich auf der Landeck (Anm.: Name unserer Klinik), die mich unter vollen Segeln zu schöneren Ufern trägt. Die Bäume auf dem angesteuerten Festland symbolisieren meine Familie, die mich voll Freude erwartet. Beim Malen empfand ich Freude darüber, daß ich den ärztlichen Rat befolgte, mich hierherzubegeben. Weiterhin Dankbarkeit gegenüber allen, die mir geholfen haben« (Abb. 16 u. 17, S. 113).

32 Jahre alte, verheiratete kaufmännische Angestellte, Hausfrau, 2 Kinder. Sie war als Kind und junges Mädchen immer sehr kontaktfreudig und froh. Habe die Leute immer in Stimmung gebracht. Als Hausfrau immer sehr genau. Auch in ihrem Beruf. Es müsse immer alles exakt aufgeräumt sein. Unordnung könne sie nicht ausstehen. 1968 trat erstmals eine Depression auf, besonders mit Magenbeschwerden, die dann nach wenigen Wochen abklang. 1972 im Herbst fuhr sie in Urlaub und befand sich in einer Schwangerschaft. Sie bekam dort das Gefühl, als würde sie ihr Kind verlieren. Es wurde ein Eingriff durchgeführt. Nach diesem operativen Eingriff sei es zunehmend schlechter gegangen. Es setzten endomorphe Depressionen ein. Sie sei in der Wohnung unruhig herumgelaufen, habe alle Fenster aufgerissen. Litt wieder unter Magenbeschwerden wie bei der ersten Depression. Kam dann ins Krankenhaus und blieb dort einige Monate. Hatte Selbstmordgedanken. Abends fühlte sie sich immer etwas wohler. War aber sonst im ganzen lustlos. Die Geburt verlief dann normal, sie konnte sich aber über das an sich gewünschte Mädchen, das zur Welt kam, nicht freuen. Hatte zu dem Kind überhaupt keine Beziehung. Hatte schließlich dem Kind gegenüber Schuldgefühle und meinte, es wäre besser, wenn sie es doch nicht ausgetragen hätte. Lag dann schließlich ganztägig im Bett. Der Magen wurde erneut geröntgt und nichts festgestellt, bis sie schließlich zu einem Nervenarzt kam, der ihr zunächst Medikamente verordnete, dann aber, weil sie so außerordentlich unter ihrem Zustand litt, sie in die Klinik einwies. Sie ist zunächst in der 1. Behandlungswoche nicht malfähig, apathisch, traurig, schwunglos. Bereits in der 2. Behandlungswoche malt sie und sagt zu dem Bild:»Das Gebirge empfinde ich unheimlich und bedrückend, gleichsam wie meine Krankheit. Das Haus bietet mir Schutz und kann mit der Klinik verglichen werden.« (Abb. 18, S. 114.)
Der Zustand bessert sich weiterhin unter dem Einfluß der antidepressiven Medikamente, und sie sagt in der 3. Behandlungswoche zu ihrem Bild:»Ich fühle mich schon etwas besser und will mit dem Vogelpärchen das Glück, das ich in meiner Ehe gefunden habe, sowie das Verständnis und die Hilfe meines Mannes in meiner jetzigen Lage ausdrücken.« (Abb. 19, S. 114.)
Schließlich malt sie in der 6. Behandlungswoche, nachdem sie inzwischen völlig wiederhergestellt ist, und sagt zu dem Bild (nicht abgebildet):»Mit dieser freundlichen Mühle im Schwarzwald will ich ausdrücken, daß es auch in mir wieder hell geworden ist. Beim Malen hörte ich förmlich das Rauschen des Wassers und das rhythmische Klappern des Mühlrades, das bei mir ein Gefühl der Ruhe und des Friedens auslöst.«

38jährige Patientin, verheiratet, Hausfrau, 2 Kinder. Erstmals im Januar 1972 erkrankte die Patientin nach einem Umzug von Berlin nach Düsseldorf an einer krankhaften Depression und unternahm einen Selbstmordversuch. Sie habe damals Heimweh nach Berlin gehabt und sich in der neuen Umgebung nicht zurechtgefunden. Wurde bereits in einer Klinik seinerzeit mit antidepressiven Medikamenten behandelt. Sie wurde wenige Wochen später gut gebessert entlassen, setzte aber einige Monate später die antidepressiven Medikamente ab und verspürte wiederum eine Verschlechterung des Zustandes. Es besserte sich der Zustand zwar wieder, jedoch erfolgte ein neuer Umzug, da der Ehemann als Ingenieur in eine andere Stadt versetzt wurde, und es kam, wiederum im Zusammenhang mit dem Umzug, mit der ganzen Entordnung der sehr ordnungsliebenden Patientin zu einer endomorphen Depression. Sie litt an Schlafstörungen, hatte morgens Angst, weinte unbegründet, war in Schweiß gebadet, konnte sich

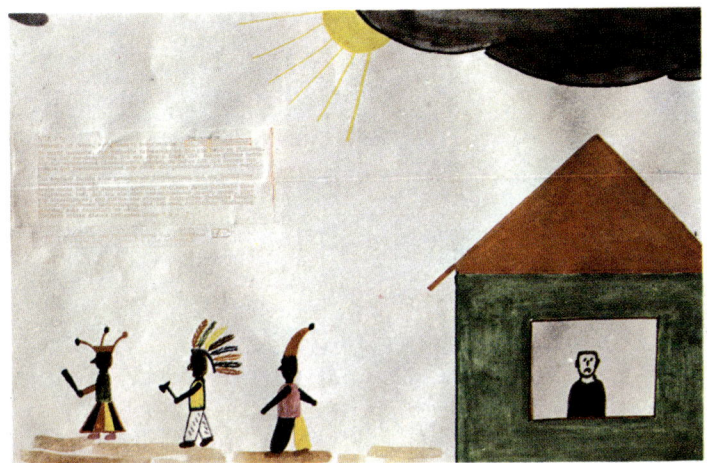

Abb. 16   41 J. alter Patient, verh., Berufssoldat; endomorphe Depression: »Es wurde versucht, die früheste Erinnerung an die Kindheit zu fixieren. Es war zur Faschingszeit, ich war etwa 4 Jahre alt. Meine Mutter hatte mir ein wunderbares Clown-Kostüm genäht; da bekam ich die Masern und konnte das Faschingstreiben nur durch das geschlossene Fenster verfolgen. Ich empfand damals eine grenzenlose Enttäuschung und ein Gefühl der Ausgeschlossenheit. – Heute mache ich mir Gedanken darüber, ob dieses frühe Erlebnis dazu beigetragen hat, daß ich ein eher verschlossener Mensch wurde, fast ein Einzelgänger, der selten aus eigener Initiative Kontakte knüpft. Allerdings pflegen Verbindungen, die ich nach reiflicher Überlegung eingehe, sehr dauerhaft zu sein.« Subjektive Bewertungsnote: 3. (s. S. 112).

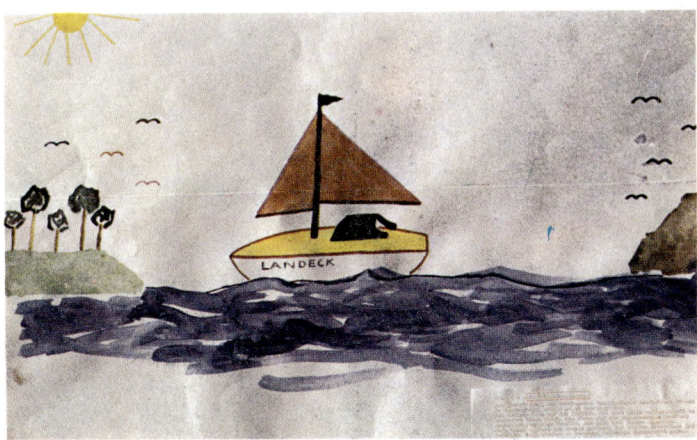

Abb. 17   Gleicher Patient (s. Abb. 16): »Das unwirtliche, von krächzenden Unheilsvögeln um-schwärmte Eiland im Hintergrund stellt meine Krankheit dar. Ich befinde mich auf der ›Landeck‹, die mich unter vollen Segeln zu schöneren Ufern trägt. Die Bäume auf dem angesteuerten Festland symbolisieren meine Familie, die mich voll Freude erwartet. Beim Malen empfand ich Freude darüber, daß ich den ärztlichen Rat befolgte, mich hierher zu begeben. Weiterhin Dankbarkeit gegenüber allen, die mir geholfen haben.« Subjektive Bewertungsnote: 2.

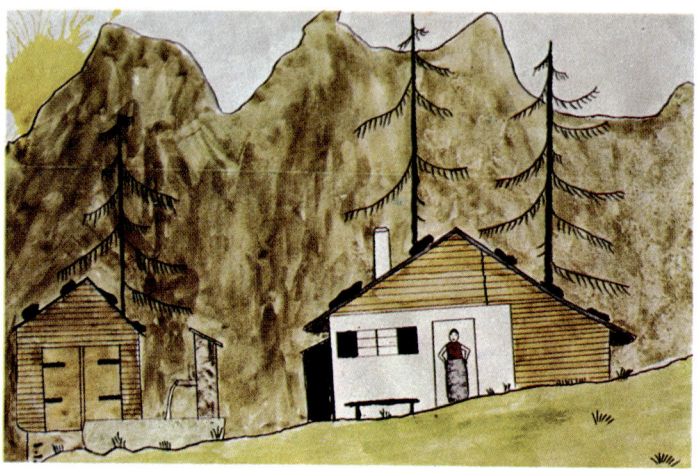

Abb. 18   32 J. alte Patientin, verh., 2 Kinder, kfm. Angestellte; endomorphe Depression: »Das Gebirge empfinde ich unheimlich und bedrückend, gleichsam wie meine Krankheit. Das Haus bietet mir Schutz und kann mit der Klinik verglichen werden.« Subjektive Bewertungsnote: 4. (s. S. 112).

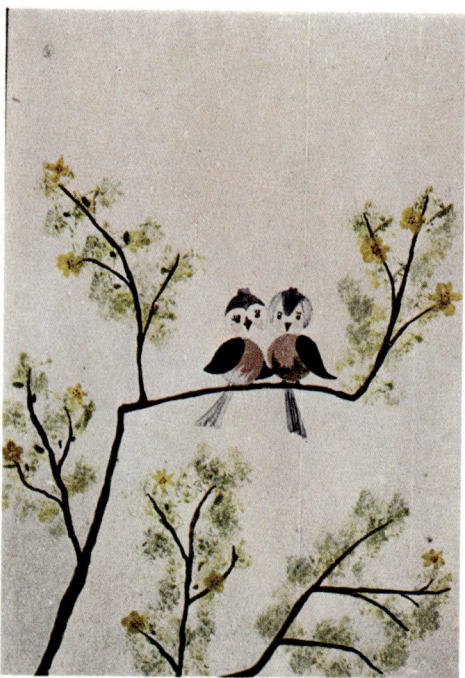

Abb. 19   Gleiche Patientin wie unter Abb. 18: »Ich fühle mich schon etwas besser und will mit dem Vogelpärchen das Glück, das ich in meiner Ehe gefunden habe, sowie das Verständnis und die Hilfe meines Mannes in meiner jetzigen Lage ausdrücken.« Subjektive Bewertungsnote: 3.

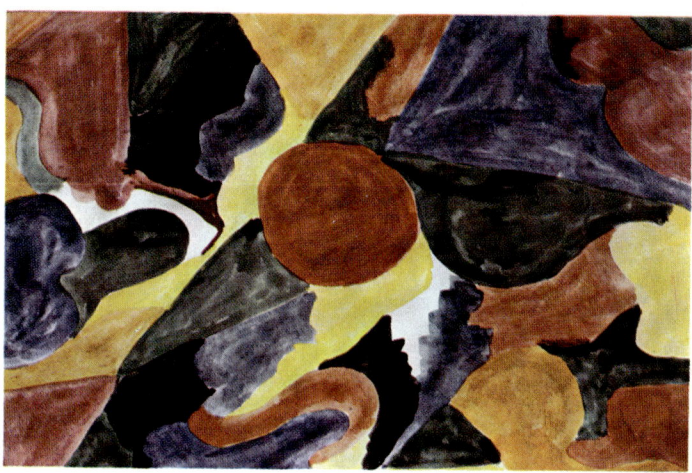

Abb. 20   38 J. alte Patientin, verh., 2 Kinder; endomorphe Depression: »Aus Traurigkeit und
großer Angst kehren langsam die Freude und der Lebensmut zurück.« (s. S. 116).

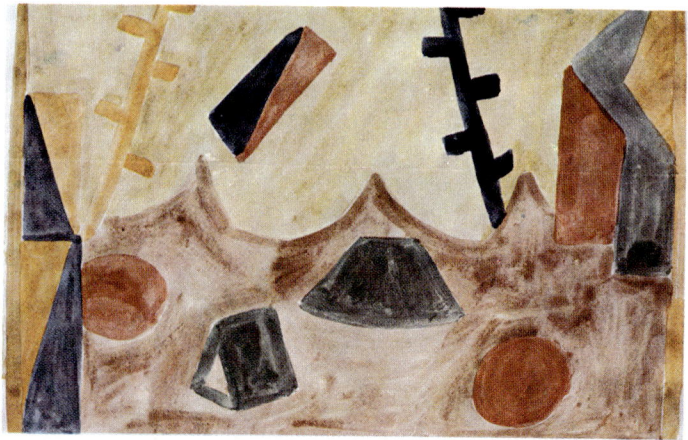

Abb. 21   Gleiche Patientin wie unter Abb. 20: »Mit großer Hoffnung und sehr mutig ging ich zum
Wochenende nach Hause. Da wir erst vor vier Wochen umgezogen sind und ich seit
diesem Zeitpunkt in der Klinik bin, fand ich dort ein großes Durcheinander vor. Leider
ist es mir in den zwei Tagen nicht gelungen, alle Arbeit zu schaffen. Daher bin ich doch
etwas bedrückt vom Wochenendurlaub zurückgekommen.«

nicht konzentrieren. Die Arbeit ging ihr immer langsamer von der Hand. Die Patientin ist in den ersten Tagen noch nicht malfähig. Ende der 1. Behandlungswoche jedoch malt sie bereits ein relativ farbenprächtiges Bild und sagt dazu:
»Aus Traurigkeit und großer Angst kehren langsam die Freude und der Lebensmut zurück.« (Abb. 20, S. 115).
Auf dem Bild sieht man auch einige schwarze Flecken, die noch depressive Stimmungen zum Ausdruck bringen.
In der 3. Behandlungswoche malt sie ein freieres Bild ohne dunkle Tönung und sagt dazu: »Mit großer Hoffnung und sehr mutig ging ich zum Wochenende nach Hause. Da wir erst vor 4 Wochen umgezogen sind und ich seit diesem Zeitpunkt in der Klinik bin, fand ich dort ein großes Durcheinander vor. Leider ist es mir in den 2 Tagen nicht gelungen, alle Arbeit zu schaffen. Daher bin ich doch etwas bedrückt vom Wochenendurlaub zurückgekommen.« (Abb. 21, S. 115.)
Zu dem in der 5. Behandlungswoche ähnlich farbig gemalten Bild (nicht abgebildet) sagt die Patientin: »Ich werde diese Woche entlassen, was unbedingt erforderlich ist, da ich meine Kinder versorgen muß. Ich hoffe, daß ich bereits stark genug bin, den Anforderungen des Haushaltes zu genügen. Meine Bedenken versuche ich damit zu entkräften, daß ich mir immer wieder einhämmere: Meine Kinder brauchen mich.«

Die Patientin wurde in der folgenden Woche entlassen und blieb inzwischen seit 1 Jahr frei von Depressionen.

VI. Eigenes statistisches Material zur Persönlichkeit der depressiv Erkrankenden

Wir sind uns bewußt, daß Auszählungen zum Thema des Berufes, des Familienstandes, des Alters wie auch gezielt im Hinblick auf Kontaktbereitschaft und Ordnungssinn des depressiv Erkrankenden Ungenauigkeiten und verschiedenen Interpretationsmöglichkeiten Raum lassen. Dennoch sind sie als Ergänzung zur Mitteilung von Fallbeschreibungen unerläßlich.

Bei der Auszählung wurden 652 Patienten berücksichtigt, die in einem bestimmten Zeitraum im psychiatrischen Krankenhaus Düsseldorf bzw. in der diesem Landeskrankenhaus angeschlossenen Nervenklinik wegen »Depressionen« aufgenommen wurden. Das psychiatrische Landeskrankenhaus Düsseldorf entspricht mit seiner Struktur mit rd. 1500 Betten sowie der Art seiner Aufnahmen wie der stationär behandelten Patienten einem psychiatrischen Großkrankenhaus. Es dient mit der Zusatzkennzeichnung: Psychiatrische Klinik der Universität Düsseldorf zusätzlich der Forschung und Lehre. Auf dem gleichen Gelände, jedoch durch eine Verkehrsstraße getrennt, befinden sich 2 Gebäude, die mit je 25 Betten für Männer und Frauen mit der Kennzeichnung Nervenklinik der Aufnahme vorwiegend depressiver Patienten dienen, von denen knapp die Hälfte als Privatpatienten aufgenommen wurde. (Im berücksichtigten Zeitraum wurde das Landeskrankenhaus Düsseldorf/Psychiatrische Klinik der Universität einschließlich der beiden Gebäude der sog. Nervenklinik von Prof. Dr. F. Panse geleitet.) Während im psychiatrischen Landeskrankenhaus die Aufnahmen von verschiedenen Ärzten bearbeitet wurden, verteilten sich die gesamten Aufnahmen der sog. Nervenklinik auf 2 Ärzte im Berichtszeitraum, und zwar auf Frau Dr. A. Rasper und auf den Verf., der in einem späteren Zeitraum die Aufnahmeklinik des Landeskrankenhauses (auf der anderen Straßenseite der »Nervenklinik«) leitete.

Die vier Stationen der beiden Gebäude der rd. 50 Betten umfassenden »Nervenklinik« waren offene Stationen. Bei den Aufnahmestationen im Landeskrankenhaus außerhalb der Nervenklinik handelte es sich um geschlossene Stationen. War ein Patient zu ausgeprägt selbstgefährdet bzw. war bei seiner Aufnahme kein Bett in der »Nervenklinik« frei, so wurde er auf den sog. geschlossenen Aufnahmestationen im Landeskrankenhaus aufgenommen.

Etwa die Hälfte der in der »Nervenklinik« aufgenommenen Patienten wurden vom Verf. persönlich untersucht und somit die Krankengeschichten von ihm geschrieben. Die Auszählung erfolgte mit Hilfe eines Doktoranden des Verf., Herrn E. Barth.

Herrn Oberamtmann W. Schick sei für seine Hilfe bei der Auszählung sowie den graphischen Darstellungen gedankt.

Die im folgenden erfaßten Fälle wurden jeweils mit **einer** im Beobachtungszeitraum erfolgten Aufnahme wegen »Depression« statistisch ausgewertet, d. h. die im Beobachtungszeitraum evtl. erfolgten wiederholten Aufnahmen wegen Depressionen wurden nicht berücksichtigt. Es wurde nicht unterschieden, ob die Patienten im Beobachtungszeitraum erstmals in der Klinik aufgenommen wurden oder als Wiederaufnahme kamen, weil die Erfassung von Erstaufnahmen bei »Depressionen« besonders problematisch ist, da sie nicht selten z. T. wegen depressiv bedingter körperlicher Beschwerden schon in Allgemeinkrankenhäusern vor der Aufnahme in der psychiatrischen Klinik behandelt werden. Daher wurden Erstaufnahmen bzw. das Verhältnis von Erst- zu Wiederaufnahmen unter Bezugnahme auf andere statistische Untersuchungen des Verf. nur bei Beachtung des Familienstandes bei den folgenden Interpretationen berücksichtigt.

Die Daten über Berufsstand, Alter, Familienstand bei den aufgenommenen Patienten wurden in Beziehung gesetzt zu den im Aufnahmezeitraum ermittelten Daten der Volkszählung, die vom Statistischen Landesamt Düsseldorf zur Verfügung gestellt wurden.

Das Einzugsgebiet der psychiatrischen Klinik Düsseldorf umfaßt die kreisfreien Städte Düsseldorf, Mühlheim-Ruhr, Essen, Neuss und den Landkreis Düsseldorf-Mettmann, somit vorwiegend großstädtische, aber auch ausgesprochen ländliche Gebiete.
Im einzelnen wurden zugrunde gelegt:
a) bei der »Nervenklinik« des Landeskrankenhauses die gesamten Aufnahmen in einem Zeitraum von $4^{1}/_{2}$ Jahren (119 Männer, 196 Frauen);
b) auf den geschlossenen Abteilungen des Landeskrankenhauses die Aufnahmen in einem Zeitraum von 1 Jahr in der Mitte der Aufnahmejahre der Nervenklinik (115 Männer, 222 Frauen).
Bei den Aufnahmen auf den geschlossenen Abteilungen des Landeskrankenhauses wurde deshalb ein kürzerer Aufnahmezeitraum in Vergleich gesetzt, um von einer vergleichbar großen Aufnahmezahl im Vergleich zur »offenen« Nervenklinik des Landeskrankenhauses ausgehen zu können.
Insgesamt wurden 652 Patienten mit depressiven Verstimmungen aufgenommen, davon 234 Männer und 418 Frauen.

1. Prozentualer Vergleich der bei den Aufnahmen mit depressiven Verstimmungen vertretenen Berufsgruppen mit den Erwerbspersonen im Einzugsgebiet

Von den 633 318 männlichen Erwerbspersonen des Einzugsgebietes kamen 221 männliche Berufstätige zur Aufnahme, sowie 13 Rentner. Von den 308 197 weiblichen Erwerbspersonen kamen 138 berufstätige Frauen zur Aufnahme, sowie 280 Hausfrauen. Berücksichtigt wurden alle diejenigen, die mit der Diagnose Depression aufgenommen und behandelt wurden. Zunächst werden alle Aufnahmen mit der Diagnose »Depression« berücksichtigt, sodann wird unterschieden, ob es sich um exomorphe Depressionen oder um endomorphe Depressionen handelt.
Depressive Verstimmungen im Alter wurden, der damaligen Tradition entsprechend, gesondert gekennzeichnet als Altersdepression. Bei dieser letzten Gruppe handelte es sich weitgehend um endomorphe Depressionen.

Ergebnisse

Im Verhältnis zu ihrem Anteil an der Erwerbsbevölkerung im Einzugsgebiet sind die Arbeiterinnen bei den Aufnahmen mit Depressionen am wenigsten vertreten.
Im Einzugsgebiet der Klinik waren von den berufstätigen Frauen 32,5% Arbeiterinnen, während bei den berufstätigen Frauen, die aufgenommen wurden, nur 4,7% Arbeiterinnen waren. Das prozentuale Verhältnis zwischen Arbeiterinnen der Wohnbevölkerung und Arbeiterinnen bei berufstätigen aufgenommenen Frauen mit Depressionen liegt daher bei **6,8:1**.
Bei den weiblichen Angestellten ergibt sich ein Verhältnis von **2,5:1**, während bei den Frauen unter den Beamten und Selbständigen die Anteile an der Erwerbsbevölkerung wie bei den Aufnahmen fast gleich sind (s. Tab. 1).

Tab. 1

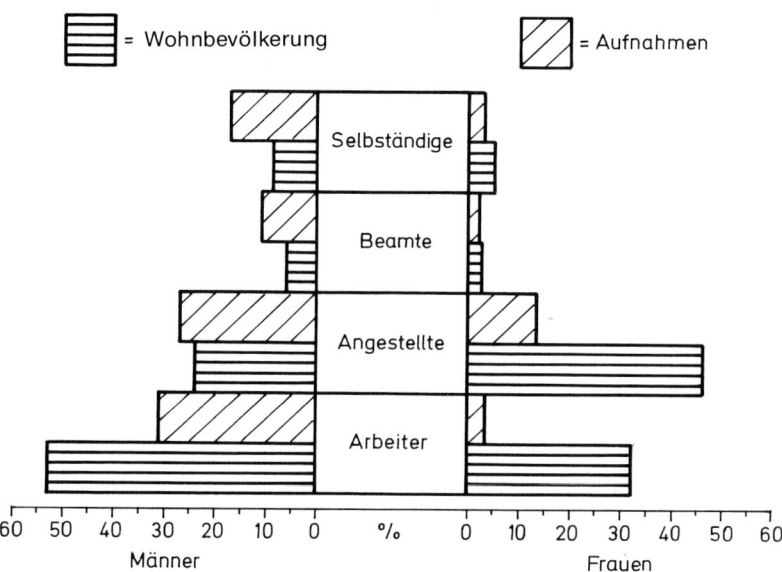

Bei den mit depressiven Verstimmungen aufgenommenen männlichen Patienten war ebenfalls der prozentuale Anteil der Arbeiter am geringsten. Arbeiter waren in dem Einzugsgebiet der Klinik 54,4% der Erwerbspersonen, während nur 32,9% der mit depressiven Verstimmungen Aufgenommenen Arbeiter waren.

In allen übrigen Berufsgruppen war das Verhältnis umgekehrt, d. h. der Prozentsatz der aufgenommenen männlichen Angestellten, Beamten und Selbständigen war größer als der jeweilige Anteil an der Erwerbsbevölkerung.

Unterscheiden wir die depressiven Verstimmungen in verständliche = exomorphe und nicht verständliche = endomorphe Depressionen, so zeigt sich (s. Tab. 2), daß bei den Arbeitern und Angestellten die exomorphen Depressionen überwiegen, während bei Beamten und Selbständigen beiderlei Geschlechts die endomorphen Depressionen überwiegen.

Das Überwiegen der endomorphen Depressionen bei Beamten und Selbständigen, die zur Aufnahme kamen, kommt zahlenmäßig am deutlichsten zum Ausdruck.

Ferner zeigt sich, daß Arbeiter prozentual zur Wohnbevölkerung am seltensten wegen Depressionen aufgenommen wurden und daß bei den aufgenommenen Arbeitern die Diagnose exomorphe Depression gegenüber der endomorphen Depression überwog, bei Männern wie Frauen.

Zusammenfassend lassen sich also folgende Feststellungen unter Berücksichtigung des Berufsstandes treffen:

Tab. 2

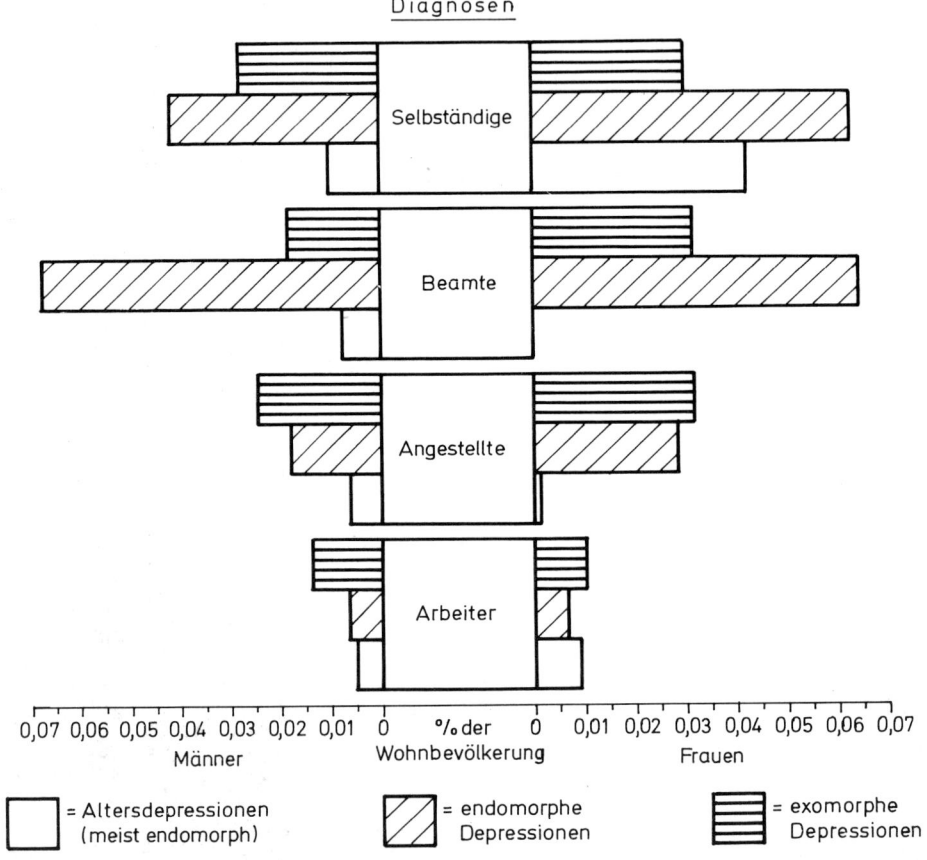

a) Prozentual zur Wohnbevölkerung kamen Arbeiter absolut am seltensten mit der Diagnose Depression zur Aufnahme. Außerdem überwogen bei den Arbeitern die exomorphen Depressionen gegenüber den endomorphen Depressionen.

b) Wenn auch bei den Frauen die Hausfrauen, die das Gros der Aufnahmen bildeten, nicht berücksichtigt wurden, sondern nur die als berufstätig Gemeldeten, so zeigt sich doch eindeutig, daß Beamte und Selbständige beiderlei Geschlechts prozentual zur Wohnbevölkerung am häufigsten wegen depressiver Verstimmungen aufgenommen wurden und daß bei ihnen die endomorphen Depressionen häufiger diagnostiziert wurden als die exomorphen Depressionen.

Die Angestellten stehen im Hinblick auf diese zahlenmäßigen Aussagen zwischen den Arbeitern einerseits und den Beamten und Selbständigen andererseits.

Zur Interpretation

Lassen wir die schwer zu entscheidende Frage offen, wieweit im Einzelfall sich ein Arbeiter, ein Angestellter, ein Beamter oder ein Selbständiger, ein Mann oder eine Frau eher für eine stationäre Behandlung entscheiden können, wieweit sie sich einen Klinikaufenthalt beruflich eher mehr oder weniger leisten können. Selbst grobe durchschnittliche Aussagen wären hier problematisch. Bedeutsamer scheint uns hier die negative Aussage. Angesichts der noch bestehenden Vorurteile gegen die Aufnahme in eine psychiatrische Klinik, angesichts der in den Aufnahmejahren (1960–1964) bestehenden Existenzsicherung in allen Berufsgruppen, besteht kein Anhalt dafür, daß die Entscheidung, ob ambulante Behandlung oder stationäre Aufnahme wegen depressiver Verstimmung, entscheidend von der Berufsgruppe abhängig war.

Wir können zwar kein gezieltes statistisches Material hierzu vorlegen, möchten jedoch aufgrund unserer klinischen Eindrücke in diesem Zusammenhang darauf hinweisen, daß Arbeiter, sofern sie behandlungsbedürftig depressiv werden, nicht nur relativ häufiger exomorph-depressiv erkranken, sondern auch relativ häufiger im Zusammenhang mit ihren depressiven Verstimmungen in den Alkoholismus ausweichen. Umgekehrt formuliert: Es besteht, wie erwähnt (s. u. a. S. 179 ff.), der Eindruck, daß bei exomorphen Depressionen häufiger in Sucht und Mißbrauch ausgewichen wird als bei den endomorphen Depressionen. Überwiegen die endomorphen Depressionen, betrifft es nicht nur Personen, deren Leistungslinie oder deren Ordnungsgefüge sich mit dem Ausweichen in Sucht und Mißbrauch seltener vereinbart als bei den exomorph-depressiv Erkrankenden. Es ist auch zu berücksichtigen, daß bei stärkerer Ausprägung der endomorph-depressiven Verstimmungen oft nicht mehr die Kraft zum Ausweichen in Sucht und Mißbrauch besteht. Wir wissen, daß auf dem Höhepunkt der endomorphen Depression auch nicht das Ausweichen in den Augenblick des Suizids möglich ist und daß diese Gefahr erst zunimmt, wenn die endomorph-depressive Verstimmung geringer ausgeprägt ist.

Mit allen angedeuteten Vorbehalten möchten wir das Ergebnis, daß Beamte und Selbständige eindeutig häufiger mit endomorphen Depressionen zur Aufnahme kamen als Angestellte sowie noch wesentlich häufiger als Arbeiter, damit in Zusammenhang bringen, daß sich bei den Arbeitern seltener Über-Ich-Strukturen finden, die Voraussetzung zur Dekompensation in die endomorphe Depression sind. Im Vergleich zu den anderen Berufsgruppen werden wir hier seltener die Überverpflichtung und leistungsorientierte Ehrgeizlinie finden als bei Selbständigen und seltener die Überverpflichtung im festen Ordnungsgefüge, wie besonders bei Beamten. Kommt ein Arbeiter mit einer endomorph-depressiven Verstimmung zur stationären Aufnahme, so ist er nach unseren Erfahrungen meist in seinem Betrieb durch besondere Gewissenhaftigkeit geschätzt und hat häufig eine dementsprechend gehobene Position.

2. Prozentualer Vergleich der Aufnahmen mit Depressionen nach dem Familienstand

Den Höchstprozentsatz der zur Aufnahme gekommenen Patienten mit Depressionen zeigen mit Ausnahme der Geschiedenen die Verheirateten beiderlei Geschlechts. Dieses Ergebnis ist um so bemerkenswerter, als insgesamt, sofern alle Diagnosen zusammengenommen werden, Unverheiratete wesentlich häufiger zur stationären Behandlung in psychiatrische Krankenhäuser aufgenommen werden als Verheiratete. Nehmen wir hierzu folgendes Ergebnis aus einer anderen vom Verf. durchgeführten Studie zum Thema »Soziopsychiatrische Untersuchungen an alleinstehenden Frauen« (Haase, 1964):

So wurden z. B. in den sechs psychiatrischen Landeskrankenhäusern des Landschaftsverbandes Rheinland 1960 57% unverheiratete Frauen über 30 Jahre aufgenommen, während in der Bevölkerung des Einzugsgebietes nur 36% über 30 Jahre unverheiratet waren.
Das Ergebnis kann sicher als repräsentativ angesehen werden, denn es wurden statistisch mehr als 2,5 Millionen Frauen im Alter über 30 Jahre (2653266 Frauen) erfaßt, von denen 4216 Frauen zur Aufnahme kamen.
So kamen z. B. ledige Schizophrene im Alter von 30 bis 59 Jahren im Durchschnitt dreimal so häufig zur Aufnahme wie verheiratete Schizophrene, während ledige Schwachsinnige sogar 10–20mal so häufig zur Aufnahme kamen als verheiratete Schwachsinnige (Frauen im Alter von 30 bis 59 Jahren), sofern es sich um Erstaufnahmen handelte.
Berücksichtigt man das Verhältnis von Erstaufnahmen zu Wiederaufnahmen, so kamen unverheiratete Frauen noch wesentlich häufiger zur Wiederaufnahme als verheiratete Frauen.
Im einzelnen wurden z. B. Frauen mit schizophrenen Erkrankungen als Witwen (30 bis 39 Jahre) $3^1/_2$mal so häufig, als Ledige im gleichen Alter $5^1/_2$mal so häufig und als Geschiedene fast 3mal so häufig wie verheiratete Frauen mit Schizophrenien wiederaufgenommen (nachdem sie also schon mindestens einmal stationär in der Klinik behandelt worden waren).
Schwachsinnige Frauen z. B. wurden (30 bis 59 Jahre) mehr als 40mal so häufig wiederaufgenommen wie schwachsinnige verheiratete Frauen.
Frauen mit charakterlich abnormen Entwicklungen, die seinerzeit als Psychopathien diagnostiziert wurden, wurden als Ledige und Geschiedene insgesamt 10mal so häufig wieder in die Kliniken aufgenommen wie verheiratete Frauen mit der gleichen Diagnose.
Im Alter über 60 Jahre wurden unverheiratete Frauen nicht nur insgesamt mindestens 2–3mal so häufig wiederaufgenommen wie verheiratete Frauen im gleichen Alter, sondern kamen auch 3mal so häufig zur Erstaufnahme wie verheiratete Frauen im gleichen Alter.

Bei Erstaufnahmen mit exomorphen und endomorphen Depressionen liegt also insgesamt dahingehend ein umgekehrtes Verhältnis vor, daß Verheirate-

te mit der Diagnose Depression prozentual wesentlich häufiger aufgenommen werden als Unverheiratete, bes. ledige Frauen, entsprechend ihrem prozentualen Anteil in der Wohnbevölkerung.

Eine unbedeutende Einschränkung fand sich lediglich im Hinblick auf die Beziehung der Wiederaufnahmen zu Erstaufnahmen, indem Ledige im Alter von 40 bis 59 Jahren doppelt so häufig mit endomorphen Depressionen zur Wiederaufnahme kamen wie verheiratete Frauen. Im Alter von 30 bis 59 Jahren wurden ledige Frauen 2–4mal so häufig mit exomorphen Depressionen wieder aufgenommen wie verheiratete Frauen. Man kann annehmen, daß die Situation des Alleinstehens hier bei der Entscheidung mitwirkte, ob bei erneut auftretender depressiver Verstimmung die stationäre oder die ambulante Behandlung gewählt wurde.

Massenstatistische Aussagen zur Häufung der Aufnahmen mit Depressionen im Alter über 60 Jahre waren nicht möglich, da in den Krankengeschichten in diesem Alter die psychiatrische Diagnose meist als psychische Störungen im Rückbildungsalter bzw. im Senium zusammengefaßt und nicht gesondert als depressive Verstimmung gekennzeichnet wurde.

Kommen wir auf die hier berücksichtigte Auszählung zurück, so kamen verwitwete Frauen und Männer (s. Tab. 3) mit Depressionen häufiger zur Aufnahme als ledige Frauen und Männer. Berücksichtigt man das Alter beim Witwenstand, so ergab eine andere statistische Untersuchung des Verf., daß Witwen über 60 Jahre rd. 2mal so häufig wegen psychischer Störungen stationär aufgenommen wurden wie verheiratete Frauen über 60 Jahre. Dabei wurden zwar die Aufnahmen wegen Depressionen nicht gesondert ausgezählt, jedoch besteht kein Zweifel, daß Witwen über 60 Jahre prozentual zur

Tab. 3

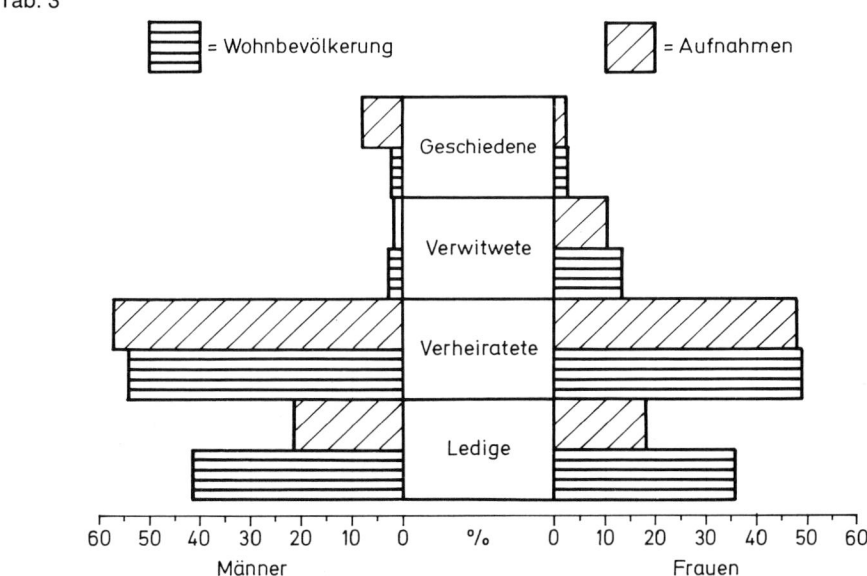

Wohnbevölkerung wesentlich häufiger als verheiratete Frauen über 60 Jahre wegen Depressionen aufgenommen wurden (Haase, 1964). Eine entsprechende Auszählung für Männer fand nicht statt.

Bei den Geschiedenen kamen wesentlich mehr Männer als Frauen zur Aufnahme mit Depressionen. Dabei betrug der Prozentsatz der aufgenommenen geschiedenen Männer mit Depressionen das 4fache des prozentualen Anteils an der Wohnbevölkerung.

Berücksichtigt man die Unterscheidung in endomorphe und exomorphe Depressionen, so zeigte eine Auszählung, daß bei den verheirateten Frauen (die Männer wurden zu diesem Gesichtspunkt nicht berücksichtigt) am häufigsten endomorphe Depressionen bestanden, während bei den geschiedenen und ledigen Frauen am häufigsten exomorphe Depressionen diagnostiziert wurden.

Insgesamt kommt man zu dem bemerkenswerten Ergebnis, daß prozentual zur Wohnbevölkerung auf der einen Seite mehr Verheiratete mit der Diagnose Depression zur stationären Behandlung kommen als Unverheiratete, insbesondere Ledige, während andererseits bei allen anderen Hauptgruppen psychischer Erkrankungen Unverheiratete, insbesondere Ledige, eindeutig häufiger zur stationären Aufnahme kommen als Verheiratete. Einschränkungen dieser Aussage ergaben sich in bezug auf Wiederaufnahmen (s. o.), auf geschiedene Männer sowie Aufnahmen im Alter über 60 Jahre.

Das gilt bei unserer Statistik für die stationäre Behandlungshäufigkeit bei schizophrenen Erkrankungen, bei Schwachsinn, bei abnormen charakterlichen Entwicklungen im Sinne der Psychopathie, bei psychischen Störungen im Zusammenhang mit Anfallsleiden.

Im ganzen handelt es sich um ein Ergebnis, das in verschiedenen Ländern auch für Männer nachgewiesen wurde (Dayton und Malzberg, USA; Ödegaard, Norwegen; Norris, England; Gregory, Kanada, u. a.).

Dieses Ergebnis bedarf weiterer Interpretation. Gehen wir hierzu von den soziopsychiatrischen Hypothesen aus, mit denen im Einzelfall zu überlegen ist, weshalb Unverheiratete häufiger oder seltener einer stationären psychiatrischen Behandlung bedürfen als Verheiratete (Einzelheiten hierzu s. Ödegaard, 1946 und 1953; Norris, 1956; Haase, 1964, u. a.)

a) Die Hypothese der Auslese (Selektion)

Hierunter ist zu verstehen, daß die Betreffenden vor dem Ausbruch einer psychischen oder geistigen Erkrankung gewisse konstitutionelle Züge zeigen, die eine Ehe verhindern, wie z. B. die häufigen schizoiden Persönlichkeitseigenschaften bei Menschen, die später an einer Schizophrenie erkranken.

Dieser in bezug auf den Ehestand negativen Selektion möchten wir zu unserem Thema die positive Selektion gegenüberstellen. Die an depressiven Verstimmungen Erkrankenden sind in einem besonderen Maße partnerorien-

tiert. Ihre symbiotischen Tendenzen des Auf-den-anderen-Hinlebens disponieren besonders zum Ehestand. Sie sind demnach in aller Wahrscheinlichkeit auch prozentual häufiger verheiratet.
Diese positive Selektion gilt im besonderen Umfang für diejenigen mit endomorpher Depression, deren ausgeprägte Über-Ich-Struktur eher dem Lebensweg des Alles oder Nichts entspricht, d. h. der Selbstverwirklichung in Ordnung und Leistung für andere oder der Dekompensation in das Nichts, in das Sich-nicht-mehr-verwirklichen-Können der ausgeprägten endomorph-depressiven Verstimmung (oder zumindest in Beeinträchtigung dieser Selbstverwirklichungsfähigkeit) durch die endomorphe Depression.
Gerade sie sind meist ideale Ehefrauen oder Ehemänner. Sie leben meist in festen Partnerbezügen, werden offensichtlich selten geschieden, es sei denn, der Partner findet sich mit wiederholt oder anhaltend auftretenden endomorphen Depressionen nicht ab oder, was häufiger ist, er findet sich nicht ab mit dem enthemmten Verhalten in der evtl. auftretenden krankhaften Gegenstimmung, der Manie. Charakteristisch ist, daß die in diesem Sinne festgefügten partnerbezogenen Persönlichkeiten auch in der weit überwiegenden Mehrzahl der Fälle Partnerbezüge aufgebaut haben, die nicht zerreißen, wenn die Belastung durch die endomorphe Depression kommt. Um so weniger, wenn die Angehörigen über die Krankhaftigkeit und das Nicht-Können trotz Wollens der endomorphen Depression informiert wurden.
So sind es also unter dem Aspekt der Hypothese der positiven Selektion nicht die Bedingungen des Ehestandes, die bei Verheirateten so häufig die Diagnose behandlungsbedürftige Depression stellen lassen, sondern es sind die zur Depression disponierten Persönlichkeiten auch in besonderem Umfang zur Ehe disponiert.

b) Die Hypothese der Hospitalisation

Diese Hypothese nimmt an, daß eine alleinstehende Person, die eine psychische oder geistige Störung entwickelt, eher in ein psychiatrisches Krankenhaus eingewiesen wird, während Verheiratete häufiger außerhalb behandelt werden.
Unter dem Gesichtspunkt dieser Hypothese ist es besonders bemerkenswert, daß Verheiratete, besonders im Unterschied zu Ledigen, mit Depressionen häufiger zur stationären Aufnahme kamen, als ihrem Anteil an der Wohnbevölkerung entsprach. Ein erneuter Hinweis, daß die hohe Aufnahmerate Verheirateter nicht wegen der Ehe, sondern trotz der Ehe erfolgt. Von Interesse ist in diesem Zusammenhang auch unsere statistische Ermittlung, wonach z. B. der Umsatz an antidepressiv wirkenden Medikamenten (1965) außerhalb der psychiatrischen Krankenhäuser der BRD 97% betrug, das heißt, es wurde nur ein ungewöhnlich geringer Prozentsatz an Patienten mit endomorph-depressiven Verstimmungen stationär behandelt. Ehepartner halten, wenn irgend möglich, ihre an endomorph-depressiven Verstimmungen erkrankten Partner zu Hause, wobei Vorurteile gegenüber stationärer Behandlung in

einer Nervenklinik bzw. psychiatrischen Krankenhäusern sicher auch eine Rolle spielen, ganz abgesehen von der besonderen Bindung der betreffenden Partnerschaft.

Unser statistisches Ergebnis, wonach auch in der Altersgruppe 40 bis 59 Jahre ledige Frauen mit endomorphen Depressionen häufiger wiederaufgenommen wurden als verheiratete Frauen mit der gleichen Diagnose, dürfte weitgehend unter dem Aspekt dieser Hypothese zu interpretieren sein.

Die Tatsache, daß sich im Alter über 60 Jahre Aufnahmen mit Depressionen in besonderem Maße häufen (s. Abb. 25), ist sicher z. T. auch darauf zurückzuführen, daß im fortgeschrittenen Alter depressiv Erkrankende häufig alleinstehend sind und sich als Alleinstehende eher zur Aufnahme entschließen oder auch von ihren Kindern eher stationär eingewiesen werden, als dies der Partner getan hätte.

c) Die Hypothese des Schutzes (Protektion)

Diese Hypothese geht davon aus (s. Ödegaard), daß im Eheleben gewisse Faktoren enthalten sind, die den Ausbruch einer psychischen oder geistigen Erkrankung oder Störung verhindern, wenn auch für diese Störungen eine gewisse konstitutionelle Bereitschaft bestehen sollte.

Es wurde wiederholt zum Ausdruck gebracht, daß gerade der Aspekt dieser Hypothese für die zu depressiven Erkrankungen Disponierten von besonderem Interesse ist. Sind sie depressiv, besonders endomorph-depressiv, so erkranken sie häufig trotz des Schutzes des Ehelebens. Besonders diejenigen sind hier zu nennen, bei denen der Anlagefaktor derart ausgeprägt ist, daß es ohne erkennbares Ineinanderwirken mit äußeren Lebensumständen zur Dekompensation in die endomorphe Depression kommt.

d) Die Hypothese der Provokation durch die besonderen Situationen der Ehe

Auch dieser Gesichtspunkt kann nicht außer acht gelassen werden. Zu denken ist an die vielfachen Belastungen, die sich durch die Überverpflichtung der Familie gegenüber ergeben können; Belastungen z. B. bei berufstätigen Müttern, die der Doppelaufgabe nicht mehr gewachsen sind und in die exomorphe oder nicht selten endomorphe Erschöpfungsdepression hineindekompensieren.

Das Problem beginnt bei manchen Müttern bereits im Wochenbett, indem Stoffwechselumstellungen, körperliche Schwäche und Überverpflichtungsgefühl nicht nur dem Neugeborenen, sondern zugleich auch der Familie gegenüber zur Wochenbettdepression führen können. Zu denken ist an depressive Verstimmungen, die sich aus Erziehungsproblemen ergeben, wenn z. B. der streng konservative Vater mit halbstarken, antiautoritär orientierten Jugendlichen nicht zurechtkommt. Wir denken z. B. an Fälle, bei denen harte Auseinandersetzungen um den Haarschnitt des Sohnes den letzten Anstoß zur Dekompensation in depressive Erkrankung des Vaters gaben. Zu denken ist besonders bei Männern an die vielfältigen Möglichkeiten nachteiliger

Änderungen des Berufsstandes sowie des Einkommens, die der Betroffene überwunden hätte, wäre nicht seine überbetonte Sorge um seine Familie. Zu denken ist auch an die Bedeutung der Entordnung der Wohn- und Lebenssituation bei Frauen, die z. B. bei beruflich bedingten Versetzungen ihres Mannes in Umzugsdepressionen dekompensieren, um nur einige wesentliche Beispiele zu nennen.

e) Die Hypothese der Provokation der Depression durch Eheverlust

Es wurde wiederholt betont, daß gerade Verlustsituationen wesentlich sind für die Dekompensation in depressive Verstimmungen. Zentrieren wir uns in diesem Zusammenhang auf die Verlustsituation des Ehepartners, so führt das Sich-nicht-ohne-den-anderen-verwirklichen-Können, oft unmittelbar nach dem Partnerverlust, zur behandlungsbedürftigen Depression. Dabei treten bekanntlich nicht selten anhaltende endomorphe Depressionen auf. Nicht nur die besondere Art der Partnerbindung, sondern auch die besondere Art der Bindung, der Verpflichtung an Kinder ist nicht selten auslösender Anlaß, wenn ein Kind stirbt oder, wie so häufig, wenn die Kinder mit zunehmendem Alter »aus dem Haus gehen«.

Es ist aber auch daran zu denken, daß provozierter Partnerverlust auslösend wirken kann, wenn z. B. der Partner nach wiederholter Untreue sich scheiden läßt und der Betroffene depressiv dekompensiert. Wir denken z. B. an Patienten, die eine Erwartungshaltung weniger zum »Für-den-anderen-Leben« führte und mehr zum »Nicht-ohne-den-anderen-sein-Können«. Als es dann zur selbstverschuldeten Trennung kam, wurden sie mit dieser Trennung nicht fertig und erkrankten depressiv. Zu erwähnen sind auch die Verlustsituationen, bei denen der Verlust sogar mehr oder weniger gewünscht wurde, bei denen der Betreffende unter der autoritär fordernden Rolle des Partners litt oder auch unter dessen jahrelanger Pflegebedürftigkeit wegen körperlicher Erkrankung. Zum Beispiel wünschte sich eine unserer Patientinnen, die in langjähriger Ehe einem sehr fordernden und, sofern sie endomorph-depressiv erkrankte, intoleranten Ehemann gegenüberstand, den Urlaub ihres Mannes, dekompensierte aber wenige Tage nach seiner Abreise in erneute endomorph-depressive Verstimmung. Zu denken ist auch an diejenigen, die bei jahrelanger Pflege eines körperlich schwerkranken Partners unbewußte Todeswünsche verdrängen, während sie sich in der Pflege verausgaben, und die dann nach dem Tod des Partners nicht nur mit der Vakuumsituation, sondern auch mit unbewußter Schuldproblematik belastet sind.

Wurden damit einige Gesichtspunkte zur Beziehung zwischen Ehestand und depressiver Erkrankungsbereitschaft bzw. Aufnahmebedürftigkeit in stationäre Behandlung bei depressiver Erkrankung gebracht, so soll noch einiges zu der Bedeutung *anderer Familienstände* angedeutet werden, sofern das Zahlenmaterial hierzu herausfordert:

Erst die Berücksichtigung des Alters (s. o.) zeigt, daß **verwitwete** Frauen über 60 Jahre wesentlich häufiger wegen psychischer Störungen (also auch wegen Depressionen) stationär aufgenommen werden als verheiratete Frauen.

Wir möchten dies auch für verwitwete depressive Männer über 60 Jahre annehmen, doch wurde diese Frage im Rahmen unserer statistischen Untersuchungen nicht gesondert erfaßt, zumal der **Witwenstand** bei stationär aufgenommenen Männern über 60 Jahre zahlenmäßig sowohl deshalb zurücktritt, weil die Frauen ihre Männer häufiger überleben, als auch, weil sich verwitwete Männer, wie statistisch nachgewiesen ist, im Unterschied zu Frauen häufiger wieder verheiraten.

Zu bedenken ist aber auch, daß gerade die Rolle der Frauen, insbesondere der Hausfrauen, weniger der emanzipierten Frau, derart partnerbezogen ist, daß der Verlust des Ehemannes das Fehlen weiterer ausreichender Selbstverwirklichungsmöglichkeiten zur Folge hat, so daß nicht selten zumindest vorübergehende endomorph-depressive Verstimmungen oder auch jahrelang anhaltende endomorph-depressive Verstimmungen, abgesehen von der Vielfalt vorübergehender behandlungsbedürftiger exomorpher Depressionen, die Folge des Verlustes sind.

Sicher ist dies auch bei Männern zu beobachten, entspricht bei Männern jedoch häufiger dem depressiven »Pensionierungsbankrott«.

Bei **Geschiedenen** kamen umgekehrt mehr Männer als Frauen zur Aufnahme. Dabei betrug der Prozentsatz der aufgenommenen geschiedenen Männer mit Depressionen das 4fache des prozentualen Anteils an der Wohnbevölkerung. Ein nicht geringer Anteil der alkoholkranken Männer sind in diesem Zusammenhang zu nennen, die die vielfältigen Probleme der Scheidung nicht überwinden und auf dem Hintergrund exomorpher Depressionen der Realität in Alkoholismus ausweichen. Der evtl. gekränkte, nicht mehr fraulich umsorgte, materiell eher durch die Scheidung belastete Mann, besonders wenn er die Scheidung nicht wollte oder gar die Frau ihn als Schuldlosen verlassen hat, kann durch diese Gesamtsituation eher in eine für ihn ausweglos erscheinende Sackgasse geraten als beim Verlust durch Tod des Partners.

Wenn **Ledige** als Männer und Frauen eindeutig prozentual seltener mit depressiven Verstimmungen zur Aufnahme kamen, als ihrem Anteil an der Wohnbevölkerung entsprach, so kann hier als Gesichtspunkt ganz global das Gegenstück zu dem Aspekt angeführt werden, der die umgekehrten Verhältnisse bei den Verheirateten nachwies. Unter Ledigen wird man im Durchschnitt prozentual weniger Personen mit ausgeprägten symbiotischen Tendenzen finden, als der Durchschnittsbevölkerung entspricht; zumindest, wenn sie älter als 30 Jahre sind. Jedoch ist auch an die besonderen Belastungssituationen Lediger zu denken, die oft kinderlos sind und zumindest bis zum Alter unter 60 Jahren im Vergleich zu Witwen und Geschiedenen oft nicht nur unter dem Alleinstehen, sondern auch unter der Einsamkeit leiden. Sie sind nicht selten auf eigenen Verdienst angewiesen, der ihnen evtl. erschwert wird, wenn sie das 40. Lebensjahr überschritten haben und sie sich gegenüber Jüngeren, z. B. als Sekretärinnen, zurückgesetzt fühlen. Hier mag von Bedeutung sein, daß bei unserer früheren statistischen Untersuchung sich zeigte, daß, wie erwähnt, Ledige im Alter von 39 bis 59 Jahren doppelt so häufig wegen exomorpher Depressionen zur Wiederaufnahme kamen als verheiratete Frauen und 4mal so häufig wie verheiratete Frauen im gleichen Alter mit einer Sucht aufgenommen wurden.

Man wird sich insgesamt an die Existenzschwierigkeiten, an Leere und Unausgefülltheit des Lebens vieler lediger Frauen unserer Zeit erinnern müssen, die gerade dann, wenn sie wegen ungünstiger Umstände eine gewünschte Partnerbindung nicht eingehen konnten, ihr Leben lang unter der Situation des Für-sich-Seins und den damit verbundenen vielfältigen Belastungen leiden, so daß besonders exomorphe Depressionen, nicht selten mit Realitätsflucht in Alkoholismus und Sucht, die Folge sind.

3. Prozentualer Vergleich der Aufnahmen mit Depressionen unter Berücksichtigung des Alters

Mit Ausnahme der 20–29jährigen liegen bei Männern und Frauen in allen folgenden Altersgruppen die Prozentsätze der Aufnahmen über denen der Wohnbevölkerung (s. Tab. 4).

Mit steigendem Lebensalter wird der Unterschied zwischen den Prozentsätzen von Aufnahmen und Wohnbevölkerung in den einzelnen Altersgrup-

Tab. 4

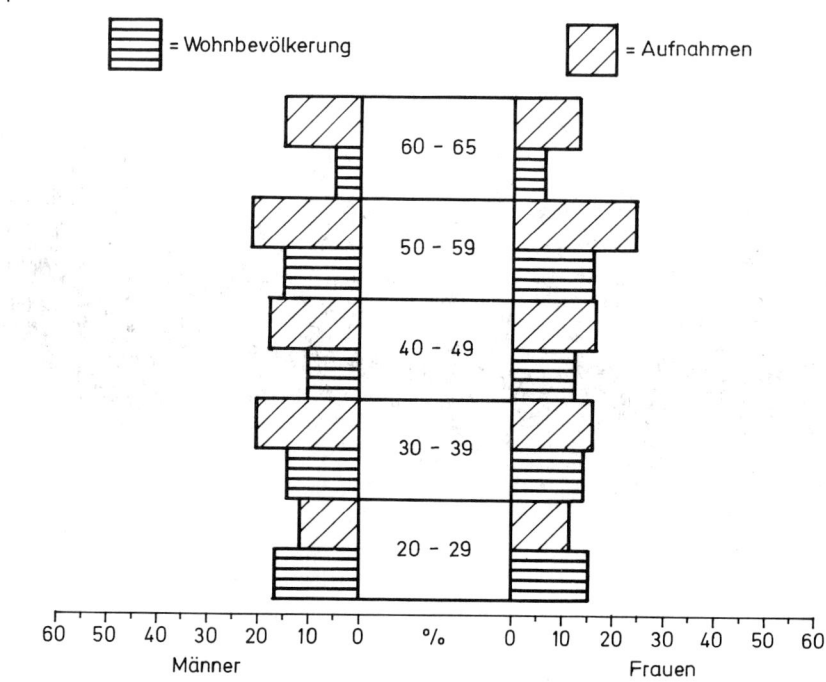

pen immer größer, bis schließlich der Prozentsatz der Aufnahmen bei den 60–65jährigen fast das 3fache des Anteils an der Wohnbevölkerung ausmacht.

Damit wird erneut zahlenmäßig unterstrichen, daß dem Altersfaktor eine wesentliche Bedeutung beim Auftreten depressiver Verstimmungen zukommt. Es sei daran erinnert, daß in diesem Sinne mit der Bezeichnung Involutionsdepression versucht wurde, diese Häufung des Auftretens depressiver Verstimmungen, insbesondere endomorpher Depressionen, mit involutiven Körpervorgängen direkt in Zusammenhang zu bringen. Jedoch fanden sich bisher weder gezielt nachweisbare Korrelationen zu Körpervorgängen des Alterns, noch war es möglich, einen gesonderten Erbgang der Altersdepressionen nachzuweisen. Die nicht überzeugenden Erfolge hormoneller Behandlungsmethoden sprachen außerdem gegen einen direkten Zusammenhang mit einer Involution der Keimdrüsen. Zu unterscheiden ist von den Fällen, die im Zusammenhang mit einem als Insuffizienz erlebten Nachlassen der sexuellen Potenz depressiv erkranken.

Hinzu kommt, daß die Zunahme bereits deutlich, z. B. in unserem statistischen Material, nach dem 30. Lebensjahr einsetzt. Hinzu kommt schließlich, daß mit zunehmendem hirnorganisch bedingtem Persönlichkeitsabbau im Alter die Depressionsrate geringer wird, sofern die Persönlichkeit derart abgebaut ist, daß es nicht mehr zum Mißverhältnis zwischen Selbstverwirklichungstendenzen und Selbstverwirklichungsmöglichkeiten kommen kann. Schließlich treten bei schwerem psychoorganischem Syndrom mit fehlendem Bezug auf die Zukunft und das Leben in der Vergangenheit und damit gänzlicher Desorientiertheit in bezug auf die gegenwärtige Situation keine depressiven Verstimmungen mehr auf.

Es ist also sicher notwendig, die zunehmende Häufigkeit des Auftretens depressiver Verstimmungen und nicht selten auch die Zunahme der Dauer depressiver, insbesondere endomorpher Depressionen multidimensional zu sehen.

Das Nachlassen der Möglichkeiten der Selbstverwirklichung für andere Personen wie für Aufgaben in zunehmendem Alter ist offensichtlich von Bedeutung, bis es schließlich zum völligen Verlust durch Wegfall der Bezugspersonen bzw. der Aufgaben kommen kann. Die zunehmende Vereinsamung im Hinblick auf das Schrumpfen mitmenschlicher Beziehungen, der nachlassende Aufforderungscharakter der Arbeitswelt führen immer mehr zu einem Mißverhältnis zwischen den Forderungen des Über-Ichs, dem Sog des Ich-Ideals und dem Möglichen. Dieses Mögliche verringert sich nicht nur in bezug auf die Außenwelt, indem die Selbstverwirklichungsmöglichkeit durch Minderung sachlicher oder persönlicher Bezüge weniger gefördert wird; dieses Mögliche wird auch geringer, gleichsam von innen heraus. Die vitalen psychischen Kräfte vermindern sich, halten unter Umständen nicht mehr stand dem »Du sollst, Du mußt«. Kommt ein einschneidendes Ereignis dazu, eine körperliche Erkrankung, ein Verlust in irgendeiner Beziehung, eine zusätzliche Minderung der Kräfte von innen oder eine zusätzliche Min-

derung der Aufgaben von außen, so ist depressive Erkrankung nicht selten die Folge.

Immer wieder geht es um Selbstverwirklichungsmöglichkeiten, die beeinträchtigt werden, wenn etwa für die Frau im Klimakterium das Frau-Sein, das Mutter-Sein oder etwa für den Mann das ein Beruflich-Leistender-Sein bei der Pensionierung aufhört, wie auch der ausbleibende berufliche Erfolg oder etwa das Nicht-mehr-Partner-sein-Können in besonderem Maße diejenigen belastet, die unter dem entsprechenden Druck ihres Über-Ichs stehen. Unter dieser Sicht wird einsichtig, daß sich mit zunehmendem Alter endomorphe Depressionen häufen, seien sie auch noch so verständlich ausgelöst. Das Entweder-Oder, die endomorph-depressiv beeinträchtigte oder aufgehobene Selbstverwirklichung, steht im Vordergrund, so daß Begriffe wie klimakterische Depression, Involutionsdepression, Pensionierungsbankrott fast stets endomorphe Depressionen meinen und selten exomorph-depressive Verstimmungen kennzeichnen.

4. Weiteres statistisches Material zur Persönlichkeit der depressiv Erkrankenden

Es wurden die zur Verfügung stehenden Krankengeschichten der 299 Patienten, die wegen depressiver Verstimmungen in einem Zeitraum von $4^1/_2$ Jahren in die offenen Nervenkliniken des Rheinischen Landeskrankenhauses Düsseldorf/Psychiatrische Klinik der Universität wegen depressiver Verstimmungen aufgenommen worden waren, von Herrn E. Barth im Rahmen eines ihm vom Verf. übergebenen Dissertationsthemas durchgesehen. Weitere 49 Patienten mit depressiven Verstimmungen, die sich auf den geschlossenen Stationen der Klinik befanden, wurden von Herrn E. Barth persönlich exploriert.

Wenn auch der größere Teil der Patienten nur von 2 Untersuchern (s. S. 117) untersucht worden war, so haften dem im nachstehenden berücksichtigten Zahlenmaterial doch folgende Mängel an: Bei einem Bemühen um gründliche Bearbeitung stand bei jeder Krankengeschichte der Einzelfall und nicht eine Forschungsidee im Vordergrund. Herr Barth hatte den Auftrag, für die Erfassung der Persönlichkeit vor der Erkrankung die Krankengeschichten auf Hinweise nach Ordentlichkeit, Selbstsicherheit und Kontaktfähigkeit zu bearbeiten. Es wäre für unser jetziges Anliegen zwar wünschenswert gewesen, wenn bereits bei der Untersuchung bzw. Aufnahme der Patienten der Auftrag bestanden hätte, diese Gesichtspunkte gesondert zu beachten und zu registrieren, doch steht dem der Vorteil der großen Zahl und der, wie erwähnt, relativ wenigen Untersucher gegenüber.

Es seien im folgenden nur die grob auffälligen Zahlen berücksichtigt und nur mit vielen Vorbehalten interpretiert: Insgesamt handelte es sich bei den 349 wegen depressiver Erkrankungen stationär behandelten Patienten in $^2/_3$ der Fälle um Frauen und in $^1/_3$ der Fälle um Männer. Dieses Überwiegen der

Frauen unterstreicht nicht nur die Tatsache, daß Frauen bekanntlich häufiger depressiv erkranken, sondern auch, daß Männer es sich aus Prestigegründen, besonders im Hinblick auf ihren Beruf, seltener leisten, sich stationär wegen einer Depression in einer Nervenklinik behandeln zu lassen.

25% der Fälle waren als depressive Reaktionen, d. h. exomorphe Depressionen in unserem Sinne, diagnostiziert worden. Rund die Hälfte, 49%, galten als endomorphe Depressionen. Hinzu kommen 17% Altersdepressionen, die mit aller Wahrscheinlichkeit in den meisten Fällen als endomorphe Depressionen anzusehen waren. 9% galten als atypisch depressive Verstimmungen, d. h. als exomorphe Verstimmungen, bei denen die depressive Komponente nur angedeutet war und evtl. Dysphorie im Vordergrund stand. In den meisten Fällen lagen Angaben der Angehörigen vor.

Sowohl bei den exomorphen Depressionen wie bei den endomorphen Depressionen war in rd. $^2/_3$ der Fälle ersichtlich, daß es sich um ordnungsbetonte und z. T. auch pedantische Persönlichkeiten handelte. Bemerkenswerterweise fanden sich in keinem Fall Hinweise für eine unterdurchschnittliche Einstellung zur Lebensordnung oder gar für Verwahrlosung. Es fanden sich demnach also keine Hinweise auf mangelnde Körperpflege, unsaubere Kleidung, mangelnden Sinn für gesellschaftliche Ordnung, besonders für ordentliches Familienleben.

Weiter gehende Differenzierungen der Ordnungsbetontheit und die Herausarbeitung von Unterschieden bei endomorph bzw. exomorph Depressiven waren bei Durchsicht dieser Unterlagen im Nachhinein nicht möglich und wären u. E. auch nur sinnvoll gewesen, wenn auch die Depressiven erfaßt worden wären, die als Alkoholkranke mit larvierter Depression zur Aufnahme kamen. Man kann annehmen, daß besonders diejenigen, die wegen exomorpher Depressionen zur stationären Aufnahme kommen und bei denen Hinweise für Alkoholmißbrauch zumindest im Sinne des Erleichterungstrinkens fehlen, eine gewisse Auslese darstellen. Damit mag es zusammenhängen, daß bei den hier berücksichtigten endomorph wie exomorph Depressiven, bei denen die Alkoholiker nicht berücksichtigt werden konnten, keine deutlichen Unterschiede im Hinblick auf die Ordnungsbetontheit gefunden werden konnten.

Bei den sog. Altersdepressionen (meist endomorphe Depressionen) war der Anteil der Ordnungsbetonten bis Pedantischen etwas geringer, jedoch mit rd. 60% noch ebenfalls sehr deutlich zu erkennen, während ebenfalls unterdurchschnittlich Ordentliche nicht registriert wurden. Bemerkenswert ist, daß bei den depressiv gefärbten atypischen Verstimmungen demgegenüber nur 20% als ordnungsbetont und ebenfalls 20% als unterdurchschnittlich ordentlich gekennzeichnet wurden.

a) Zur Selbstsicherheit

Zum Gesichtspunkt der Selbstsicherheit war bemerkenswert, daß bei allen Depressionsformen überdurchschnittlich häufig Hinweise für Selbstunsicherheit registriert wurden, am häufigsten bei den Männern, die wegen exomorpher Depressionen aufgenommen worden waren. Bei ihnen galt jeder zweite als selbstunsicher im früheren Leben. Am wenigsten deutlich fanden sich bei den sog. Altersdepressionen (bei rd. 20%) Hinweise auf Selbstunsicherheit im früheren Leben, während bei den endomorph Erkrankenden im mittleren Lebensalter rd. $^1/_3$ der Fälle Hinweise für Selbstunsicherheit vor der Erkrankung zeigten.

Demgegenüber war in bis zu 10% der Fälle sowohl bei exomorphen wie auch bei endomorphen Depressionen einschließlich der Altersdepressionen betonte bzw. forcierte Selbstsicherheit im früheren Leben registriert worden.

b) Zur Kontaktfähigkeit

Es wurde unterschieden zwischen einer mehr extensiven Breitenkontaktfähigkeit gegenüber vielen Personen und einer mehr intensiven bzw. eingeengten Kontaktbereitschaft gegenüber wenigen nahestehenden Personen. Dazwischen lag der Normbereich.

Im ersteren Fall war charakteristisch: Geselliger Typ. Großer Freundes- und Bekanntenkreis. Fröhliche Natur. Liebt Gesellschaften. Kann sich gut Fremden anschließen. Fühlt sich auch in unbekannter Umgebung nicht einsam.

Bei eher intensiver bzw. eingeengter Kontaktbereitschaft fanden sich Hinweise für: Kennt nur seine Familie. Verkehrt nur mit Verwandten. Kann nicht oder nur sehr schwer neue Bekanntschaften anknüpfen. Verkehrt sonst höchstens noch mit wenigen Kollegen. Hat wenig Vertrauen zu anderen, ist verschlossen.

Bemerkenswert war, daß bei den endomorph Depressiven bei fast $^1/_4$ der Fälle sich Hinweise für eine eher intensive und eingeengte Kontaktbereitschaft in dem Sinne fanden, daß sie, sofern sie verheiratet waren, sich zwar für ihre Familie sehr interessierten oder, wenn sie nicht verheiratet waren, sich an einzelne Personen anschlossen, jedoch einen weiteren Bekanntenkreis scheuten. Fast 10% galten sogar als ausgesprochene Einzelgänger, wobei aber nicht ersichtlich war, wieweit bei Ihnen dennoch persönliche Einzelbindungen bestanden.

Nur rd. jeder 10. Patient galt als ausgesprochen gesellig, fröhlich, kontaktbereit für viele Personen. Da von besonderer Betonung dieses Gesichtspunktes in den Krankengeschichten ausgegangen war, wurden mit diesen rd. 10% im wesentlichen die aktiv Geselligen erfaßt. Darüber hinaus ist eine Untersuchung unseres Mitarbeiters Fees von Interesse, der bei 57 ehemals endomorph-depressiven Patienten in einer anderen Untersuchungsreihe (Heidelberg) rd. 20% aktiv kontaktbereite Frohnaturen fand, während 5% Gesellschaftskontakte mieden und rd. $^3/_4$ an fröhlichen Gesellschaften nur passiv und mehr oder weniger bereitwillig teilnahmen.

Bei den exomorph Depressiven nahm die Anzahl derjenigen mit extensiver Breitenkontaktfähigkeit ab und derjenigen mit eher intensiver, auf einen kleinen Personenkreis eingeengter Kontaktbereitschaft bzw. Kontaktfähigkeit zu.

Fanden sich bei den endomorph Depressiven rd. 10% aktiv Gesellige, und kann man annehmen, daß bei den weiteren sog. Kontaktnormalen passive Geselligkeit nicht selten geschätzt wurde, so fehlten bei den exomorph-depressiven Männern die aktiv Geselligen weitgehend. Ebenfalls erhöhte sich der Anteil derjenigen, die als Einzelgänger galten, auf rd. 15% (bei Männern und Frauen), wobei wiederum nicht sicher ausgeschlossen werden kann, wieweit bei ihnen dennoch persönliche Einzelbindungen bestanden. In diesem Sinne fanden sich bei den Männern, die wegen exomorpher Depressionen stationär aufgenommen wurden, überhaupt keine aktiv geselligen Frohnaturen, während rd. $1/3$ einen eher intensiven bzw. eingeengten Kontakt zur Familie und anderen hatte.

Bei den Frauen galten 10% als in diesem Sinne gesellig, während sich bei rd. jeder 5. Frau Hinweise für intensive bzw. eingeengte Kontaktbereitschaft fanden.

Alle anderen Fälle waren weder in der einen noch in der anderen Richtung der Kontaktbereitschaft auffällig.

Der höchste Anteil der sog. Einzelgänger fand sich bei den atypisch depressiv verstimmten Männern (20%).

Wenn auch, wie schon angedeutet, dem Zahlenmaterial eine vorhergehende Programmierung bei den Untersuchungen fehlte und wenn vor allem diejenigen exomorph Depressiven weitgehend fehlen, bei denen die depressive Verstimmung durch Alkoholismus überdeckt wurde, wenn vor allem auch eine Vergleichsstudie zu Kontrollgruppen von Depressiven, die außerhalb einer Nervenklinik lediglich ambulant behandelt werden, fehlt, so deutet die vorliegende Auszählung doch zusammenfassend folgendes an:

Es fanden sich deutliche Hinweise für betonte Einstellung auf Lebensordnung sowohl bei den wegen exomorpher wie auch wegen endomorpher Depressionen stationär Behandelten.

Eine weiter gehende Ausdifferenzierung dieser »Lebensordnung« bei exomorph Depressiven gegenüber endomorph Depressiven wäre wünschenswert gewesen, war aber im Rahmen dieser Untersuchung nicht möglich.

Es fanden sich Hinweise für überdurchschnittlich häufige Selbstwertproblematik sowohl bei den exomorph Depressiven wie bei den endomorph Depressiven.

Es fand sich mit aller Wahrscheinlichkeit, z. T. einhergehend mit der Selbstwertproblematik, sowohl bei exomorph wie bei endomorph Depressiven überdurchschnittlich häufig Einengung auf einen Bekanntenkreis bzw. die Familie oder Einzelpersonen.

Der besonders in der Kretschmerschen Schule so betonte Begriff der Extraversion bzw. der Kontaktbereitschaft sollte demnach mehr durch Begriffe wie persönliche Bindungsbereitschaft, mitmenschliche Verpflichtungsbereitschaft u. a. ersetzt werden, wenn es darum geht, wesentliche Persönlichkeitseigenschaften der depressiv Erkrankenden zu erfassen. Dies wird unterstrichen, wenn bei unserem Zahlenmaterial nur 10% der im mittleren Lebensalter endomorph-depressiv Erkrankenden als überdurchschnittlich kontaktbereit in dem Sinne galten, daß sie einen großen Bekanntenkreis hatten bzw.

als gesellige Frohnaturen galten, wie es in der Kretschmerschen Konzeption als charakteristisch für die Personen des manisch-depressiven Formenkreises angesehen wurde. Es wäre zu untersuchen, wieweit sich dieser ausgesprochen gesellige Typ häufiger bei den bipolar (d. h. manisch wie auch depressiv psychotisch) Erkrankenden, die hier wegen ihrer sehr geringen Anzahl nicht herausgenommen wurden, findet.

Unsere Auszählung unterstreicht die Ergebnisse der Untersuchungen von v. Zerssen, D.-H. Koeller und E.-R. Rey, die mit Hilfe von Persönlichkeitsfragebogen zur prämorbiden Persönlichkeit depressiv-psychotisch (d. h. endomorph-depressiv) Erkrankter folgendes feststellten:

Die sowohl von psychoanalytisch orientierten Psychiatern (Arieti u. a., s. o.) wie besonders von Tellenbach wie den japanischen Autoren mit Shimoda u. a. bei depressiv-psychotisch Erkrankten festgestellten Persönlichkeitseigenschaften mit dem Akzent der Ordentlichkeit u. a. wurden bestätigt, während die in Kretschmers Zyklothymiekonzept beschriebenen Persönlichkeitseigenschaften mit dem Akzent der Extraversion, des extensiven Breitenkontaktes u. a. bei unseren Patienten, ohne Auslese bipolar manisch-depressiv Erkrankender, zahlenmäßig unbedeutend waren.

Es sei dahingestellt, ob dem Ergebnis der Auszählung eine Bedeutung zukommt, wonach bei den sog. Altersdepressionen (meist endomorph-depressiv) der geringste Prozentsatz als prämorbid selbstunsicher (rd. 20%) wie auch ein geringerer Prozentsatz Ordnungsbetonter gegenüber denjenigen, die im mittleren Lebensalter endomorph-depressiv erkrankten, ausgezählt wurde.

Weitere Untersuchungen sind erforderlich, ob sich Hinweise für besondere Persönlichkeitseigenschaften bei denjenigen finden, die erstmals im Alter depressiv dekompensieren.

Obwohl verschiedene Untersucher sich auf die Frage der Beziehungen zwischen früherer Persönlichkeit und Altersabbau konzentrieren, liegt überzeugendes Material zu dieser Frage u. E. noch nicht vor. Von Interesse ist in diesem Zusammenhang die Mitteilung von Kielholz, der bei »depressiven Rückbildungspsychosen«, die er untersuchte, feststellte, daß 80% seiner Fälle als prämorbid »übergewissenhaft, unelastisch, skrupulös« anzusehen waren. Wenn also bei unserem Zahlenmaterial nur 60% der »Altersdepressionen« als ordnungsbetont galten, damit etwas seltener in dieser Richtung auffällig waren als diejenigen, die im früheren Lebensalter endomorph-depressiv erkranken, so kann es sich um ein Zufallsergebnis handeln, das weiterer Überprüfung bedarf- wobei natürlich besonders zu beachten ist, ob prämorbide Ordentlichkeit sich erst im Alter zur Zwanghaftigkeit und mangelnder Elastizität steigerte, oder ob diese Zwanghaftigkeit bereits auch für die früheren Lebensabschnitte, bei denen der Betreffende noch nicht depressiv dekompensierte, charakteristisch war.

Abschließend sei noch kurz auf ein letztes Zahlenergebnis eingegangen. Berücksichtigt man die Aufnahmemonate bei depressiv Erkrankten, so fanden wir lediglich im Januar und Februar eine deutliche Häufung. Allerdings keine Häufungen, die auf Klimaeinflüsse in bestimmten Monaten zurückzuführen waren. Vielmehr mußten wir annehmen, daß die größere Anzahl der Aufnahmen wegen depressiver Erkrankungen im Januar und auch noch im Februar damit in Zusammenhang zu bringen waren, daß die Überforderung durch die Gebebereitschaft der zu depressiven Erkrankungen Disponierten durch die Weihnachtszeit, die Überverpflichtung gegenüber der Familie, nicht selten die depressive Dekompensation veranlaßte, die dann nach der Weihnachtszeit zur stationären Aufnahme führte.

Bemerkenswert ist in diesem Zusammenhang die Feststellung von Tellenbach, der bei 121 nachexplorierten ehemals endomorph-depressiv Erkrankten eine Häufung der Erkrankung in der Weihnachtszeit feststellte.

5. Zusammenfassung zur prämorbiden Persönlichkeit depressiv Erkrankender. Unter besonderer Berücksichtigung der endomorph-depressiv Erkrankenden

Sucht man nach Gemeinsamkeiten der Persönlichkeiten, die an behandlungsbedürftigen Depressionen – sowohl endomorphen wie exomorphen – erkranken, so fällt die Häufigkeit der Überbereitschaft, auf etwas anderes hinzuleben und sich dafür einzusetzen, auf. Einzelpersonen, Familie, Beruf, Aufgaben ersetzen nicht selten einen Mangel an Ich-Fülle, der Einsatz für jene ersetzt einen mangelnden Egoismus. So mag es sich erklären, daß bei denjenigen, die wegen charakteristischer exomorpher wie endomorpher Depressionen zur stationären Behandlung eingewiesen wurden, sich keine Hinweise für Unordnung oder gar Verwahrlosung im früheren Leben fanden, während in mindestens $^2/_3$ der Fälle beider Gruppen über betonte Ordentlichkeit bis zur Pedanterie berichtet wurde. Die Häufung von Personen mit Selbstunsicherheiten spiegelt den Hintergrund desjenigen wider, der sich erst seiner sicher ist, wenn er für die anderen etwas leistet. So mögen nicht selten Selbstbewußtsein und Leistungsbewußtsein eine Einheit bilden. Dabei schienen sich statistisch bei den exomorph-depressiv Erkrankenden häufiger Hinweise für Selbstunsicherheit und Selbstwertprobleme zu finden, während aber auch bei den endomorph-depressiv Dekompensierenden in rd. $^1/_3$ der Fälle Hinweise von Selbstunsicherheit und Selbstwertproblematik registriert worden waren.

Die Überverpflichtung auf die Außenwelt hin, der überstarke Druck des Gewissens, des Über-Ichs im Sinne Freuds, kann in recht unterschiedlichen Persönlichkeiten zu erkennen sein.

Wir haben den klinischen Eindruck, und unser statistisches Material scheint diesen Eindruck zu vertiefen, daß die an endomorphen Depressionen Erkrankenden eher dem Typ entsprechen, der diese Überverpflichtung erfolgreich kompensiert, sich zielstrebig eine feste Ordnung schafft, bis eines Tages wegen der Unfähigkeit, sich in diesem Sinne zu verwirklichen, eine Phase des Sich-nicht-mehr-selbst-verwirklichen-Könnens, d. h. eine endomorphe

Depression, durch eine äußere Belastung ausgelöst wird oder der Betreffende aus sich selbst, »endogen«, vom Alles der Leistung in das Weniger oder gar das Nichts der endomorphen Depression umschlägt. Das statistische Ergebnis, daß sich die Aufnahmediagnose endomorphe Depression prozentual am häufigsten bei Beamten und Selbständigen, seltener bei Angestellten und am seltensten bei Arbeitern fand, läßt sich unseres Erachtens am ehesten dahingehend interpretieren, daß es sich bei den Erstgenannten um Personen handelt, die eher darauf drängen, besonders leistungsbetonte bzw. besonders ordnungsbetonte Berufspositionen zu erlangen.

Kommt es zur depressiven Dekompensation, so scheint es (wir können es jedoch zahlenmäßig bisher nicht belegen), daß sich vor der Dekompensation in die endomorphe Depression häufiger aktuelle bzw. akute Anlässe finden und seltener Dauerbelastungen, während sich bei den exomorph Depressiven häufiger anhaltende Konfliktsituationen finden.

Der exomorph Depressive mag auf einen aktuellen Verlust abnorm depressiv reagieren, häufiger finden wir die anhaltende exomorphe Depression, deren Motive nicht selten im Sinne einer Neurose nicht bewußt sind, im Zusammenhang mit anhaltender belastender Situation der Ehe, der Scheidung, des Berufes u. a.

Wie häufig findet man auf diesem Boden die Beweggründe zum Ausweichen in Sucht, insbesondere in Alkoholismus. Wie oft ist es möglich, in der Entziehungskur die depressive Persönlichkeitsstruktur aufzudecken. An Stelle der akut ausgelösten Umkehr vom Alles der Selbstverwirklichung in die endomorph-depressive Beeinträchtigung oder Aufhebung der Selbstverwirklichung finden wir hier häufiger das Mehr oder Weniger, von der anhaltend schmächtigen Selbstverwirklichung zum Weniger der depressiven Resignation des Ausweichens in Sucht und Mißbrauch oder des an andere appellierenden Suizidversuchs.

Zur aktuellen Auslösung der behandlungsbedürftigen Depression kommt es bei beiden Gruppen, aber nach unserem Eindruck häufiger bei den endomorph Dekompensierenden dann, wenn die Direktiven des inneren Solls, des Über-Ichs, in einem Mißverhältnis stehen zu den Möglichkeiten der Selbstverwirklichung:

Wenn die Selbstverwirklichung verwehrt bzw. versagt wird, weil das innere Soll dem Vakuum, der Leere, gegenübersteht, bedingt durch Verlust einer Person, bedingt durch Verlust einer Aufgabe bei der Pensionierung, bedingt z. B. durch den Verlust der Heimat, bei der Entwurzelung u. a.

Weil dem inneren Soll die Kraft der Selbstverwirklichung entzogen wird durch eine körperliche Erkrankung, durch ein Wochenbett, durch die nachlassende Dynamik im Alter, die zu einem Mißverhältnis zwischen Soll und Haben führen, so daß entweder aktuelle Situationen nicht mehr bewältigt werden oder es auch zur autochthonen depressiven Dekompensation kommt.

Weil das innere Soll nicht mehr dem Überdruck standhält, weil zusätzliche Anforderungen bei der Arbeit, besonders beim Doppelberuf der Hausfrau, die außerdem berufstätig ist, beim Umzug, beim Weihnachtsfest, bei Erziehungsschwierigkeiten, am Ende eines Urlaubes, nach einer Beförderung usw. wiederum zu einem Mißverhältnis der Kräfte führen.

Handelt es sich bei diesen angedeuteten Beispielen vorwiegend um akute Anlässe, so meint die »Erschöpfungsdepression« (Kielholz) bekanntlich die Folge der anhaltenden Überforderung derjenigen, bei denen Überverpflichtung bis zur Pedanterie dazu führt, daß sie bei einem Mehr an Forderung nachhinken, bis ihr Arbeitspensum immer mehr drückt und sie schließlich depressiv dekompensieren.

Mit ihnen wird die mögliche Beziehung durchbrochen, wonach es eher akute Anlässe sind, die dafür verantwortlich sind, wenn es zur Auslösung endomorpher Depressionen kommt, denn wir finden hier besonders häufig die Einmündung in endomorphe Depressionen.

Diese Beziehung wird auch, wie in einem früheren Kapitel (s. S. 54–67) schon betont wurde, durchbrochen, wenn es bei neurotisch Depressiven, bei denen eine ausgeprägte Über-Ich-Forderung mit Ehrgeizlinie besteht, unter zunehmender äußerer Belastung nicht selten vorübergehend oder auch anhaltend zu endomorphen Depressionen kommt.

Ist man bei dem Personenkreis, der endomorph-depressiv erkrankt, zu dem metaphorischen Vergleich eines relativen Mangels an Ich-Fülle geneigt, der erst dann zur endomorph-depressiven Dekompensation führt, wenn wesentliche bedingende Faktoren der Selbstverwirklichung ausfallen bzw. gestört werden, ist man eher bereit, bei den zu exomorphen Depressionen Neigenden von einem ständigen absoluten Mangel an Ich-Fülle zu sprechen, von einer Armut des Ichs. Sofern nicht überkompensiert wird, bedarf bei ihnen das Selbstwerterleben einer ständigen Bestätigung von außen, einer Bereicherung und Erfüllung. An die Stelle eines in sich ruhenden Selbstbewußtseins kann mehr oder weniger ein, wie wir erwähnten, Leistungsbewußtsein treten.

In diesem Sinne überrascht es nicht, daß bei unseren ausgezählten und seinerzeit ohne Programmierung geschriebenen Krankengeschichten sich z. B. bei jedem 2. männlichen Patienten, der wegen exomorpher Depression zur Aufnahme kam, Hinweise für Selbstwertproblematik vor dem Einsetzen der Depression fanden. Bemerkenswert war ferner, daß insgesamt bei mindestens jedem 3. Patienten, der wegen exomorpher wie endomorpher Depressionen stationär behandelt wurde, Hinweise für Selbstwertprobleme vor der Erkrankung (unter Berücksichtigung von Gesprächen mit den Angehörigen) vermerkt waren. Wir meinen, daß darüber hinaus bei denjenigen, deren exomorph-depressive Gestimmtheit bzw. deren depressive Persönlichkeitseigenschaften zum Alkoholismus führen, ein noch höherer Prozentsatz in diesem Sinne Selbstwertprobleme hat. Mit der Überbereitschaft zu geben, sich einzusetzen für andere und anderes, der geringen Fähigkeit, »Nein« sagen zu können, geht die Unfähigkeit, für das Ich zu fordern und aggressiv zu werden, Hand in Hand (oral-aggressive Gehemmtheit im Sinne von Schultz-Hencke). Gerade bei denjenigen, die nach exomorph-depressiver Reaktion in Alkoholismus ausweichen, häufen sich diejenigen, die nicht fordern können und z. B. auch bei unverschuldeter Scheidung nicht »Nein« sagen können und ungebührlich viel aufgeben.

Der Mangel an Ich-Fülle wird einerseits sozial-positiv ausgelebt, so daß wir feststellen konnten, daß die depressiv Erkrankenden beider Gruppen viel seltener ledig bleiben, als ihrem Anteil an der Wohnbevölkerung entspricht, ganz im Unterschied zu anderen psychisch Kranken in einer Klinik, insbesondere im Unterschied zu den Schizophrenen.

Es kann aber nicht nur zum sozial-positiven Ausleben kommen im Sinne des »Für-andere- bzw. -anderes-Lebens«, sondern auch zum sozial-negativen Ausleben, d. h. zum Mehr-Haften, Erwarten bzw. zum zumindest vorübergehenden »Nicht-ohne-andere- bzw. -anderes-leben-Können«. So erklärt sich die erwähnte Auslösung von Depressionen z. B. nach dem Verlust eines Partners, z. B. nach Scheidung wegen selbstverschuldeter wiederholter Treulosigkeit. Bemühen sich die einen um ständige Selbstbestätigung von außen im stetigen positiven Einsatz, sind andere mehr egozentrisch, passiv erwartend, geraten in die depressive Dekompensation, wenn durch einen evtl. selbstverschuldeten Verlust eine Lücke aufgerissen wird.

Damit sind über die Betonung der Gemeinsamkeiten der zu behandlungsbedürftigen depressiven Verstimmungen neigenden Personen auch die Unterschiede angedeutet. Es will scheinen, daß wir bei denjenigen, die zu endomorphen Depressionen veranlagt sind bzw. in diesem Sinne dekompensieren, häufiger finden: Vitalität mit eher zielstrebigem, festem Lebenslauf und Erreichen höherer Positionen, eher intensive Öffnung nach außen (während bei unserem Zahlenmaterial nur in 10% der Fälle überdurchschnittliche Geselligkeit mit großem Bekanntenkreis angegeben wurde), erfolgreiche Bewältigung der auferlegten Pflichten und der gewählten Ordnungen, harmonische und andauernde Bindung an andere Personen und Aufgaben, überdurchschnittliche Leistungen im Einsatz für anderes und andere.

Sofern es zur Erreichung hoher Positionen kommt, eignen sie sich eher im Sinne Tellenbachs zum zweiten Mann. Für die Position des ersten Mannes ist nachteilig, daß sie eher zuviel anbieten und zuwenig fordern können, eher zu sehr in ein festes Ordnungsgefüge eingefügt sind und ggf. nicht die ausreichende Elastizität besitzen.

Wie hinderlich allerdings für das Erringen höchster Ämter das Bekanntwerden früherer Erkrankungen an endomorpher Depression sein kann, zeigt die Ablehnung des als Stellvertreter des Präsidenten der USA 1973 vorgesehenen Mannes, bei dem man entdeckte, daß er in früheren Jahren wegen einer endomorphen Depression mit Elektroschocks behandelt wurde. Auch für die Erhaltung hoher Ämter wird gefürchtet. Wir erinnern uns z. B. an einen Patienten, der als Aufsichtsratsmitglied eines sehr großen Konzerns endomorph-depressiv erkrankte und den wir in aller Heimlichkeit mit schwerer endomorph-depressiver Erkrankung in seiner Wohnung behandeln mußten, an einen Staatssekretär, der aus einem entfernten Bundesland der BRD ebenfalls »heimlich« kam, und viele ähnliche Beispiele.

Von hier aus finden sich fließende Übergänge zu Minusvarianten der Persönlichkeitsentwicklung: Jene Personen, die weniger in einer festen Ordnung ruhen, als einer Pedanterie verhaftet sind. Solche, denen weniger eine ausgeglichene Ordnung zu hohen Leistungen verhilft, sondern die sich in zwanghafter Pedanterie überfordern. Eher zähe als vitale Personen und auch eher solche, deren Kontakt auf Einzelpersonen eingeengt ist oder die evtl. auch Einzelgänger sind. (Immerhin galten bei unserer Auszählung 10% der im mittleren Lebensalter endomorph-depressiv Erkrankten als Einzelgänger.) Möglicherweise häuft sich bei ihnen auch eine leptosome Konstitution. Dem stehen diejenigen Personen gegenüber, die zu exomorphen Depressionen, d. h. im engeren Sinne zu neurotischen Depressionen neigen und bei denen an die Stelle des Entweder gesund-Oder krank, des Alles oder Nichts, des Gesund oder Psychotisch, das Mehr oder Weniger tritt, die anhaltende Insuffizienz, die schmächtige Selbstverwirklichung. Die evtl. ständigen Symptomträger, deren Alltag von Lustlosigkeit und Schwunglosigkeit, morgendlicher Müdigkeit, Angst, nicht selten mit Körpersymptomen, wie besonders Kopfschmerzen und Magenbeschwerden, begleitet ist, zumindest wenn sie in besonders belastende Situationen geraten. Sehen wir hier ein ständiges Ineinanderwirken von depressiver Persönlichkeitsstruktur und Symptomatik unter den Belastungen des »normalen Alltags«, kann es bei ihnen unter dem Druck besonderer Situationen zu ausgeprägten behandlungsbedürftigen exomorphen Depressionen kommen.

Über die verschiedenen Persönlichkeitstypen, die sich je nach Prägung durch unterschiedliches energetisches Niveau, Überkompensation und Haltung ergeben, wurde oben aus dem Arbeitskreis von Schultz-Hencke berichtet (s. S. 44–46).

Unser statistisches Material, das die als Alkoholiker eingewiesenen Depressiven nicht berücksichtigen konnte, hatte gezeigt, daß die wegen typisch exomorph-depressiver Verstimmungen zur stationären Behandlung Eingewiesenen in einem erstaunlich hohen Prozentsatz zur Überkompensation im Sinne der Haltung neigten. Wir fanden bei ihnen rein statistisch keine Verwahrlosungstendenzen und in $^2/_3$ der Fälle eine betont auf Ordnung orientierte Lebenseinstellung.

Zunehmend anders verhält es sich offensichtlich, wenn atypische Depressionen, z. B. kombiniert mit Angst, mit hysterischen Reaktionen, mit Ausweichen in Sucht und insbesondere Alkoholismus, festgestellt werden. Bei der Auszählung zeigte sich in diesem Sinne bei 9%, bei denen atypische depressive Verstimmungen diagnostiziert wurden, nur in 20% Ordnungsbetontheit und bei einem gleich großen Anteil fanden sich Hinweise für unterdurchschnittliche Ordnungseinstellungen.

Die Alkoholkranken, die bei der obigen Auszählung nicht gesondert berücksichtigt wurden, dürften dabei einen besonders hohen Prozentsatz von Personen erkennen lassen, die nicht im Sinne fester Haltungen ihr Leben leben, nicht ordnungsbetont fixiert sind und nicht im Sinne einer Ehrgeizlinie überkompensieren, sondern ggf. süchtig, verwahrlosend ausweichen.

VII. Ansatz zur Synthese: Zum Ineinander zwischen auslösender Situation und Persönlichkeit bei endomorphen Depressionen

1. Unter Beachtung psychoanalytisch-psychodynamischer, klinisch-psychiatrischer, anthropologischer und psychobiologischer Konzepte

Wir fanden bisher folgende Modellvorstellungen (s. Kap. V):

a) Es besteht keine Beziehung zwischen der evtl. Auslösung einer endomorphen Depression und der Persönlichkeit. Es handelt sich um ein weitgehend sinnblindes Zusammentreffen (Kraepelin u. a., orthodox-psychiatrische Konzeption) (s. S. 73).

b) Die auslösende Situation steht in sinnvoller Beziehung zur Persönlichkeit. Sie wiederholt frustrierende Situationen des 1. Lebensjahres (S. Freud, M. Klein usw., orthodox-psychoanalytische Konzeption) (s. S. 73ff.).

c) Die auslösende Situation ist nicht als sinnblinder Reiz zur Reaktion aufzufassen, sie ist auch nicht als sinnvolle Reaktion zu sehen, deren Motive psychoanalytisch verständlich werden, sie wird vielmehr durch einen bestimmten Menschentyp, den Typus melancholicus, bedingt (im Sinne von Tellenbach).

Dieser Menschentyp ist eingeschlossen in Grenzen, die er unter bestimmten Bedingungen nicht mehr auf den regelmäßigen Vollzug seiner Ordnungen hin übersteigen kann (Inkludenz). Es kommt ferner unter bestimmten Bedingungen zu einem Zurückbleiben hinter den auferlegten Pflichten, zum Schulden gegen das Sein für andere (Remanenz). Inkludenz und Remanenz seien entscheidend für den Augenblick, in dem die Melancholie entspringt.

»Das eine ist nicht ohne das andere. Das Eingeschränktsein ist immer auch das Zurückbleiben« (Tellenbach). Daß die Melancholie (in unserem Sinne endomorphe Depression) ein »reaktives Vorstadium habe, d. h. also verständliches Vorstadium habe, besage nicht, daß sie daraus entstanden sei, daß sie ein Produkt dieser Reaktivität sei«. Es komme vielmehr bei den endogenen Psychosen, d. h. in unserem Zusammenhang den endomorphen Depressionen, zu einer »spezifischen Abwandlung der Grundgestalt des Menschseins, zu einer Abwandlung des »Endons«, die man nicht in der Beziehung vom Körperlichen zum Seelischen aufgehen lassen könne.

Es geht uns in diesem Zusammenhang um keine geringere Frage als darum: Wie weit reicht unser Verständnis gegenüber dem endomorph-depressiv Erkrankenden? Wie weit können wir, die Gesunden, den endomorph-depressiv Erkrankenden verstehen und damit, jenseits körperlicher Behandlungsverfahren, verständnisvoll mit ihm umgehen?

Stellen wir einige charakteristische Formulierungen der Erkenntnistheorie wie der Wahrnehmungs- und Denkpsychologie voran: So heißt es u. a. z. B.: Mit Begriffen ergreifen wir die Welt (Lersch). Das bedeutet, Begriffe, die uns zur Verfügung stehen bzw. angeboten werden, haben Einfluß auf die Art unserer Auseinandersetzung mit der Welt, in unserem Zusammenhang mit dem kranken Menschen. So hat z. B. der Begriff des »Endogenen« zu einer Entpersönlichung der Psychiatrie der sog. endogenen Psychosen geführt. Jeder Arzt, der mit diesem Begriff ausgestattet Vorgeschichten, Krankengeschichten erhebt, weiß, wie die suggestive Kraft dieses Begriffes hindert, sich um evtl. Auslösung »endogener« Psychosen zu bemühen. Es heißt aber auch in der Erkenntnistheorie im Sinne von Kant: Anschauung ohne Begriffe ist blind, und Begriffe ohne Anschauung sind leer.

Es kommt also darauf an, daß die Begriffe der Erfahrung standhalten und daß die Begriffe in enger Auseinandersetzung mit der Erfahrung sich entwickeln.

Gehen wir von einigen Fällen aus, wie sie täglich mit endomorphen Depressionen in den Kliniken aufgenommen werden, und fragen uns, welche Denkansätze hier befriedigen, welche begriffliche Fassung den Sachverhalt des Ineinanders zwischen auslösender Situation und Persönlichkeit umfaßt:

Eine 74jährige, verheiratete Patientin hatte in ihrem Leben vier endomorphe Depressionen. Die erste trat auf, als sie im Alter von 28 Jahren ein Kleinkind zu versorgen hatte und gleichzeitig als sehr fleißige und gewissenhafte Frau im Steuerberatungsinstitut des Mannes mitarbeitete. Sie fühlte sich zunehmend überfordert, begann schlecht zu schlafen und dekompensierte mehrere Monate endomorph-depressiv.

Mehrere Jahre später folgte eine weitere endomorphe Depression, unmittelbar nach dem Suizid der Schwester, und weitere Jahre später wiederum eine endomorphe Depression, unmittelbar nach dem Suizid eines ihr nahestehenden Pfarrers. Die endomorphen Depressionen dauerten jeweils mehrere Monate, führten zu einer erheblichen charakteristischen Beeinträchtigung des Nicht-mehr-Könnens trotz Wollens, doch konnte die Patientin stets mühsam noch einen Teil ihrer Pflichten erledigen. Es war dies erforderlich, weil der sehr dominierende Ehemann zur Weiterarbeit ansporne mit der Auffassung, daß sie nur damit gesund werden könne. Schließlich trat die vierte endomorphe Depression auf, wenige Tage nachdem der Ehemann in einen Urlaub fuhr und die Patientin allein war. Die Patientin hatte sich auf den Urlaub des Mannes, den sie als wenig verständnisvoll bezeichnet und der sie trotz ihres Alters stets, u. a. auch sexuell, überforderte, gefreut. Dennoch führte dieser »urlaubsbedingte Verlust« nicht nur zu einer endomorphen Depression, sondern erstmals auch zu einem Schweregrad der endomorphen Depression, daß sie völlig unfähig wurde, sich zu verwirklichen, und außerdem ernste Suizidabsichten hatte.

Diese Patientin hatte zwischen der dritten und vierten endomorphen Depression viele seelische und körperliche Belastungen überstanden, ohne depressiv zu dekompensieren, nicht nur mehrere schwere Operationen, sondern auch wiederholte Auseinandersetzungen mit ihrem Ehemann.

Eine stets sehr gewissenhafte Lehrerin, die vielseitige künstlerische Interessen und einen großen Bekanntenkreis hatte, erkrankte erstmals in ihrem Leben wenige Wochen nach einer Unterleibsoperation endomorph-depressiv, nachdem sie erfahren hatte, daß eine Nachoperation erforderlich war, und sie sich deshalb ängstigte.

Eine 60jährige Patientin erkrankte vor 10 Jahren unmittelbar nach dem Tod ihres Mannes endomorph-depressiv und wurde seitdem zwar wiederholt stationär gebessert, aber nie voll kompensiert. Sie sagt noch heute u. a.: »Es ist so, als wenn er ständig neben mir stände.«

Eine andere Patientin hat einen Wellensittich, der erkrankt. Sie bringt ihn zum Tierarzt, der beiläufig sagt, daß sie ihn hätte noch früher bringen sollen. Der Wellensittich stirbt. Die Patientin dekompensiert wenige Tage später in eine endomorphe Depression, die 3 Jahre anhält und dann rasch abklingt.

Eine andere Patientin erkrankt erstmals im Alter von 54 Jahren unmittelbar nach einer Totaloperation. Sie wird direkt nach der Operation in die psychiatrische Klinik überwiesen. Sie meint heute noch zu wissen, daß sie damals davon beeindruckt gewesen sei, daß sie nun nicht mehr eine »normale Frau« sei. In den folgenden 7 Jahren ist sie ständig wechselnd depressiv oder manisch und keinen Tag gesund, bis sie vor 1 Jahr auf Lithiumsalze eingestellt wurde und seitdem völlig frei war von weiteren psychotischen Erkrankungen.

Ein jungverheirateter kaufmännischer Angestellter von 28 Jahren, der sehr gewissenhaft ist, wird in einem neuen Betrieb mit einer EDV-Anlage tätig. Er fühlt sich der Aufgabe nicht gewachsen, macht Überstunden, schläft zunächst schlecht und dekompensiert endomorph-depressiv im Sinne der sog. »Erschöpfungsdepression«.

Eine 47jährige Patientin, ordentliche Hausfrau mit 2 Kindern, fürchtet, daß es ihr wie ihrer Mutter gehen könne, die im Alter von 50 Jahren in einer depressiven Erkrankung Suizid beging. Sie lebt mit dieser Befürchtung. Anscheinend ohne besonderen Anlaß fällt plötzlich »beim Putzen« kurz vor einer Reise eine »endomorphe Depression« gleichsam über sie her. Sie ist seitdem 4 Jahre endomorph-depressiv mit vorübergehenden leichten Besserungen und hat einen ernsthaften Suizidversuch (Vergiftung) hinter sich.

Eine 30jährige junge Ehefrau arbeitet als Friseuse im Geschäft ihrer Eltern. Auf ihre Anregung hin wird eine Friseuse entlassen, da sie sich zusätzliche Arbeit selbst zutraut. Wenige Wochen später, als sie durch die Aufgaben in der Weihnachtszeit belastet und durch eine Erkältungskrankheit beeinträchtigt ist, setzen die ersten Symptome einer endomorphen Depression ein, die jetzt seit ca. 1 Jahr besteht und in der Zwischenzeit zu einem Suizidversuch (Vergiftung) geführt haben.

Man könnte die Reihe endlos fortsetzen. Zunächst wird man beim oberflächlichen Gespräch einer Fülle von Abwehrsymptomen begegnen, und zwar Abwehr überhaupt gegen die Diagnose »depressiv«. Wie erwähnt, verträgt es sich oft nicht mit dem hohen Verpflichtungsgefühl gegenüber anderen, daß man »nur« depressiv ist. Man fühlt sich entlastet durch die Körperbeschwerden, die eine Brücke des Verständnisses zu den Gesunden bauen. Man fühlt sich eher belastet durch die Feststellung, daß die Erkrankung auftritt im Zusammenhang mit einer Situation, die von den anderen verkraftet wird. Um so mehr als es sich um Situationen handelt, die alle zu bestehen haben, wie z. B. die Weihnachtsvorbereitungen, das Ende eines Urlaubs, ein Umzug, eine körperliche Erkrankung, eine Urlaubsvertretung usw. Hier steht man oft zunächst einer Fülle von Klagen über Körperbeschwerden, über Schlafstörungen; über Konzentrationsstörungen gegenüber, und nicht selten fehlen Klagen über Gemütsstörungen, oder es werden dann sogleich die zugegebenen Depressionen auf die Körperbeschwerden, auf die Schlafstörungen usw. gleichsam **entschuldigend** zurückgeführt.

So erklärt sich z. T. die hohe Zahl der sog. verschleierten, d. h. »larvierten« Depressionen mit Abwehrmaßnahmen der erkrankten Persönlichkeit.

So erklärt sich zu einem wesentlichen Teil der in früheren Jahrzehnten und z. T. auch noch heute angegebene niedrige Prozentsatz auslösender Situationen.

Dieser niedrige Prozentsatz war nicht nur weitgehend die Folge der Leitidee des Begriffes des »Endogenen«, und damit der mangelnden Beachtung der besonderen Persönlichkeitseigenschaften der Erkrankenden, die meist erst den Blick öffnen für besondere auslösende Situationen. Er erklärt sich auch daraus, daß es Verständnisschwierigkeiten bereitet, will man eine nicht verständliche psychotische Erkrankung auf einen verständlichen Anlaß zurückführen, wobei diese Verständnisschwierigkeiten natürlich nicht nur der Untersucher, sondern auch der Patient sowie seine Umgebung haben. Schließlich kam der Begriff des »Endogenen« in seiner früheren Konsequenz den Abwehrmaßnahmen des Patienten entgegen, der sich in seinem Verantwortungsgefühl belastet fühlt, wenn es heißt, daß er erkrankt sei, weil er mit einer besonderen Situation nicht fertig wurde.

Fassen wir zum Problem des Ineinanders zwischen auslösender Situation und Persönlichkeit bei endomorphen Depressionen die Gesichtspunkte zusammen, die uns die Grenzen der jeweiligen Konzeptionen aufzeigen:

Gegen eine sinnblinde Auslösung, die wie ein unspezifischer Reiz auf einen Organismus trifft, sprechen folgende Aspekte:

1. Es häufen sich bestimmte Persönlichkeitstypen bei endomorph-depressiv Erkrankenden.

2. Es häufen sich bestimmte Situationen bei der Auslösung endomorpher Depressionen. Während kollektive Situationen der Not, des Hungers, eines Krieges nicht zu einer Häufung endomorpher Depressionen führen, unterstrichen durch die Tatsache, daß sich Suizide erst nach der Druckentlastung nach einem Krieg häufen, kann man die auslösenden Situationen bei endomorph-depressiv Erkrankenden unter Berücksichtigung der besonderen Persönlichkeitseigenschaften unter wenigen Gesichtspunkten zusammenfassen:

   Störung des Ordnungsgefüges (im Sinne von Tellenbach): z. B. körperliche Erkrankung, Umzug, berufliche Veränderungen u. a.

   Verlustsituationen: Verlust von Personen oder Aufgaben, für die der Patient sich engagiert hat (Vakuumsituation, Pensionierungsbankrott u. a.).

   Mißverhältnis zwischen Selbstverpflichtung und Fähigkeit, sich zu verwirklichen: Erschöpfungsdepression, z. B. durch Überarbeitung bei Urlaubsvertretung, durch körperliche Schwäche, im Alter, bei psychoorganischem Syndrom u. a.

Zu diesem Ansatz bzw. dem Hinweis auf charakteristische äußere Anlässe für endomorphe Depressionen ist folgender Hinweis unerläßlich:

1. Es gibt immer nur relativ spezifische Situationen für bestimmte Persönlichkeiten.

2. Die Frage, weshalb es nach dieser Situation nicht nur zur exomorphen Depression, sondern zur endomorphen Depression kam, entzieht sich letztlich dem einfühlenden Verständnis.

Spezifische Situationen gibt es immer nur in bezug auf besondere Persönlichkeitsstrukturen, nicht was erlebt wird, sondern wie erlebt wird, ist entscheidend.

So findet man zwar z. B. relativ häufig die Auslösung exomorpher wie endomorpher depressiver Verstimmungen durch einen Verlust. Nicht selten wird aber z. B. auch eine Herzphobie durch einen Verlust ausgelöst. Erst wenn man das äußere Ereignis des Verlustes differenziert und in Beziehung setzt zur Persönlichkeitsstruktur des Betroffenen, finden sich auslösende Situationen, die »relativ« spezifisch sind.

Der Verlust einer nahestehenden Person bei depressiv strukturierten Personen kann aus den verschiedensten Motivationen heraus abnorme exomorphe oder auch endomorphe Depressionen auslösen, weil die aufgerissene Lücke nicht ausgefüllt werden kann, weil z. B. ein Mangel an Ich-Fülle dazu führt, daß neue Impulse nicht realisiert werden können. Es kann aber z. B. bei starker Identifikation mit einem Verstorbenen, der den Herztod erlitt, ein Verlust zur Todesangst in Form einer Herzphobie führen, oder es kann z. B. Herzangst als Folge abgewehrter und verdrängter Wut auftreten, wenn ein Partner von dem anderen Partner gegen seinen Willen verlassen wird. Die Situation des Alleinstehens, die evtl. Folge eines Verlustes sein kann, wird je nach Persönlichkeit genossen oder als bedrückend, bedrohlich, beängstigend erlebt. In der Situation des Alleinstehens können mehr materiellexistentielle oder mehr seelisch-geistige Probleme verborgen sein. Nur so ist es zu verstehen, daß ein Verlust nicht spezifisch ist für die Auslösung einer bestimmten Neurose oder Psychose, sondern daß wir nach Verlusten klinisch alle Möglichkeiten psychischer Dekompensation zu sehen bekommen. Erst die Persönlichkeitsstruktur mit ihren eingeborenen und erworbenen Reaktionsbereitschaften entscheidet, ob ein Verlust evtl. eine schizophrene Psychose, eine Manie, eine exomorphe oder endomorphe Depression, eine Angstneurose, eine Sucht u. a. auslöst.

Man muß in diesem Zusammenhang an die altbekannte Erfahrung erinnern, daß die innere Verarbeitung von Erlebnissen im Leben meist wichtiger ist als die äußeren Ereignisse. Der seelisch Gesunde wird mit dem äußeren Schicksal meist fertig, das heißt, er kann sein Leben wieder lebenswert gestalten, auch nach äußerst belastenden Erlebnissen, sofern Impulsivreaktionen und Kurzschlußreaktionen ausgeschlossen werden. Man denke im Zusammenhang mit der Thematik depressiver Verstimmungen an die Tatsache, daß z. Z. täglich Menschen im Straßenverkehr an Unfällen sterben, bei denen Alkohol eine Rolle spielt. Dennoch führen die vielen, nicht selten echt »verschuldeten« Unfälle im allgemeinen nicht zur behandlungsbedürftigen Depression.

Kommt dagegen jemand wegen Schuldgefühlen in unsere Behandlung, so handelt es sich um pathologische Depressionen, die eine besondere Verarbeitungsweise der Persönlichkeit des Erkrankten darstellen. Der relativen Bedeutung des »äußeren Schicksals« steht die wesentliche Bedeutung des »inneren Schicksals« gegenüber. Inneres Schicksal bedeutet eigene Auswahl aus den gegebenen Situationen aufgrund besonderer Persönlichkeitsstrukturen.

Selbst schwerste organische Erkrankung braucht nicht als äußeres Schicksal bestimmend zu wirken. Hierzu untersuchte Verf. 45 Patienten, bei denen der Kehlkopf wegen eines Karzinoms operativ entfernt worden war. Alle Kranken hatten vor sich die ungewisse Zukunft, ob die Krebserkrankung ausgeheilt sei. Sie hatten in der Gegenwart die äußerst schwierige Aufgabe zu bewältigen, sich mit einer neu zu erlernenden Sprache (durch Herausrülpsen von Luft aus dem Magen) verständlich zu machen, Berufs- und Familienprobleme zu lösen. Der weitere Lebensverlauf dieser Kranken zeigte, daß nicht die Krankheit, d. h. der Kehlkopfverlust, entscheidend war, sondern die Persönlichkeit des Patienten. Nicht was erlebt wurde, sondern wie erlebt wurde, nicht das äußere Schicksal, sondern das innere Schicksal wurde bestimmend. Es gab Patienten, die nicht die Energie zur Erlernung der neuen Sprache aufbrachten, die sich völlig zurückzogen. Manche blieben im Bett, andere wurden mißtrauisch, andere depressiv usw. Auf der anderen Seite stand das Gros derjenigen, die nicht nur zur sprachlichen Verständigung mit großer Energie zurückfanden, evtl. im eigenen Geschäft Kunden bedienten, sogar Telefongespräche führten, sondern im ganzen ein frohes und erfülltes Leben fortführten.

Das innere Schicksal führt nicht nur zu evtl. seelischen Erkrankungen, sondern birgt naturgemäß auch die Wiederholungsbereitschaft. So erkrankte z. B. eine Ehefrau, die unter dem Druck einer Überverpflichtung stand, nach der Geburt ihres ersten Kindes an einer schweren endomorphen Depression. Sie sah nur ihre Pflichten als Mutter, nicht ihre Rechte, und fürchtete, ihren Aufgaben nicht gewachsen zu sein. Nachdem die endomorphe Depression abgeklungen war, wurde unglücklicherweise innerhalb eines Jahres bereits ein zweites Kind geboren, das nun naturgemäß die Überverpflichtung der Patientin derart überforderte, daß wiederum eine endomorphe Depression auftrat. Obwohl sie zunächst mit gutem Erfolg stationär behandelt wurde, erkrankte sie nach Rückkehr in die Familie angesichts der beiden kleinen Kinder sogleich erneut endomorph-depressiv und beging Suizid.

Der Begriff, den wir hier inneres Schicksal nennen, hat die Menschheit stets beschäftigt, in Religionen wie Philosophien. Die Astrologen bringen ihn mit Sternkonstellationen zusammen. In der Medizin, in der Psychiatrie, war er früher weitgehend enthalten in Begriffen wie Anlage und endogen, während nunmehr zunehmend auch erworbenen psychodynamischen verständlichen Reaktionsbereitschaften Beachtung geschenkt wird.

2. Möglichkeiten sinnvollen Verstehens beim Ineinander zwischen auslösender Situation und Persönlichkeit unter psychoanalytischer Sicht?

Es sei in diesem Zusammenhang daran erinnert, daß die exomorphe Depression nicht nur in ihrem Zustand verständlich ist, sondern auch in verständlichem Sinnzusammenhang zum evtl. auslösenden Anlaß bleibt.

Demgegenüber ist die endomorphe Depression in ihrem Zustand nicht verständlich und verliert jeglichen verständlichen Zusammenhang zum evtl. auslösenden Anlaß. Dennoch finden sich überzeugende Hinweise für »relativ-spezifische« auslösende Situationen bei endomorphen Depressionen. Die Frage lautet also: Wie weit reicht der Sinnzusammenhang zwischen Persönlichkeit und evtl. auslösender Situation? Wie weit reicht der Sinnzusammenhang in diese auslösende Situation hinein?

Es ist die psychoanalytisch orientierte Neurosenlehre, die sich, beginnend mit Freud, am intensivsten mit dem Thema auslösender Situationen bei psychischen Störungen auseinandergesetzt hat. Der zu einseitig am Sexualtrieb orientierte Ansatz der Freudschen Schule wurde durch die sog. Neoanalyse mit Schultz-Hencke weiterentwickelt.

Die psychoanalytischen Konzeptionen folgen im Ansatz der Aufteilung psychischen Geschehens in psychische Kräfte und psychische Funktionen. In diesem Sinne stehen die psychischen Funktionen des Wahrnehmens, des Gedächtnisses, des Denkens gleichsam im Dienst der psychischen Kräfte, die als Instinkte, Triebe, Interessen, Wollen im einzelnen beschrieben werden. Die Gemützustände, wie Gefühle, Stimmungen und Affekte, werden im wesentlichen als die Erlebnisseite sowohl psychischer Funktionen wie psychischer Kräfte beschrieben. So spricht z. B. Rohracher von empfindungsbedingten Gefühlen, die auf die Empfindungen von z. B. Schmerz, Kälte, Wärme usw. zurückzuführen sind, wie von triebbedingten Gefühlen. Hier kommt es zu vitalen Triebgefühlen mit Lust bei der Triebbefriedigung oder Unlust mit Angst, Grauen, Furcht usw. beim unbefriedigten Trieb. Schließlich sei von persönlichkeitsbedingten Gefühlen gesprochen, die eine Stellungnahme der Persönlichkeit einschließen. Diese Stellungnahme der Persönlichkeit bezieht sich auf die höchsten menschlichen Werte des Wahren (z. B. Gerechtigkeitsgefühle, logische Gefühle), des Numinosen (religiöse Gefühle), des Guten (ethische Gefühle, Sympathie- und Mitgefühle u. a.), des Schönen (ästhetische Gefühle). Als der Erlebnisseite der psychischen Kräfte, insbesondere der Triebe, kommt den Gefühlen bei der gestörten Triebentfaltung des neurotisch fehlgeleiteten Menschen eine besondere Bedeutung zu.

Während Freud die psychischen Kräfte mit dem weitgespannten Begriff der Libido zusammenfaßte, setzte er die Libido weitgehend mit dem Sexualtrieb gleich bzw. vernachlässigte er nach der Auffassung von Schultz-Hencke andere Antriebsbereiche, die für die seelische Fehlentwicklung des Menschen von besonderer Bedeutung sind. Übereinstimmung besteht in allen psychoanalytischen Konzeptionen, daß die zur Befriedigung drängenden Triebe in Konflikt geraten können und müssen mit den Forderungen der Umwelt. Soweit diese Forderungen verinnerlicht wurden, d. h. introjiziert wurden, geraten sie in Konflikt mit den eigenen Maßstäben der Persönlichkeit. Während der seelisch freie Mensch in diesem Konflikt auf Triebbefriedigungen verzichten kann, Triebbefriedigungen aufschieben kann oder im freien Entschluß Ersatzbefriedigungen finden kann, sofern die Versagung erforderlich ist, und während er ohne Schuld- und Angstreflexe zur Entfaltung seiner Triebkräfte kommt, sofern die äußeren und inneren Maßstäbe dies gestatten, ist dies dem Neurotiker nicht möglich. Seine Antriebsentfaltungen sind übermäßigen Hemmungen unterworfen. Hemmungen, die seinem freien Willen und Entschluß nicht zugänglich sind, zumal die seelischen Abwehrvorgänge gegen die Antriebsentfaltungen ihm nicht bewußt sind.

Folgende Antriebserlebensarten sind für Schultz-Hencke in diesem Zusammenhang von besonderer Bedeutung:

a) Das intentionale Antriebserleben

Gemeint ist die neugierige Zuwendung zur Welt, die »Neu-Gier«. Die allgemeinste Zuwendung zu allem Wahrgenommenen. Bereits beim Säugling wird die Welt auf diese Weise erstmalig »erobert«. Es handelt sich zunächst um eine rein emotionale Zuwendung.
Während im 1. Lebensjahr die personellen Wahrnehmungen zu denjenigen, die Wärme, Nahrung, Gefühle entgegenbringen, im Mittelpunkt dieses Erlebens stehen, differenziert sich diese Neu-Gier im späteren Leben mehr und mehr aus. Sie ist schließlich auch enthalten in der forschenden Zuwendung zur Welt.

b) Das kaptative, das orale Antriebserleben

Die Zuwendung zur Welt hat beim Kleinkind etwas Drängendes. Es will nicht nur sehen und erleben, es will »zugreifen«. Es kommt zum Haben-Wollen (capere). »So wird die Welt zum Teil zu einem Besitz. Der Mensch ist u. a. ein besitzstrebiges Lebewesen, nicht nur ein neu-gieriges. Als Besitz wird alles erstrebt, d. h. in die Nähe gezogen, was angenehm, lustvoll ist. Zunächst wird es mit dem Mund ergriffen (oral), schließlich mehr und mehr mit den Händen. Es entwickelt sich das Problem des »Nehmens und Gebens«, das der Mensch von Beginn an als zwiespältig erlebt.« »Soll er die Welt und die Menschen strömend umfließen, hart zupacken, fest umklammern, total in sich hineinziehen bis zur Auflösung des Gegenstandes? Oder soll er sich an die Welt, an die Menschen verströmen, sich verschenken, sich hergeben?«

c) Das retentiv-anale Antriebserleben

Während das Kleinkind sich die Welt erobert, indem es sich ihr gefühlsmäßig zuwendet, mit Mund, Hand und Körper zupackt, Besitz ergreift, entwickelt sich die Tendenz, diesen Besitz auch zu behalten. Dieses Behalten-Wollen (retinere = zurückhalten) wird in der Entwicklung des Kindes erstmals und anhaltend angesprochen, wenn das Kind seinen Kot hergeben soll, wenn es sauber werden soll.
»Die erste wirkliche Leistung, die vom Kleinkind gefordert wird, abgesehen von der Geduld des Warten-Könnens auf Nahrung, ist wiederum der Kot.« »Man versetze sich in die Kleinstkindperspektive, und man wird finden, daß es ihm, dem erst vor kurzem in die Welt Hineingeborenen, ungeheuer merkwürdig vorkommen muß, wenn sein sonst immer so liebevoller Partner, die Mutter, eines Tages deutlich unzufrieden damit ist, daß es sich einfach strömen, einfach laufen läßt, fallen läßt. Wie merkwürdig, daß die Mutter nunmehr in bestimmter Zeremonie, mit bestimmten Worten und Handlungen, mit bestimmtem Werkzeug die Leistung einer bereitwilligen Hergabe eigener

Substanz fordert. Jetzt und hier soll auf einmal Ordnung sein (und nicht mehr Willkür!) im Sinne des bereitwilligen Hergebens.« »Hier kann das Kleinkind Widerstand leisten, es auf eine Machtprobe ankommen lassen. Es braucht nur den After, den Anus, geschlossen zu halten und auf diese Weise retentiv zu reagieren. Wird der Kot dem Wunsch der Mutter entsprechend nicht freiwillig zurückgehalten, kann er sogar aggressiv ausgestoßen werden. Eine Verhaltensweise, die der Volksmund aufgegriffen hat, wenn es z. B. in der Vulgärsprache heißt ›einem etwas scheißen‹ u. a.«

Nehmen und Geben stehen in gegenseitiger Abhängigkeit. Kann nicht nehmend erobert werden, »so wird wenigstens die Substanz bewahrt«, d. h. es kann zum Geiz kommen. Besitzergreifend-aggressive Tendenzen können so sehr gehemmt werden, daß die Betreffenden, sobald sie vor einer solchen »Aufgabe« stehen, reflektorisch mit Hoffnungslosigkeit reagieren. Schultz-Hencke sieht hier den Ursprung verständlicher Depressionen. Der zu depressivem Erleben neigende Mensch ist einer, dessen oral-aggressive Impulse gehemmt sind.

Er kann gleichzeitig auch übermäßig gebebereit sein, kann aber, »um wenigstens Substanz zu bewahren«, betont zurückhaltende und evtl. geizige Züge als Ausgleich entwickeln.

d) Das aggressive, geltungsstrebige Antriebserleben

Das Herantreten an die Welt, das »adgredi«, hat beim Kleinkind zunächst den Charakter, erwünschte Gegenstände motorisch zu erreichen und »Handlungen zu vollziehen, welche Widerstände beseitigen, die solcher Lustgewinnung im Wege stehen«. Dabei hat dieses frühkindliche »adgredi« zum Teil zerstörerischen Charakter, ohne daß dies absichtsvoll so sein muß. Indem das Kleinkind sich motorisch handelnd mit Gegenständen auseinandersetzt, erfährt es Zustimmung und Bestätigung durch die Umgebung, evtl. Triumph. Das Kleinkind entwickelt »Werkfreude«. In diesem Sinne sieht Schultz-Hencke die Beziehungen zwischen Aggression und Geltungsstreben. Wird das »adgredi« behindert, leistet die Welt Widerstand, so könne es zu unterdrückter Werkfreudigkeit kommen, die sich »zu gestautem Haß zusammenballen muß – wenn nicht in andrer Richtung Entladung möglich ist, z. B. auf irgendeinem Bedürfnisgebiet sonst«.

e) Das urethrale Antriebserleben

Es wurde bisher deutlich, wie die hier geschilderte Auffassung des Antriebserlebens auf die Art und Weise der Entfaltung der verschiedenen Antriebsbereiche in den ersten Lebensjahren zurückgeführt wird. Da auch die Art und Weise, wie das Kleinkind die Harnentleerung erlebt, in der Entwicklung von Bedeutung ist, wird dieser besondere Bereich des Antriebserlebens ebenfalls abgegrenzt. Es kommt zunächst zum Konflikt zwischen naivem Drang, den Urin laufen zu lassen, d. h. dem Drang, sich willkürlich zu verhalten, und der Anpassung an die Wünsche der Umgebung. Das Urinieren kann aggressiv willkürlich fortgesetzt werden, es kann in späteren Entwicklungsjahren beim Jungen dazu führen, daß er gegenüber den Mädchen mit Stolz »im hohen Bogen« uriniert.

Kommt so das Urinieren in Beziehung zur Aggressivität, kann das Kleinkind andererseits erleben, daß das Hergeben von Urin den Erwachsenen erfreut. Es erhält den Charakter des Sich-Verschenkens. Der Urin erhält dann den Charakter des Geschenks. »Hergeben und Sich-Hingeben fließen so im Gefühl in eins. Die Befriedigung urethraler Bedürfnisse gewinnt, von dieser Seite her gesehen, engste Verwandtschaft zu einem weiteren, dem Menschen wesentlichen Bedürfnisbereich, nämlich dem der Hingabe.«

f) Das liebende, sexuelle Antriebserleben

Schultz-Hencke unterscheidet verschiedene ganz ursprüngliche originäre Bedürfnisarten: »Es gibt das einfache Zärtlichkeitsbedürfnis, das sich nicht aus Sexualität ›ableitet‹, es gibt liebende, kontaktsuchende und bejahende Zuwendung im Sinne eines unabdingbaren menschlichen Bedürfnisses, eines Bedürfnisses, das ihn zum ›zoon politikon‹ macht. Es gibt die allgemeinste Zuwendung zum anderen Menschen, zu seiner ›Schönheit‹, als Schönheit des lebendigen Lebens verstanden, die Eros genannt wird und sowohl von Liebe wie von Sexualität deutlich und entschieden abgehoben werden sollte. Es gibt dann das unmittelbare und drängende und spezifische sexuelle Bedürfnis als solches.«

Sofern sich Liebe fassen läßt als Sich-Verströmen, Sich-Hergeben, als sich verschenkende Hingabe, besteht die Möglichkeit einer Gefährdung dieses Bedürfnisses. Denn wer sich hingibt, gefährdet die Erhaltung der eigenen Person. Nach Klages komme es zu einer Polarität zwischen Selbsterhaltung und Selbsthingabe. Hingabesehnsüchte seien mit Geborgenheitssehnsüchten nächst verwandt. Man möchte sich vertrauend hingeben dürfen, so sein dürfen, wie man ist, wie man ursprünglich sein möchte. Vertrauend möchte man sicher sein, daß man in dieser Hingabe bejaht wird und vor Gefahren geschützt ist. »Begegnet der Mensch als Kleinkind aber einem menschlichen Partner, der seinerseits Hingabe entgegenzunehmen nicht bereit ist oder sich gar gewalttätig des Hingabebereiten bemächtigt, so kann von solcher Situation, von solcher besonderen Eigenart der Umwelt, der Peristase, her eine schwere Störung des ursprünglichen Hingabebedürfnisses zustande kommen.«

Daß die Befriedigung des sexuellen Bedürfnisses im Hinblick auf die vielen Tabus schon im Kindesalter zu Musterbeispielen gestörter Antriebsbefriedigung führen kann, wurde, beginnend mit Freud, vielfach belegt.

3. Zur Auslösung der Symptomatik unter psychoanalytischer Sicht

Die Antriebe des Menschen drängen unter psychoanalytischer Sicht auf Befriedigung. Dabei befinden sie sich in ständiger konflikthafter Spannung mit den gegenwärtigen äußeren Geboten der Umwelt sowie den im bisherigen

Leben, besonders in der Kindheit, in das Ich übernommenen Umweltgeboten, die zur Stimme des Gewissens wurden.

Während der seelisch gesunde Mensch in frei erlebter Entscheidung die Befriedigung seiner Antriebe im Griff hat und abstimmen kann mit den Forderungen des äußeren »Gewissens« der Umwelt wie den Forderungen des inneren »Gewissens« seines Ichs, leidet der seelisch fehlentwickelte Neurotiker unter abnormen Gehemmtheiten dieser Antriebe, die seine Willensfreiheit beeinträchtigen. Angst- und Schuldreflexe können auftreten, wo frei gewählte Gewährung oder frei gewählter Verzicht der Triebbefriedigung am Platze wären. Nach dem psychoanalytischen Modell bilden die ersten 5 Lebensjahre die peristatischen Faktoren der »Härte und Verwöhnung«, die auf das Kleinkind einwirken, die »Primärursache der Neurosenbildung«.

Eine zweite Gruppe von Bedingungen kann im Sinne »stabilisierender« Faktoren in den folgenden Jahren dazu führen, daß eine vollständige Neurosenstruktur zustande kommt. Schließlich trifft der »nunmehr neurotische, im Kern also gehemmte Mensch« mit einem äußeren Schicksal zusammen, das im Sinne auslösender Ursachen zur neurotischen Dekompensation führen kann. Nachdem die neurotische Symptomatik ausgelöst wurde, kann schließlich eine vierte Ursachengruppe »chronifizierend« dafür sorgen, daß diese bestehenbleibt. Schultz-Hencke spricht in diesem Sinne von einem Ursachenbündel, dessen Attribute heißen: initial, stabilisierend, auslösend und chronifizierend.

Bei diesem psychoanalytischen Impulsmodell sind die Ursachenfaktoren der Härte und Verwöhnung von entscheidender Bedeutung. Härte kann bereits in den ersten Lebensjahren die expansive Selbstentfaltung der Antriebe einschränken und abdrosseln. Härte kann ebenfalls im späteren Leben dazu führen, daß aufkommende Antriebe und Bedürfnisse sich nicht entfalten können, daß »ihre Befriedigung versagt« wird.

Demgegenüber kann Verwöhnung bereits in den ersten Lebensjahren dazu führen, daß Antriebe gleichsam überbefriedigt werden, so daß Antriebe und Bedürfnisse im späteren Leben in Versuchung geraten »durchzubrechen«, maßlos zu reagieren. So kann z. B. ein in diesem Sinne neurotischer Bankangestellter, der es mit viel Geld zu tun hat, in eine kaptative Versuchungssituation geraten und daran erkranken. Oder etwa ein retentiv Gehemmter, der in diesem Sinne übermäßig gebebereit ist, kommt als Familienvater in die Versuchungssituation, sparsam sein zu müssen. Er kann in dieser Situation in Versuchung geraten, nicht nur einfach und angepaßt sparsam zu sein, sondern »infantilerweise mit Geizimpulsen loszulegen«. In diesem Sinne werden neurotische Symptome als Durchbrüche gehemmter Antriebe aufgefaßt. Dabei sind Versagungs- und Versuchungssituationen eng aneinandergeknüpft, denn die Versagung eines Antriebsbereiches bedeutet auch die Versuchung zum Durchbruch, und die Versuchung zum Durchbruch besteht nur auf dem Hintergrund der neurotischen Versagung. In diesem Sinne sprach Freud von Versuchungs- und Versagungssituation.

Die Versagungssituation erhält gerade beim depressiv Erkrankenden einen besonderen Akzent. Die Versagung kann den auf andere und anderes besonders intensiv Hinlebenden depressiv Strukturierten besonders hart treffen. So kann ihm das Leben beim Verlust eines Partners oder einer Aufgabe Stetigkeit, Konstanz, Dauer, Geborgenheit im Bisherigen versagen. Da er in seiner neurotischen Struktur nicht frei ist, sondern starr, hat er als Neurotiker »nicht mehrere Eisen im Feuer, sondern nur eines« (Schultz-Hencke). »Es gibt für ihn keine ausreichende Zahl erfüllender Ersatzbefriedigungen. Er gerät unter Innendruck. Seine expansive Lebenskraft, sein Lebenshunger, staut sich an. Seine bisherigen intentionalen Zuwendungen zur Welt oder seine kaptativen oder oralen, seine retentiven und analen, seine Zärtlich-keits-, seine Liebes- und seine sexuellen Gewohnheiten – all dies oder das eine oder das andere in verschiedenster Zuordnung – weiterhin erfüllt zu erleben, versagt ihm das Schicksal –, und das abrupt und entschieden, für ihn endgültig, so, wie er eben ist. Für den unneurotischen Menschen gäbe es jene Ersatzbefriedigungen, welcher Art auch immer, z. B. wenigstens solche der Freizeitausfüllung« (Schultz-Hencke). Es gibt für ihn in der Sackgasse der Härte der Versagungssituation keinen Ausweg.

Wichtig ist in unserem Zusammenhang, daß unter psychoanalytischer Sicht diejenigen Fälle, in denen ein grober Schicksalseinbruch vorliegen muß, damit es zur neurotischen Symptomatik kommt, »leichte Fälle sind«. Handelt es sich um mittlere Schicksalswendungen, die die Bedeutung von Versuchungs- und Versagungssituationen haben, so ist das der übliche Erkrankungshergang. Fehlen eigentliche Schicksalswendungen und bricht doch Symptomatik aus, so liegt ein »schwerer Fall« vor.

Wir können an dieser Stelle einfügen, daß die endomorph-depressiv Erkrankenden im Sinne der Neurosenlehre als leichte Fälle anzusehen sind, sofern deutlich erkennbare »grobe« Schicksalswendungen situativ eine endomorphe Depression auslösen. Dies mag für das Gros der Fälle gelten, die jahrzehntelang unauffällig und nicht selten überaus geliebt und geschätzt im Kreise ihrer Familie bzw. in ihrem Beruf wirkten, bis sie dann in einer sie sehr treffenden Verlustsituation endomorph-depressiv erkranken. Doch geraten wir schon in Verständnisschwierigkeiten, wenn es heißt, daß etwa ein Urlaubsende, eine Weihnachtsvorbereitung die auslösende Ursache war, nachdem viele ähnliche und oft belastendere Situationen im früheren Leben nicht zur Erkrankung geführt hatten. Sind dies die neurotisch schweren Fälle, oder sind es gar die schweren Neurotiker, bei denen die endomorphe Depression ohne jeden Zusammenhang mit einer belastenden äußeren Situation, d. h. echt endogen, auftritt? Hier scheiden sich die Geister. Hier endet die Möglichkeit des Verstehens, und hier hat die psychoanalytische Sicht der Neurosenlehre ihre Grenzen.

Geht es darum, der Auslösung depressiver Verstimmungen nachzugehen, so ist grundsätzlich zunächst an die typischen Schwellensituationen des Lebens zu denken. Diese Schwellensituationen beginnen unter psychoanalytischer Sicht bereits mit dem normalen Abstillen. Sodann mit der Sauberkeitsgewöhnung, der Geburt eines Geschwisterchens, dem Erleben des Kindergartens und später der Schule. Examina, das erste Sexualerleben, die endgültige Berufswahl, die Eheschließung, das Geborenwerden von Kindern, die Erreichung der Lebensmitte und schließlich das Klimakterium sind in diesem Sinne Schwellensituationen. Daß auf den depressiv Strukturierten Schwellensituationen zukommen, die für ihn mehr belastend sind als für andere, versteht sich nach dem Gesagten. Schwellensituationen sind in diesem Sinne für ihn Situationen, die seine Selbstverwirklichung für andere und anderes in Frage stellen oder gar ausschließen.

Schultz-Hencke entwickelte den Freudschen Ansatz, wonach für die Entwicklung der depressiven Struktur am Ende des 1. Lebensjahres die mit Härte versagende Mutter eine wesentliche Rolle spiele, weiter. Er nimmt an, daß bei einem Kleinkind, das in einer Situation der Umwelthärte in den ersten Lebensmonaten keine wesentlichen intentionalen Gestörtheiten erworben hat und weiterhin sich vertrauensvoll und interessiert seinen Erziehungspersonen zuwendet, in späteren Lebensmonaten oral-aggressive Gehemmtheiten durch diese Umwelthärte gesetzt werden. Es entwickle sich eine erhebliche Distanziertheit gegenüber den Menschen im folgenden Sinne: Die Mitwelt ist für den Betreffenden »dämonisiert«. Seine eigenen latenten, »schweren« oral-aggressiven Tendenzen hat er in die Welt projiziert. Er apperzipiert seine Mitmenschen gewissermaßen als fressende Ungeheuer, als Wölfe und, wenn es sich um einen Mann handelt, die Frau als verschlingende Magna Mater. So tief ist dieses Bild der Menschenwelt in ihm verankert, inkarniert, daß er im erworbenen Instinkt mit völliger Hoffnungslosigkeit immer dann reagiert, wenn eine Schicksalsbegegnung auch nur andeutungsweise zu zeigen scheint, daß alle Anstrengung, sich erobernd zu behaupten, fruchtlos sein wird. Auf jede Versuchungs- und Versagungssituation – auch der einzelne Mensch, der Lebenspartner, kann diesen Charakter ja haben – reagiert der Betreffende mit schwersten, in der Latenz gestauten oral-aggressiven Tendenzen; auf der Oberfläche entsprechend mit weicher Gefügigkeit, Nachgiebigkeit, Opferbereitschaft, Verzichtbereitschaft usw.

Die depressive Struktur ist danach im wesentlichen gekennzeichnet durch die Latenz schwerer oral-aggressiver Impulse. Der depressiv Strukturierte reagiere auf eine Versuchungs- oder Versagungssituation mit sofortiger, »blitzartiger Übersteuerung«. Er sei aus inneren Gründen in Versuchungs- und Versagungssituationen wehrlos. Er erlebe die Welt, den anderen Menschen, besonders verglichen mit ihm, als wehrhaft-expansives Lebewesen, als böse, dämonisch. Er projiziere seine eigenen latenten Aggressionen in die Welt, besonders in den anderen Menschen hinein. Wörtlich heißt es, »der Träger einer depressiven Struktur mußte sich als Kind versagen, den Eltern fügen, weil er auf sie angewiesen war. Als Erwachsener verhält er sich im Sinne unbedingter Reflexe fernerhin so, und dies wiederum vollzieht sich im Rahmen einer erworbenen Gestalt von weiteren bedingten Reflexen« (Schultz-Hencke).

Schultz-Hencke betonte recht akzentuiert die Situation der Umwelthärte, die eine depressive Struktur in dem Sinne entstehen läßt, daß bereits im 1. Lebensjahr die Befriedigung oral-aggressiver Impulse versagt wird. Es ist jedoch in diesem Zusammenhang zu ergänzen, daß auch eine überbehütende, zuviel anbietende Verwöhnung zu dem Resultat führen kann, daß die sich entwickelnden besitzergreifenden und auf Behauptung drängenden Impulse gehemmt werden bzw. sich nicht entfalten, weil ihre Befriedigung von außen, durch den Verwöhnenden, vorweggenommen wird. Die besondere Situation entsteht, in der der in diesem Sinne Verwöhnende mehr oder weniger abrupt und überbetont zum Fordernden wird. So entsteht, psychodynamisch gesehen, der innere Konflikt einer inneren Erwartung von (oraler) Verwöhnung und der Angst, die eigenen Wünsche zeigen zu dürfen. In jedem Falle ist der betreffende Säugling bzw. das werdende Kleinkind in einer übermäßigen Abhängigkeit gegenüber demjenigen, der entweder mit Härte seine oral-aggressiven Impulse verwehrt oder durch Verwöhnung die selbständigen und auf Befriedigung drängenden Impulse abdrosselt. Der Betreffende bleibt also in Abhängigkeit und Angst, die Sympathie des anderen, auf den er angewiesen ist, d. h. der Mutter bzw. der Mutterfigur, zu verlieren. Er wagt nicht zu fordern, weil er übermäßig auf das äußere Angebot sich angewiesen fühlt. Im späteren Leben entwickeln sich Erlebnislücken in Situationen, in denen er sich selbst etwas »herausnehmen« könnte. Die Versuchungs- und Versagungssituationen liegen dementsprechend in Situationen, die zur Distanzierung und zur eigenen Isolierung führen könnten. Sie liegen in Situationen, die die eigene Abhängigkeit bedrohen. Die Ich-Werdung, die Entwicklung der Selbständigkeit, wird vermieden, indem eine Fixierung an Eltern bzw. andere Ersatzfiguren bestehenbleibt. In diesem Sinne wird der andere überschätzt und die eigene Selbständigkeit unterschätzt. Alle auf Selbständigkeit drängenden Impulse lösen Angst- und Schuldgefühle aus. Der in diesem Sinne depressiv Strukturierte nimmt seine eigenen Wünsche ständig zurück und entwertet sie. Er treibt gleichsam eine Enttäuschungsvorbeugung. Dabei kann Ärger angesammelt werden, ohne diesen Ärger zeigen zu dürfen, denn die Sympathie des anderen darf nicht verlorengehen. Es kann sich eine Abwehrhaltung entwickeln, die jede Isolierung und Vereinzelung entwertet und diese vermeiden muß. Um den anderen nicht weh zu tun, werden andere, eigene Wünsche zurückgestellt. Die psychoanalytische Behandlungssituation wird bei derartigen Patienten gern gesehen, um Abhängigkeitswünsche auszuleben. Demgegenüber kommt es darauf an, Mut für eigene Wünsche und Forderungen, für aggressiv fordernde Regungen und Trennungswünsche therapeutisch zu fördern. Eine weitere Abwehr besteht in der Regression auf symbiotische Anklammerungstendenzen und Überidentifizierung mit dem Objekt, in dessen Abhängigkeit gelebt wird. Eine evtl. spannungsvolle Einstellung gegenüber diesem anderen Abhängigen wird nicht mit Vorwürfen und Aggressionen ausgelebt, sondern mit Selbstvorwürfen und Selbstaggressionen verarbeitet. Wenn also Anklammerungswünsche und der Wunsch nach Geborgenheit gefährdet werden durch eine Verlustsituation oder eine ständige Belastung, kann die Aggressivität gegen den anderen, der diese Situation gefährdet bzw. bedingte, nicht ausgelebt werden. Es kommt zur Introjektion und zur Selbstanklage und Selbstaggression, statt zur Aggression gegenüber dem anderen, der diese Geborgenheit gefährdet bzw. nicht mehr ermöglicht. Der infantil bedingte Konflikt des depressiv Strukturierten besteht in der Ambivalenz, nicht fordern zu können und statt dessen unrealistisch zu erwarten. Im Zusammenhang mit der infantil bedingten Abhängigkeit wird alles getan, um vom anderen anerkannt zu werden, und wird der andere nicht enttäuscht, indem dessen Wünschen kein Nein entgegengesetzt werden kann. Es wird mehr oder weniger Leistung eingesetzt für Anerkennung. Eltern, die in diesem Sinne depressiv strukturiert sind, klammern sich an den Kindern fest und behandeln ihre Kinder, wie sie selbst behandelt werden möchten. Dabei können, wie erwähnt, einerseits im Sinne der Verwöhnung alle fremden, zur Selbständigkeit des Kindes führenden Reize abgeschirmt werden und die Entwicklung oral-aggressiver Impulse abgedrosselt werden, es kann aber auch im Sinne von Härte zu einem ähnlichen Effekt kommen, wenn dem Kind das nicht gestattet wird, was die betreffenden Eltern sich selbst nicht gestatten, nämlich sich fordernd zu behaupten. Da der depressiv Strukturierte mehr, den anderen bejahend, sich hergeben muß, als er, sich selbst bejahend, hingeben möchte, da er den anderen bei seinem Mangel an Ich-Fülle, wie wir es nannten, für sich selbst braucht, wird im Freudianischen Arbeitskreis in diesem Zusammenhang von narzißtischer Objektbesetzung gesprochen.

Zusammenfassend wird in der Psychoanalyse die These vertreten, daß die depressive Struktur dadurch ausgezeichnet sein soll, daß »schwer aggressive, ganz besonders auch oral-aggressive Tendenzen in dem Betreffenden latent liegen«.

Die Depression erweist sich als »schwebender« Antagonismus zwischen oral-aggressiven Agonismen und furcht- und schuldgefühlshaften Antagonismen.

Quälende, und zwar bis zur Unerträglichkeit quälende, depressive Gefühle mit mehr oder weniger dysphorischem Einschlag sind es, die den Träger bestimmen, an ein Verlassen des Lebens durch Selbstmord zu denken.

Diese latenten und in der Latenz gebliebenen oral-aggressiven Tendenzen richten sich nach dieser These auf ganz bestimmte Personen der Umgebung des Betreffenden, auf bestimmte Beziehungspersonen. Vom Latenten, vom Verborgenen her gesehen also möchte, wie es heißt, »der Betreffende jene Beziehungspersonen beseitigen, töten«. Da die Impulse, die auf Besitzerwerb und -behauptung drängen, unterdrückt sind, in der Latenz sind, drängen diese oral-aggressiven Impulse beim depressiv Strukturierten zum Durchbruch. Er sei in diesem Sinne nach Schultz-Hencke ein »latenter Raubmörder«. (Anm.: Für den nicht psychoanalytisch Ausgebildeten sei vermerkt, daß die Konzeption vom »latenten Raubmörder« sich auf unbewußte Impulse bezieht. Es soll mit dieser Kennzeichnung offensichtlich die Intensität und evtl. Maßlosigkeit der unbewußten Impulse gleichsam metaphorisch umschrieben werden. Wie z. B. der Volksmund in anderem Zusammenhang von einem »Mordskerl« spricht, ohne im entferntesten daran zu denken, daß dieser in der Realität mordet.)

Damit ist der psychoanalytische Ansatz der Priorität und wesentlichen Rolle der Befriedigung von Einzelantrieben für die Entwicklung einer Persönlichkeit in aller Konsequenz von Freud bis Schultz-Hencke weitergeführt. Die Entwicklung depressiver Verstimmung ist wesentlich auf die gestörte Entfaltung besitzergreifender und besitzfordernder Impulse abgestellt. Der depressive Zustand wird danach als ein Schwebezustand zwischen aggressiv getönten besitzfordernden Impulsen einerseits und mit Schuld- und Angstgefühlen besetzten Gegenimpulsen andererseits gesehen.

4. Möglichkeiten und Grenzen psychodynamischen und anthropologischen Verstehens bei der Auslösung endomorpher Depressionen. Ergänzung durch ein psychobiologisches Konzept

Die Beachtung der Methodik psychologischer und psychopathologischer Untersuchungen brachte die fruchtbaren, wichtigen Unterscheidungen von Verstehen und Erklären. Psychische Motive werden verstanden – Ursachen erklärt (Dilthey, Jaspers u. a.).

Die Lustlosigkeit, die Freudlosigkeit, die mangelnde Bejahung der gegenwärtigen Lebenssituation in der traurig-depressiven Verstimmung nach Verlust eines Angehörigen werden einfühlend verstanden.

Es wird auch einfühlend verstanden, daß der Trauernde sich von der Welt zurückzieht, daß er kein Interesse daran hat, Freude zu erleben, weniger Interessen hat, nicht motiviert ist für das Erleben von Lust und Freude. Es kann auch einfühlend verstanden werden, daß ein anderer depressiv Trauernder sich ablenken will, in die Arbeit stürzt, nicht mit sich allein sein will, vielleicht in den Rausch ausweicht u. a. Doch ist fraglich, ob z. B. noch einfühlend verstanden werden kann, wenn ein depressiv-traurig Verstimmter nicht nur die gegenwärtige Situation nicht mehr bejaht. Wenn er sich wertlos, nutzlos, überflüssig fühlt, wenn er die aufgerissene Lücke im Erleben nicht selbst bejahend ausfüllen kann.

Die verstehende Psychologie sieht im Motivverstehen die wesentliche, besondere Methodik der Psychologie. Dabei ist der Begriff des Verstehens weiter als der des Einfühlens und enthält auch rationale Momente. Die eigene Erlebnisfähigkeit bestimmt, wie weit man sich in einen anderen einfühlen kann, aber was setzt die Grenzen des Verstehens? Wie weit sind es bereits rationale Überlegungen, wenn wir sagen, daß ein depressiv Trauernder sich wertlos fühlt, in der Selbstachtung beeinträchtigt ist, weil für seine Selbstverwirklichung der andere, den er verlor, ein notwendiger Bestandteil war, wenn wir gar im Sinne einer psychoanalytischen Interpretation unterstellen, daß er den anderen, für den er lebte, dämonisiert hat, daß er seine latenten oral-aggressiven Gehemmtheiten in die Welt projiziert und andere Menschen als fressende Ungeheuer erlebt, daß er nur auf der Oberfläche gefügig, nachgiebig, opferbereit, verzichtbereit ist und daß die depressive Verstimmung ein schwebender Antagonismus zwischen oral-aggressiven Agonismen und furcht- und schuldgefühlshaften Antagonismen sei?

Man wird zustimmen, daß hier bereits die Methodik des Motivverstehens verlassen wurde und wir uns im Bereich von Deutungen bewegen. Deutungen, die auf gewisse psychoanalytische hypothetische Modellvorstellungen sich beziehen, Deutungen, die vielfach nicht akzeptiert werden, eben, weil sie nicht einfühlend verstanden werden können.

Um dem Grundgedanken: »Ist es auch Irrsinn, hat es doch Methode«, nachzugehen, sofern es sich um das Verständnis für den Außenstehenden nicht verständlicher Psychosen handelt, wurden weitere neue Begriffe geschaffen. So wurde z. B. versucht, zum Verständnis paranoider Psychosen ein »unmittelbares« Verstehen von einem »mittelbaren« Verstehen zu unterscheiden (B. E. Richter). Danach sei es »unmittelbar verständlich, wenn sich ein Wahn z. B. hinsichtlich der Erwartungsrichtung an die Merkmale des emotionalen Hintergrundes halte« (Richter). Gehe z. B. die Erwartungsrichtung, wie z. B. oft bei alleinstehenden Frauen, dahin, daß einerseits unbefriedigte sexuelle Wünsche bestehen, andererseits sie sich als Alleinstehende bedroht fühlen und um Wohnraum, Existenz, Geltung bangen (s. Haase), so werden die Inhalte ihrer paranoid-halluzinatorischen Erlebnisse oft »unmittelbar« verständlich aus ihren Befürchtungen und Wünschen.

Geht man davon aus, daß der endomorph Depressive erheblich in seiner Selbstverwirklichung beeinträchtigt ist oder durch schwere Erkrankung diese Selbstverwirklichung völlig aufgehoben ist, geht man davon aus, daß gerade er in besonderem Maße darauf angelegt ist, sich für andere und anderes zu verwirklichen, daß er diese Aufgaben, diese Personen braucht, so wird manche Symptomatik der endomorphen Depression unmittelbar verständlich. Verständlich durch die Hereinnahme rationaler Überlegungen in Ergänzung zum einfühlenden Motivverstehen. Es wird in diesem Sinne unmittelbar verständlich, daß gerade er unter dieser beeinträchtigten Selbstverwirklichung besonders leidet, daß gerade er sich besonders entlastet fühlt, wenn Körperbeschwerden im Vordergrund stehen und seine Unfähigkeit als körperliche Erkrankung akzeptiert wird.

Jedoch die Tatsache der beeinträchtigten Selbstverwirklichung, die gestörte oder aufgehobene Konzentration, die innere Unruhe, die Tagesschwankungen, die Art der Schlafstörungen u. a. entziehen sich mehr und mehr einem in diesem Sinne unmittelbaren Verstehen. Je mehr es gelingt, die Persönlichkeit mit ihren besonderen Eigenschaften **vor** der depressiven Erkrankung mit einzubeziehen, im Sinne eines mittelbaren anthropologischen Verstehens, um so mehr kommen wir dem Patienten und seinem Zustand nahe.

Wir können in diesem Zusammenhang davon ausgehen, daß gerade die endomorph-depressiv Erkrankenden diejenigen sind, die besonders häufig vor der Erkrankung fest im Leben standen, wertvolle Familienmitglieder, wertvolle Mitarbeiter waren, häufig im Sinne von Tellenbach in einem festen Ordnungssystem lebten, zumindest aber in bestimmten Lebensbereichen feste Beziehungen hatten und brauchten. Wir finden gerade bei ihnen diejenigen, die Arieti im amerikanischen Schrifttum als die »Angepaßten« bezeichnet, die in der Neurosenlehre von Schultz-Hencke feste »Haltungen« zeigen, die in typischer Ausprägung im Sinne eines Alles oder Nichts leben. Sie sind entweder gesund, gut eingeordnet, erfolgreich, leistungsfähig oder endomorph-depressiv krank. Ist in ihrer endomorphen Depression ihre Selbstverwirklichung beeinträchtigt oder aufgehoben, leben sie gleichsam mit umgekehrtem Vorzeichen. An die Stelle der Leistungsbefriedigung, der Einsatzbefriedigung tritt das Gefühl der Selbstwertbeeinträchtigung, nicht selten schuldhaft reflektiert. Früher häufig auf moralische Schuld im Sinne der Auseinandersetzung mit sexueller Moral abreagiert, heute viel eher als vermeintliches Leistungsschulden eingestanden, entsprechend den Forderungen unserer Leistungsgesellschaft. Daß gerade bei ihnen die beeinträchtigte Selbstverwirklichung einhergeht mit Selbstgefährdung, daß sie sich in ihrer Nutzlosigkeit abschreiben wollen, bestrafen wollen, andere entlasten wollen durch Suizid, wird in diesem Sinne anthropologisch mittelbar verständlich. Daß gerade sie besonders gefährdet sind, wenn der Gesunde sie in ihrer gestörten Selbstverwirklichung fordern will im Sinne des »Nimm-dich-zusammen«, wird verständlich.

Es wird in diesem Sinne anthropologisch verständlich, daß das Tier nicht endomorph-depressiv erkranken kann, daß ein Idiot mit fehlender Persönlichkeitsentwicklung ebenso wenig wie ein, hirnorganisch bedingt, in seiner Persönlichkeit hochgradig Abgebauter endomorph-depressiv erkranken kann. Die Voraussetzung zur endomorphen Depression ist nicht nur die Entwicklung der Persönlichkeit mit Ich-Bewußtsein, sondern eine mindestens partiell in das Ich übernommene hohe Forderung, in dem Sinne, daß die Selbstverwirklichung ein bestimmtes Niveau haben muß. Das Leben wird geachtet, wertgeschätzt, wenn man sich selbst achten und wertschätzen kann. Verf. sprach bei ihnen von einem relativen Mangel an »Ich-Fülle« in dem Sinne, daß sie erst dann erfüllt leben können, wenn sie für andere bzw. anderes sich verwirklichen können. Relativ, weil sie oft erst in der Erkrankung zu erkennen geben, wie sie auf diese Erfüllung angewiesen sind. Ihnen stehen die typischen Fälle der exomorph Depressiven gegenüber, mit einem absoluten Mangel an Ich-Fülle. An die Stelle eines in sich ruhenden Selbstbewußtseins kann bei ihnen mehr oder weniger ein Leistungsbewußtsein treten. Häufiger adynam, still, nicht selten resignierend einherlebend, werden sie durch die geringe Fähigkeit, »Nein« sagen zu können, für das Ich zu fordern und aggressiv werden zu können (im Sinne der oral-aggressiven Gehemmtheit), unter Umständen ständig überfordert. Nicht wenige weichen in Alkoholismus aus und sind zeitweise mehr oder weniger exomorph-depressiv.

Sind die endomorph-depressiv Erkrankten in der Mehrzahl in gesunden Zeiten in ihrem Selbstwerterleben bei angepaßter Leistung kompensiert, so finden wir hier häufiger, so will es scheinen, solche, die sich bewußt in ihrem Selbstwerterleben beeinträchtigt fühlen. Ein wichtiger Gesichtspunkt, der sich aus dem Ansatz anthropologischen Verstehens ergibt, ist noch die Tatsache, daß es nicht angeht, behandlungsbedürftige Depressionen aus Einzelsymptomen verstehen oder deuten zu wollen. Im Unterschied zur normalen Trauer, zur normalen Lustlosigkeit, die nach enttäuschenden oder bedeutenden Erlebnissen sich einstellt, ist der behandlungsbedürftige Depressive mehr als lustlos, mehr als freudlos. Sowohl der exomorph- wie endomorph-depressiv Erkrankende sind wesentlich in ihrem Selbstwerterleben beeinträchtigt. Die psychoanalytische Konzeption, die bei der Depression einen »schwebenden Antagonismus zwischen oral-aggressiven Agonismen und furcht- und schuldgefühlshaften Antagonismen« in den Mittelpunkt stellt, folgt unseres Erachtens zu eingleisig der Lehre von den nicht normal zur Befriedigung kommenden Einzelantrieben, die dabei die Gesamtpersönlichkeit vernachlässigt. Das Ineinander von Weltbewußtsein und Selbstbewußtsein, von Welterfahrung und Selbsterfahrung, von Wertschätzung der gegenwärtigen Situation mit Wertschätzung der eigenen Person, der engen werterlebten Symbiose von äußerem und innerem Erleben, ist unseres Erachtens entscheidend für das Verständnis behandlungsbedürftiger Depressionen. Ich kann die gegenwärtige Situation als freudlos, lustlos, traurig erleben und mich damit auseinandersetzen, jedoch behandlungsbedürftige Depressionen beginnen besonders da, wo nicht nur die gegenwärtige Situation nicht mehr bejaht werden kann, sondern der Betreffende sich nicht mehr bejahen kann, wo der äußere Wert des Daseins mit dem inneren Wert der Daseinsberechtigung so eng verknüpft ist, daß eine für die Gesundung notwendige Distanzierung beeinträchtigt ist. Die Selbstwertprobleme mögen verdrängt sein, der Zustand auf körperliche Erkrankung abgeschoben werden oder mit vermeintlicher Schuld begründet, in jedem Fall möchten wir der Bedeutung der Beeinträchtigung des Selbstwerterlebens bei behandlungsbedürftigen Depressionen wesentliche Beachtung geben, geht es darum, das Leiden zu begreifen. Hier setzten auch die Nachfolger Freuds an, die mit Rado, Bibling, Jacobson u. a. bei der Depression den Mangel an Selbstachtung in den Mittelpunkt rückten.

Sind unmittelbares und mittelbares anthropologisches Verstehen eine notwendige Voraussetzung bei der Auseinandersetzung mit dem depressiv Erkrankenden, so kommen wir doch zu ihren Grenzen, wenn es um die Auslösung der endomorphen Depression geht. Zum Verstehen der Auslösung exomorpher Depressionen dienen die oben angeführten Modellvorstellungen. Sie haben sich als Hilfshypothesen bei der psychoanalytischen Behandlung vielfach bewährt, bedürfen aber weiterer Überprüfung und Abstimmung mit verhaltenstherapeutischen und lerntheoretischen Ansätzen.

Die Grenzen einfühlenden Motivverstehens, rationalen Verstehens, anthropologischen unmittelbaren und mittelbaren Verstehens sind erreicht, wenn es darum geht, das Da-Sein, die Auslösung endomorpher Depressionen nachvollziehen zu können. Tellenbach versucht es mit den Begriffen der Inkludenz und Remanenz (s. S. 99), in die der Typus melancholicus gleichsam eingeschlossen sei. Tellenbach unternimmt damit den Versuch, zwischen die psychoanalytisch orientierte Impulslehre einerseits und die Lehre der orthodoxen Psychiatrie mit der Überakzentuierung des »Endogenen« andererseits ein begriffliches Konzept zu setzen. Bei einem Konzept, das die reaktive Auslösung endomorpher Depressionen in seinem Sinne der Melancholie verneint, jedoch das Ineinander der Persönlichkeitsmerkmale des »Typus melancholicus« mit der äußeren Situation in eine Beziehung bringt, geht es darum, die situationsgebundenen Melancholien zu erfassen. Damit scheint das Problem gleichsam auf die Erkenntnistheorie verschoben.

So wichtig es ist, ein eingleisiges Reizreaktionsschema zu verlassen, geht es um die Auslösung von endomorphen Depressionen, so wenig befriedigt die Zurückführung dieses Phänomens auf die Begriffe der Inkludenz und Remanenz. Inkludenz und Remanenz mögen nützliche Begriffe sein, wenn es z. B. darum geht, den in seine Ordnung Eingepanzerten zu verstehen, der bei einem Überangebot an Arbeit bei Urlaubsvertretung, Umzug usw. mit seiner Pflichterfüllung nachhinkt und im Sinne einer sog. Erschöpfungsdepression dekompensiert. Wie aber sieht es z. B. mit dem so häufig unmittelbaren Auftreten endomorpher Depressionen nach Verlustsituationen aus, wo bleiben die so häufig nachzuvollziehenden psychodynamischen Ansatzpunkte, die zwischen dem Verlust, der auftretenden körperlichen Erkrankung und den anderen vielen Situationen, die ein Mißverhältnis der Selbstverwirklichungsmöglichkeit auslösen, und der endomorphen Depression aufzudecken sind? Sie werden zwar häufig vordergründig verdrängt und erschließen sich erst der subtilen mikropsychologischen analytischen Arbeit, doch lassen sich hier nicht selten Erlebniszusammenhänge aufdecken. Genau wie die Verschlechterung endomorpher Depressionen in ihrem Verlauf, die bei oberflächlicher Betrachtung rein »endogen« anmutet, sich oft dem Erlebniszusammenhang erschließt, wenn der Patient einer psychoanalytischen Behandlung zugeführt werden kann und Einfälle bringen kann, ungeachtet der Tatsache, daß Auslösung wie Verschlimmerung endomorpher Depressionen sich nicht selten jeglichem nachspürbaren Erlebniszusammenhang entziehen. Das »Endon« im Sinne Tellenbachs, das er metapsychologisch und metasomatologisch sieht, setzt u. E. den auf Ordentlichkeit eingeborenen Menschentyp voraus. Das bedeutet eine eingeborene Ordentlichkeit, die wir sowenig akzeptieren können wie einen eingeborenen Charakter überhaupt. Wir erinnern uns hierzu an die überholte Lehre vom »delinquente nato«, vom eingeborenen Verbrecher.

Wenn auch von psychoanalytischer Seite Persönlichkeitsvoraussetzungen, wie Vitalität, Antriebsquantitäten, unterschiedliche Sensibilität, Bereitschaft zu Sonderbegabungen im Sinne der Talente, formale Intelligenz, als eingeborene Veranlagungen weitgehend anerkannt werden, so fehlen doch jegliche Hinweise für eingeborene Charakterstrukturen. Ordentlichkeit ist die Folge einer Auseinandersetzung mit der Umwelt bei bestimmten Bereitschaften. In ihr drückt sich häufig Überverpflichtung aus, die sich aber auch ganz partiell ohne Ordnungsbetonung z. B. in bestimmten Ehrgeizlinien ausdrücken kann. Ordentlichkeit wie im weiteren Sinne Über-Ich und Ich-Ideal-Entwicklungen bilden sich unter psychoanalytischer Sicht psychodynamisch und bleiben als inneres Schicksal im engen psychodynamischen Kontakt mit dem äußeren Schicksal. In diesem Sinne muß es echte Auslösungen geben, Auslösungen durch bestimmte Situationen, die eine Selbstverwirklichung in diesem Sinne nicht mehr gestatten. Auslösungen, die rein somatisch determiniert sein können, die gleichsam die »körperliche Kraft« zur Selbstverwirklichung beeinträchtigen, wie z. B. im Wochenbett, bei körperlicher

Krankheit, mit zunehmendem Alter. Körpervorgänge, die neuerdings rein körperlich durch prophylaktische Behandlung mit Lithiumsalzen beeinflußt werden, so daß erneute Erkrankungsgefahr mit endomorpher Depression erheblich verringert wird. Vorgänge, die aber auch »von außen« einen starken Druck ausüben können, wenn es unter bestimmten äußeren Lebensbedingungen für die Möglichkeit der Selbstverwirklichung zuviel wird.

Wir halten daher die Ergänzung psychodynamischer Ansatzpunkte durch ein psychobiologisches Konzept für berechtigt. Der Mensch entwickelt sich ganzheitlich in die Reifungskrisen der Pubertät, des Klimakteriums, des Alterns psychobiologisch hinein. Er reagiert nicht auf die Entwicklung etwa der Keimdrüsen oder auf ihren Abbau, er reagiert nicht auf die Reifung des Gehirns oder seine Involution. Nicht weil die Sexualität sich entwickelt, sondern indem sie sich entwickelt, findet er sich in einem neuen Reifungsstadium. Nicht weil er einen Verlust erlitten hat, sondern indem er sich in einer Verlustsituation mit allen ihren für ihn besonderen Konsequenzen befindet, kann sein Lebensentwurf, seine Selbstverwirklichung in Frage gestellt sein.

Im Rahmen der Entelechie des Organismus, seiner in ihm bereitgelegten Entwicklungslinien, geben sich Korrelationen zu erkennen, die auf mehr zurückzuführen sind als auf Kausalitätsketten. Doch müssen wir deshalb auf die Ergründung von Kausalitätsketten verzichten?

Tellenbach spricht vom Begriff des Gleichgewichts. Er gehöre der Region der Endo-kosmo-genität an: »..., welche dadurch ausgezeichnet ist, daß in ihr das Prinzip der Kausalität suspendiert ist. Wir erinnern daran, wie die Eigenrhythmen mit denen des Kosmos in Zusammenhang stehen: doch nicht in kausalem, sondern in korrelativem. Das Prinzip der Kausalität ist hier abgelöst von dem der Korrelativität. Wie man nicht sagen kann: Die Bäume blühen, **weil** Frühling ist, sondern: Die Bäume blühen, denn es ist Frühling; wie der Winterschlaf mit dem Winter verschränkt ist, die Brunft herbstlich ist; wie nicht die Lüfte des Frühlings die Zugvögel anziehen, diese vielmehr auch schon da sind, wenn einmal Schnee und Kälte noch vorherrschen: So ist der Kosmos mit dem Organismus verschränkt. Sowenig nun der Waldreichtum eine Folge der Niederschlagsmenge ist, sowenig gilt auch das umgekehrte. Wohl kann man in diese Korrelativität eingreifen, z. B. die Niederschlagsmenge dadurch reduzieren, daß man den Wald abholzt. Damit ist die Ebene bezeichnet, in welcher man auch mit medikamentöser Therapie in die Melancholie eingreifen kann. Man beseitigt die Möglichkeit des Melancholisch-Seins. Man versucht, eine Korrelativität in eine andere zu überführen«(Tellenbach).

Dieser kosmologische Entelechiebegriff wird auf die Melancholie (endomorphe Depression) übertragen, wenn es ferner bei Tellenbach heißt: »Wie in jeder erbgenetisch mitbedingten Möglichkeit von Krankheit ist das natürliche Gleichgewicht, worin schon Hippokrates das Wesen der Gesundheit sah, auch beim Melancholiker in mehrfacher Hinsicht gefährdet.

Zunächst ist es die Inklination zur Entwicklung jener in der spezifischen Struktur des melancholischen Typus verfestigten Fehlhaltung, in der natürliche Entfaltungsmöglichkeiten sich einseitig entwickelt haben und zu einem labilen anfälligen Gleichgewicht führen. In der endokosmogenen Abwandlung in die Melancholie geht dieses Gleichgewicht zu Verlust«. (Zit. Tellenbach.)

Wenn ein Botaniker sagen würde, daß die Bäume blühen, weil Frühling ist, dann würde er eine Kausalitätskette von Bedingungen aufzeigen, die dazu führen, daß ein Baum unter bestimmten Bedingungen, die der Volksmund Frühling nennt, nicht nur blüht, sondern blühen muß. Er wird auch die Kausalketten aufzeigen, mit denen dieser Baum evtl. zweimal im Jahr »Frühling« haben muß, sofern dies im Rahmen seiner Entelechie möglich ist.
Die Tatsache, daß wir in pflanzlichen, tierischen, menschlichen Organismen, im organischen wie anorganischen Geschehen letztlich auf Gegebenheiten stoßen, die hinzunehmen sind, hindert nicht, Kausalketten dieses Geschehens zu erforschen, mit dem evtl. Ziel, in diesem Bereich dann auch kausal einzugreifen. Kehren wir daher auf das Problem der evtl. Auslösung sog. endogener Psychosen, insbesondere der endomorphen Depression, zurück: Über das »Zwischenglied« noch erlebter, evtl. verdrängter Verunsicherung, Beunruhigung, Angst, durchaus nicht unbedingt trauriger Verstimmung, kann es zur Dekompensation in die Psychose kommen. Wichtig ist die Besonderheit bei der Auslösung endomorpher Depressionen, daß nicht traurige Verstimmung das erlebte Bindeglied sein muß. Im Sinne des Entweder-Oder, d. h. des entweder Gesund oder Krank, des entweder »volle Selbstverwirklichung in all ihrer Festigkeit« oder Beeinträchtigung der gesamten Selbstverwirklichung oder gar deren völlige Aufhebung in der schweren endomorphen Depression, finden wir signifikante Häufungen, Korrelationen zwischen bestimmten Persönlichkeiten und bestimmten Situationen, die zur endomorphen Depression führen können. Ein psychobiologisches Konzept diente uns bereits als Modell für das Verständnis bzw. die Erklärung der evtl. Auslösung oder Kompensation schizophrener oder schizophrenienaher Psychosen mit Plussymptomatik. Ein psychobiologisches Modell soll uns ebenfalls dienen, geht es darum, die evtl. Auslösung oder Kompensation endomorpher Depressionen (wie auch manischer Psychosen) verständlicher bzw. erklärlicher zu machen.

Wir beschränkten uns bei dem Modell zur Auslösung und Kompensation schizophrener und schizophrenienaher Psychosen auf diejenigen schizophrenen Psychosen mit einer sog. Plussymptomatik, d. h. mit dem Auftreten paranoider bzw. paranoid-halluzinatorischer Symptomatik sowie psychotisch bedingter Erregung. Einer Plussymptomatik, die besonders therapeutisch neuroleptisch bekanntlich gut angehbar ist.
Im Hinblick auf die weitgehend gleichmäßige Verteilung der Schizophrenierate in aller Welt wie im Hinblick auf die Ergebnisse der Zwillingsforschung können wir von einer angeborenen Veranlagung zur schizophrenen Plussymptomatik ausgehen. Wir unterstellen sodann ein bisher noch unbekanntes somatisches, besonderes zerebrales Grundgeschehen beim Auftreten der Psychose.

Wesentlich ist nun, daß es einerseits körperlich bedingt zu einer Erregungssteigerung kommen kann – insbesondere durch Weckamine auslösbar –, die in der Lage ist, eine derartige Psychose mit Plussymptomatik auszulösen, und daß es andererseits psychisch bedingt ebenfalls zu einer Erregungssteigerung (bei hellem Bewußtsein) durch situative Belastung kommen kann, die dann situativ eine derartige Psychose auslösen kann. Wir müssen daher annehmen, daß es über das »ätiologische Zwischenglied« der Hebung der psychophysischen Erregungslage zur Förderung bzw. Auslösung einer schizophrenen oder schizophrenienahen Psychose mit Plussymptomatik kommen kann.

Umgekehrt kann eine sowohl somatisch wie psychisch bedingte Minderung der psychophysischen Erregungslage diese psychotische Plussymptomatik kompensieren. Psychisch ist gemeint die Erregungsminderung (bei hellem Bewußtsein) durch situative Entlastung, besonders nach Aufnahme in die Geborgenheit einer geschlossenen Abteilung.

Wir konnten in diesem Zusammenhang bei 5% von 80 Frauen mit akuter paranoid-halluzinatorischer Psychose innerhalb von 3 Tagen nach der Aufnahme ohne medikamentöse Behandlung eine volle Kompensation der Plussymptomatik mit Gewinnung von Krankheitseinsicht beobachten.

Rein somatisch ist es beim gegenwärtigen Stand der Forschung am ehesten möglich, über die neuroleptische Wirkung durch Reduzierung der Erregungslage bei hellem Bewußtsein (besonders mit Hilfe starker potenter Neuroleptika) die Psychose mit Plussymptomatik zu kompensieren. Wesentlich weniger deutlich ist diese Kompensation möglich bei Minderung der Erregungslage durch sedierenden Tranquilizereffekt (durch schwach potente Neuroleptika bzw. reine Tranquilizer).

Es kann also danach über das ätiologische Zwischenglied der psychophysischen Erregungslage sowohl zur Auslösung wie zur Kompensation schizophrener bzw. schizophrenienaher Plussymptomatik kommen (s. hierzu Haase: Therapie mit Psychopharmaka…).

Ebenfalls ein psychobiologisches Modell möchten wir zum Verständnis wie zur Erklärung der evtl. Auslösung und Kompensation endomorpher Depressionen (wie auch manischer Psychosen) vorschlagen:

5. Psychobiologisches Modell

a) Im Hinblick auf die Ergebnisse der Zwillingsforschung wird eine eingeborene Bereitschaft zur Auslösung endomorpher (wie manischer) Psychosen angenommen.

b) Es wird eine besondere psychische Bereitschaft zur Entwicklung von Verpflichtungslinien der Selbstverwirklichung unterstellt. Wie es nach allgemeiner Auffassung keinen eingeborenen asozialen oder antisozialen Charakter gibt, so kann auch Hypersozialität, die wir so häufig bei depressiv Erkrankenden finden, nicht eingeboren sein. Charakterstrukturen bilden sich in Wechselwirkung mit eingeborenen Bereitschaften und Umwelteinflüssen.

c) Es wird bei der Auslösung situationsgebundener endomorpher Depressionen ebenfalls ein »ätiologisches Zwischenglied« unterstellt. Aufgrund klinischer Erfahrung wird angenommen, daß ein erlebter Affekt bei diesen Personen körperliche Vorgänge mit sich führt bzw. zur Folge hat, daß es zum Zustandsbild der endomorphen Depression kommt. Wichtig ist, daß dieser Affekt nicht unbedingt eine traurige Verstimmung sein muß, sondern daß auch andere Gefühlszustände, wie Angst, Ärger, unbestimmte affektive Erregung u. a., in diesem Sinne wirksam werden können.

Das »ätiologische Zwischenglied« besteht einerseits aus diesem unspezifischen Affekt und andererseits aus uns bisher nicht bekannten Gehirnstoffwechselveränderungen.

d) Im Hinblick auf die therapeutische Beeinflußbarkeit der endomorphen Depression durch antidepressiv wirkende Medikamente, wie besonders auch durch die prophylaktische Wirkung von Lithiumsalzen, wird der endomorphen Depression ein körperlich-zerebrales Grundgeschehen unterstellt. Es wird bisher besonders eine Störung des Katecholaminstoffwechsels vermutet. Dieses zerebrale pathologische Grundgeschehen geht seine eigenen Wege und verliert jeglichen Bezug zur auslösenden Affektivität. Die gegenwärtigen biochemischen Arbeitshypothesen zur Entstehung der endomorphen Depression werden von unserem Mitarbeiter S. Kaumeier wie folgt zusammengefaßt:

»Sowohl bei end. depressiven als auch manischen Patienten ist die Ausscheidung der 5-Hydroxyindolessigsäure im Harn (= Endpunkt des Serotoninstoffwechsels) geringer als bei gesunden Probanden. Daraus läßt sich schließen, daß ein Mangel an Serotonin vorliegt, der jedoch von den einzelnen Phasen unabhängig ist, ob es sich nun um eine depressive oder eine manische Phase handelt. Bis heute ist allerdings noch nicht in befriedigendem Maße geklärt, wie Antidepressiva auf das Serotonin-Defizit im Gehirn wirken (s. S. 208).

Ferner wurden Hinweise dafür gefunden, daß in einer end. depressiven Phase der Umsatz der Katecholamine, besonders aber des Noradrenalin, vermindert war. Daher spricht man heute nicht mehr so sehr von der Katecholamin-Hypothese der end. Depression, sondern vielmehr von der Noradrenalin-Hypothese. Demgegenüber ist der Umsatz an Katecholaminen bei der Manie erhöht. Einen deutlichen Hinweis für die Beziehung der Katecholamine zur Manie bringen Untersuchungen, daß mittels DOPA manische Phasen provoziert werden können. Demgegenüber scheint ein Dopaminmangel als Ursache der end. Depression so gut wie ausgeschlossen zu sein.

Schließlich ist in der Kette der auslösenden Parameter einer end. Depression an periphere Faktoren wie Hormone und gewisse Enzymsysteme zu denken, allerdings ist ein ursächlicher Zusammenhang mit der end. Depression bis heute noch nicht nachgewiesen.«

Es ist möglich, daß derartige biochemische Vorgänge, die in Zukunft weiterer Klärung und Untermauerung bedürfen, die organische Grundlage dafür sind, daß bei bestimmten Persönlichkeitsstrukturen, mit oder ohne äußere Anlässe, eine endomorphe Depression resultiert und unterhalten wird.

e) Das Zustandsbild der situationsgebundenen Depression verliert nach dem noch verständlichen Ineinander von Situation und Persönlichkeitseigenschaften bei der Auslösung seine unmittelbare Verständlichkeit im Hinblick auf das Zustandsbild sowie auf den Verlauf. Ein Phänomen, das wir zwar bereits somatisch, d. h. medikamentös therapeutisch, wie prophylaktisch beeinflussen können, das aber im Hinblick auf seine somatisch-zerebralen Vorgänge weiterer Klärung bedarf.

In Abweichung von der psychobiologischen Konzeption zur Auslösung und Kompensation schizophrener oder schizophrenienaher Psychosen mit Plussymptomatik ist demnach folgendes zu berücksichtigen:

Der Begriff Veranlagung kann bei der Konzeption für die endomorphen Depressionen dahingehend mehr mit Inhalt gefüllt werden, als wir eine besondere eingeborene Bereitschaft zur Übernahme von Verpflichtungslinien zur Selbstverwirklichung unterstellen.

Im Falle der Auslösung endomorpher Depressionen ist im somatischen Bereich zunächst ganz allgemein an Faktoren zu denken, die dieser Selbstverwirklichung die Kraft zur Realisierung entziehen, wie z. B. schwere körperliche Erkrankungen, Wochenbett, fortschreitendes Alter u. a. Es wird auch die Möglichkeit spezieller somatischer Auslösung besonders durch Reserpin diskutiert, nachdem u. a. beschrieben wurde, daß 5–10% der Hochdruckkranken, die mit Reserpin behandelt wurden, depressiv wurden. Auch die Häufung endomorpher Depressionen nach neuroleptischer Kompensation akuter schizophrener Psychosen ist in diesem Zusammenhang zu nennen.

Psychisch evtl. auslösend wirkt nicht in erster Linie eine traurige Verstimmung, sondern eine relativ spezifische Beunruhigung. Relativ spezifisch, weil sie ihre Spezifität an dem entfaltet, der eine entsprechende Persönlichkeitsstruktur hat.

Ätiologisches Zwischenglied ist im psychischen Bereich diese erwähnte Beunruhigung. Im somatisch-zerebralen Geschehen besteht in diesem Zusammenhang bisher die oben erwähnte Hypothese einer Störung des Katecholaminstoffwechsels (s. S. 166), die als somatisch-ätiologisches Zwischenglied in einer Kausalkette zur endomorphen Depression anzusehen wäre, die aber auch autochthon, d. h. »endogen«, ohne äußeren somatisch bzw. psychisch bedingten Anlaß, endomorphe Depression bewirken kann.

Die evtl. Kompensation der endomorphen Depression wird somatisch durch Antidepressiva, evtl. Elektroschocks, über die psychischen wie somatischen Zwischenglieder ermöglicht, deren erneute Dekompensationsbereitschaft darüber hinaus durch Lithiumsalze verringert werden kann.

Im Unterschied zur rein psychisch bedingten vollen Kompensation akuter schizophrener bzw. schizophrenienaher Plussymptomatik (von uns innerhalb von 3 Tagen nach stationärer Aufnahme in 5% der Fälle beobachtet) kann die psychische Entlastung der Entpflichtung zwar offensichtlich erheblich zur Kompensation der endomorphen Depression beitragen, doch sahen wir in derart kurzen Zeiträumen bisher keine vollen rein psychisch bewirkten Kompensationen endomorpher Depressionssymptomatik.

Das Ziel weiterer Forschung, die transkulturelle Psychiatrie, Psychodynamik, Zwillings- und Familienforschung wie Biochemie umfassen muß, wird sein, ein derartiges noch ganz bruchstückhaftes und inhaltsarmes psychobiologisches Konzept mit weiteren Inhalten zu füllen. In diesem Sinne ist es in dieser kurzen Skizzierung nur als Arbeitshypothese anzusehen, die sowohl weiterer Forschung wie auch der Auseinandersetzung mit dem Patienten dienen soll.

VIII. Zum Ineinander und Nebeneinander depressiver Verstimmungen und anderer psychisch abnormer Zustände und Verhaltensweisen. Sekundäre Depressionen. Angstneurosen. Zwangssymptomatik. Hysterie. Suizid. Psychoorganische Symptomatik. Schwachsinn. Schizophrenie. Alkoholismus. Sucht

Gegenüber den primären einfühlbaren exomorphen depressiven Verstimmungen, bei denen typische Persönlichkeitsstrukturen und auslösende Situationen zueinander passen wie ein Schlüssel zum Schloß, gegenüber den situationsgebundenen endomorphen Depressionen, bei denen wir ebenfalls ein Ineinander auslösender bzw. bedingender Situationen und Persönlichkeitseigenschaften feststellen, gibt es die große Gruppe der depressiven Verstimmungen, die sich im Sinne einer Endstrecke und sekundär anderen psychischen Störungen hinzugesellen. Wir sprachen in diesem Sinne von »sekundären Depressionen«. Gemeint ist die depressive Endstrecke im Sinne der situationsverneinenden depressiven Resignation.
Die Leidensfähigkeit hat, wie keiner besonderen Erwähnung bedarf, bei vielen Menschen ihre Grenzen. So kann die immer wieder auftretende Angst bei einer Angstneurose schließlich dazu führen, daß der Betreffende depressiv wird, wobei die depressive Verstimmung die Angstbereitschaft derartig überlagern kann, daß sie schließlich im Vordergrund steht und die Angstbereitschaft zurückgeht.
Derartige Patienten können dann unter Umständen depressiv in die Klinik eingewiesen werden, während dann nach Abklingen der depressiven Verstimmung die Angstneurose erst deutlich sichtbar wieder in Erscheinung tritt.
Wesentlich ist, daß bei allen sekundären depressiven Verstimmungen die depressive Resignation, das Nicht-mehr-ertragen-Können des psychischen oder auch körperlichen Leidens im Vordergrund stehen, während die für die primären behandlungsbedürftigen Depressionen charakteristischen Selbstwertprobleme meist zurücktreten. So sieht man auch bei langwierigen körperlichen, besonders auch schmerzhaften Erkrankungen, wie aber vor allem bei psychischen Störungen, die subjektives Leiden verursachen, derartige sekundäre Depressionen. Um einige Beispiele zu nennen, so findet man wiederholt bei Patienten, die an einer Herzphobie litten und immer wieder in der Situation standen, daß sie fürchteten, jetzt den Herztod zu erleiden, schließlich depressive Resignation. So kann aber z. B. auch an der Endstrecke einer sensitiv paranoischen Entwicklung, bei der der Patient ständig meint, daß andere Personen ihm seine Abartigkeit ansehen, sich über

ihn lustig machen, etwas gegen ihn haben, schließlich depressive Resignation stehen.

Wir erinnern uns z. B. an einen 30jährigen Mann, der mehrere Jahre, während er berufstätig war, meinte, daß andere Leute ihm seine sexuelle Abartigkeit ansehen würden. Schon wenn er in der Straßenbahn in das Büro fuhr, wähnte er, daß andere Leute sich über ihn räuspern. Nur durch eine Kombination von medikamentöser (neuroleptischer) und psychotherapeutischer Behandlung blieb er berufsfähig, mußte aber fast in jedem Jahr einmal wegen depressiver Verstimmungen stationär behandelt werden.

Hier gibt es natürlich fließende Übergänge zu den primären behandlungsbedürftigen Depressionen mit ihrer Selbstwertproblematik, die dann auch bei dem zuletzt erwähnten Patienten bestanden. Konnte er gleichsam in gesunden Tagen sich innerlich gegen die Eigenbeziehungen wehren, kam es sogar vor, daß er dann manchmal auf der Straße »ausspuckte«, um seinen Ärger gegenüber den anderen abzureagieren, so resignierte er schließlich wiederholt depressiv.

Sucht man nach psychischen Abartigkeiten, die nicht häufig von abnormen depressiven Verstimmungen begleitet oder abgelöst werden können, so hat man sogar Mühe, diese zu finden. Am ehesten finden wir sie bei denjenigen psychischen Abartigkeiten, bei denen die Umgebung leidet und nicht der Betreffende selbst. Ganz besonders sind Fanatiker und Querulanten zu nennen, die bis zuletzt nicht sich, sondern ihre Umgebung verantwortlich machen und den »Zeiger der Schuld« (W. Scheid) nicht im depressiven Sinne auf sich selbst, sondern auf die Umwelt weisen lassen. Schon die geringe Depressionsbereitschaft bei asozialen wie antisozialen Persönlichkeitsentwicklungen zeigt, daß auch die sekundäre Depression meist erst dann deutlich und nachhaltig auftritt, wenn nicht nur die gegenwärtige Situation depressiv nicht mehr angenommen werden kann, sondern wenn es damit Hand in Hand gehend auch zur Selbstverneinung kommt.

Immer also, wenn es nach einer Angstneurose, nach einer sensitiv-paranoischen Entwicklung, bei jeglicher subjektives Leiden verursachenden körperlichen wie psychischen Störung zur lang anhaltenden behandlungsbedürftigen Depression kommt, handelt es sich um mehr als eine traurige Reaktion, wie sie im Normalfall als trauernde Verlustreaktion bekannt ist.

Es kann nicht nur der Verlust einer nahestehenden Person oder einer nahestehenden Aufgabe betrauert werden, es kann auch der Verlust eines lebenswerten Lebens betrauert werden. Oft zeigt die Erfahrung, daß der psychisch normale Mensch hier eine außerordentliche Toleranzbreite hat. Wird er wegen einer Depression behandlungsbedürftig, betrauert er nicht nur die körperlich oder psychisch bedingte Einbuße an Lebensgenuß, sondern er wird behandlungsbedürftig depressiv, weil ihm die Kraft der Selbstbejahung genommen wurde. Die Kraft der Selbstbejahung, die für seine Selbstverwirklichung Voraussetzung ist.

So kann man anhaltende exomorphe wie endomorphe Depressionen nach Entwurzelung mit Verlust von Familie und Aufgaben z. B. nach Kriegsende sehen, so sind depressive Entwicklungen nach Konzentrationslageraufenthalten beschrieben worden (v. Baeyer, Häfner und Kisker, Matussek, Halbach und Troeger).

Geht man die verschiedensten psychisch abnormen Zustände und Verhaltensweisen durch, die am häufigsten in Zusammenhang mit depressiver Verstimmung von Bedeutung sind, so wurde bereits auf die Häufung bei Angstneurosen bzw. Phobien hingewiesen.

Die **Angst** weist im allgemeinen auf die Zukunft, auf die Erwartung, die Depression aber eher auf die Gegenwart und die Vergangenheit. Tritt die Angst während der Depression stärker in den Vordergrund, so ist oft bei endomorphen Depressionen die Gehemmtheit weniger deutlich und es besteht häufiger nach außen sich entladende Unruhe. Gleichzeitig sieht man entsprechend dem zukunftsbezogenen Charakter der Angst, daß krankhafte Grübeleien um körperliche Gesundheit oder seelisches Heil den Patienten beunruhigen.

Entsprechend der geringen Gehemmtheit kann die Suizidgefahr einerseits steigen, andererseits wurde wiederholt vermutet, daß Patienten, die Angst haben, an einer unheilbaren Krankheit zu leiden, gerade deshalb nicht Suizid begehen, weil sie den Tod fürchten. Wir können diese Vermutung nicht bestätigen und erinnern uns z. B. an einen älteren Patienten, der im Rahmen einer endomorphen Depression Angst hatte, an Blasenkrebs zu leiden, schließlich gegen ärztlichen Rat entlassen werden mußte und kurze Zeit danach außerhalb der Klinik Suizid beging. Ein anderer Patient, der im Alter von 70 Jahren erstmals an einer endomorphen Depression erkrankte, fürchtete, an einem bösartigen Prostataleiden erkrankt zu sein, nachdem er wegen Beschwerden beim Wasserlassen im Hinblick auf eine Prostatavergrößerung behandelt wurde. Der Vater war im Alter von 40 Jahren nach schmerzvollem Leiden an einem Kehlkopfkarzinom verstorben. Er brachte sich schließlich in suizidaler Absicht zahlreiche Schnitte in den Arm bei und meinte nach Abklingen der endomorphen Depression dazu, daß er befürchtet habe, ähnlich schmerzhaft leiden zu müssen wie der Vater, da er im Zusammenhang mit der Depression von der Unheilbarkeit seiner Erkrankung überzeugt war.

Handelt es sich nicht um die ängstliche zukunftsbezogene Färbung einer endomorphen Depression, sondern um einen angstneurotischen Patienten, so kann die Angstneurose, wie erwähnt, sekundär in der Endstrecke in depressive Verstimmung münden, oder es kann, je nach Persönlichkeitsstruktur, ein ängstlich-depressives Mischsyndrom bestehen. Psychodynamisch gesehen kann sich die Befürchtung dessen, was sich ereignen könnte, verbinden mit dem depressiven Verzicht auf Selbstverwirklichung oder der depressiven Beeinträchtigung der Selbstverwirklichung.

Der **Zwang**, eigene Erlebnisse und Verhaltensweisen kontrollieren zu müssen, trotz des Wissens um die Unsinnigkeit dieses Kontrollierens, steht schon deshalb in enger Beziehung zum Depressionsproblem, als es fließende Übergänge von der sinnvollen Ordnung zur subjektiv störenden und hinderlichen Pedanterie gibt, d. h. von der Ordnung, die der Leistung dient, zur pedantischen Überverpflichtung, die die Leistung hindert. Nicht selten steht sie besonders vor den sog. Erschöpfungsdepressionen. Die sekundäre depressive Endstrecke findet sich gerade hier.

Faßt man die zwanghafte Kontrolle psychoanalytisch als Übersteuerung von Willkürimpulsen auf, so steht hier die Verpflichtung nach innen mehr im Vordergrund als bei dem in sinnvoller, wenn auch fester Ordnung Lebenden, der sich nach außen verpflichtet. Bekanntlich kann gerade in der endomorphen Depression eine angepaßte Ordentlichkeit in Zwanghaftigkeit übergehen bis zum zwanghaften Grübeln bzw. zu zwanghaften Verhaltensweisen mit Waschzwang usw. Die endomorph-depressiv beeinträchtigte Selbstverwirklichung in Ordnung wird hier zwanghaft gleichsam übersteuert. Nicht selten wird die endomorphe Depression mit Zwangssymptomatik erst erkannt, wenn die Verordnung von Antidepressiva diese Zwanghaftigkeit aufhebt.

Bei der engen Verbindung von Persönlichkeitseigenschaften, die zu depressiven Verstimmungen disponieren, insbesondere von Ordentlichkeit und zwanghafter Pedanterie, muß man sich fragen, weshalb nicht ausgeprägte Zwangsneurotiker häufiger depressiv werden. Es will scheinen, daß besonders diejenigen, deren übersteuerte zwanghafte Selbstkontrolle zum Abwehrmechanismus zwanghafter Symptome führt, weniger häufig depressiv werden als diejenigen, deren ausgeprägte Wiederholungszwänge nicht im Vordergrund stehen. Egozentrisch ist der Zwangsneurotiker mit seinem Abwehrzeremoniell gegenüber andrängenden Willkürimpulsen, besonders in den Bereichen der Sexualität und Aggressivität, beschäftigt. Er verwirklicht sich gleichsam in diesen Zwang hinein und verliert den Selbstverwirklichungsbezug zu anderen Personen und Aufgaben.

Wenn dagegen zwanghafte Übersteuerung sich lediglich in Übergenauigkeit in der Arbeit und Leistung mit nur geringem oder fehlendem Wiederholungszwang äußert, wenn gleichzeitig im depressiv strukturierten Sinne die Überverpflichtung nach außen hin gelebt wird, finden sich nicht selten depressive Verstimmungen im Sinne sekundärer Depression, die dann besonders bei der hohen Gewissenhaftigkeit und Über-Ich-Struktur endomorphen Charakter erhalten.

Wurde das Wesen des Zwanges mit Riemann in der übermäßigen Angst vor Vergänglichkeit gesehen, mit überwertiger Sicherung, Vorsicht und Voraussicht oder Angst vor Risiko, vor Vergänglichkeit und Wandel mit unelastischem Festhalten am überkommenen Gelernten, Gewohnten, sowie Angst vor Neuorientierungen, so wird die Akzentverschiebung von dem auf sinnvoller Ordnung Festgelegten, der diese feste Ordnung im Sinne seines Einsatzes für andere wirksam werden läßt, gegenüber dem zwanghaft Pedantischen deutlich. Bejaht der angepaßt Ordentliche seinen Lebensentwurf, so hat der zwanghaft Pedantische überwertige Ordnungen aus Angst gegen chaotisches äußeres oder inneres Milieu entwickelt. Er lebt gegen und für diese Angst und verliert so den realistischen Bezug zu seinen Umweltaufgaben.

Unter dem Begriff »**Hysterie**« verstehen wir ein verstandesmäßig planloses, irrational wunschgeleitetes und oft demonstratives Erleben und Verhalten. Hysterische Verhaltensweisen können manchen instinktiven Verhaltensweisen von Tieren nahestehen, z. B. dem »Totstellreflex«, dem »Bewegungssturm«. Irrational geleitete Mechanismen können außerhalb des Einflusses von Willen und Verstand das Zustandsbild beherrschen (s. Kretschmer: Hysterie, Instinkt und Reflex). Nicht selten tritt ein Konflikt im Sinne einer hysterischen Konversionssymptomatik als körperliches Symptom nach außen in Erscheinung, meist in Bereichen, die der willkürlichen Innervation zugänglich sind (z. B. Bewegungsapparat, Sinnesleistungen).

Gerät der im depressiv strukturierten Sinne Überverpflichtete in eine Überforderungssituation, wird er besonders überfordert durch den für ihn so wichtigen Bezug zu seinen Mitmenschen, so können depressive Verstimmungen im Sinne eines An-die-anderen-Appellierens hysterische Färbungen erhalten. Besonders ist hier der Suizidversuch mit der Einnahme von Tabletten in Reichweite von Angehörigen zu nennen. Der Suizidversuch, der nicht in erster Linie den Tod als Ziel hat, sondern den Appell an die anderen. Man rechnet in der BRD pro Jahr mit 60 000 Suizidversuchen durch Tabletteneinnahmen, von denen viele den genannten Appellcharakter haben. In diesem Sinne findet man hysterische Färbung depressiver Verstimmungen wie auch Suizidversuche in erster Linie bei exomorphen Depressionen, jedoch auch bei leichteren Schweregraden endomorpher Depressionen, die wenigstens diese Form der Selbstverwirklichung noch ermöglichen.

Der **Suizid** ist ein zentrales Thema der Depression. Man nimmt an, daß in unserem Bereich rd. jeder 4. Suizid im Zusammenhang mit einer Psychose geschieht. Dabei handelt es sich weitgehend um die Folgen endomorpher Depressionen. In der BRD muß man dann also pro Tag mit 6 psychotisch bedingten Suiziden rechnen. Hinzu kommt die Tatsache, daß man in der BRD mit $1–1^1/_2$ Suiziden pro Stunde rechnet. Prozentual vergleichbare Suizidzahlen liegen aus vielen Ländern vor. Klammert man den Suizid zur Ehrenrettung, wie er uns als von der Gesellschaft respektierte und anerkannte Handlung besonders aus Japan bekannt ist, aus, so besteht Übereinstimmung, daß eigentliche »Bilanzselbstmorde« die Ausnahme sind. Es wird nicht kühlen Kopfes Bilanz gezogen, sondern es kommt (im Sinne von Ringel) außerhalb von Psychosen zu einem zunehmenden Realitätsverlust und schließlich zum Suizid. Nicht selten kommt es auch im Zusammenhang mit einer plötzlichen Impulshandlung zum Suizid.

Bei den endomorphen Depressionen schwebt über den meisten Erkrankungen das Damoklesschwert des drohenden Suizids. Ganz besonders, sofern der Betreffende nicht über die Erkrankung informiert ist, wenn er nicht entlastet wird aus dem quälenden Druck des »Nicht-Könnens trotz Wollens«, wenn die Umgebung ihn nicht entlastet, sondern durch mangelndes Interesse oder gar durch ungeduldiges Auffordern zum »Sich-Zusammennehmen« belastet. Es ist bekannt, daß die Suizidgefahr in der schweren endomorphen Depression, wenn jede Selbstverwirklichungsmöglichkeit, also sogar der Suizid, nicht mehr möglich ist, zurücktritt, während sie dann bei geringerer Hemmung, nicht selten auch nach eingetretener Besserung, deutlich ist. Es ist anerkannt, daß diejenigen, die in einem Sittenkodex aufwuchsen, der in strenger Form den Suizid verurteilt, selbst in der endomorphen Depression weniger suizidgefährdet sind. In der BRD sind es in diesem Sinne besonders die im katholischen Glauben konfessionell sehr Gefestigten, die weniger gefährdet sind. Wegen der Wichtigkeit von Psychotherapie und Menschenführung zur Verringung der Suizidgefahr kommen wir auf dieses Thema zurück (s. S. 183ff., 213ff.).

Sofern Zahlenangaben gemacht werden, wird über wesentlich häufigere Suizidhandlungen von Patienten des manisch-depressiven Formenkreises im Vergleich zu Schizophrenen berichtet. Schweizer und österreichische katamnestische Studien berichteten, daß 10 Jahre nach der ersten stationären Behandlung 6–10% der Patienten mit depressiven Psychosen Suizid begangen hatten. Wir verdanken einer statistischen Untersuchung von Häfner und Böker das wichtige Ergebnis, daß psychisch Kranke im Durchschnitt nicht häufiger (aber auch nicht seltener) gefährlich aggressiv gegen andere Personen sind als die sog. Normalbevölkerung.

Es kennzeichnet die so häufig hypersoziale Persönlichkeitsstruktur der endomorph-depressiv Erkrankenden, daß sie in den Zeiten der Gesundheit weit unter dem Durchschnitt der Normalbevölkerung, wenn überhaupt, zu antisozialen Verhaltensweisen fähig sind. Es kennzeichnet aber auch die tragische Umkehr und Verzerrung des Lebensentwurfes, daß in der endomorph-depressiven Erkrankung nicht nur häufig Selbstgefährdung und Suizid drohen, sondern in Einzelfällen Mütter in ihrer endomorph-depressiven Verzweiflung unter Umständen auch ihre Kinder gefährden, besonders sofern diese noch im hilfsbedürftigen Kleinkindesalter sind. Noch seltener besteht eine Gefährdung anderer ihnen sehr nahestehender Personen.

So kann es in einem letzten Akt vermeintlicher Fürsorge für die eigene Familie oder die Gesellschaft im weiteren Sinn zum erweiterten Suizid kommen, indem die Erkrankten nicht nur sich, sondern auch evtl. ihre Kinder oder sehr nahestehende Personen umbringen.

Mit dem Terminus »Raptus melancholicus« wird das abrupte Verhalten beim Suizid wie auch beim erweiterten Suizid gekennzeichnet.

Die Suizidgefahr wird in ihrer Unheimlichkeit bei endomorph Depressiven auch deutlich, wenn es bei anscheinendem Wohlbefinden, evtl. noch unmittelbar nach einem Gespräch, in dem der Kranke nicht suizidal wirkte, überraschend zum Suizid kommt.

Wie jede Persönlichkeitsfehlentwicklung, bei der subjektives Leiden im Vordergrund steht, in eine wenigstens zeitweise sekundäre depressive Verstimmung münden kann, im Sinne depressiv resignierender Sackgassen, so finden sich auch vielfältige Kombinationen depressiver Verstimmungen mit psychischen Erkrankungen eigener Art.

Trifft eine **hirnorganisch** bedingte Minderung der seelisch-geistigen Leistungsfähigkeit auf eine entsprechende Persönlichkeit, so sind exomorphe wie endomorphe Depressionen nicht selten die Folge. Solange diese Minderung der Leistungsfähigkeit selbstkritisch registriert wird, solange das Minus der Selbstverwirklichungsmöglichkeit empfunden wird, solange noch Welt- und Selbsterfahrung verpflichtend aneinandergeknüpft sind, besteht in diesem Zusammenhang Depressionsmöglichkeit. Die Beziehungen zwischen psychoorganischer Symptomatik und Beeinträchtigung der geistigen Leistungsfähigkeit einschließlich evtl. Gedächtnisstörungen sind vielfältig.

Daß es bei entsprechenden Persönlichkeitsstrukturen im Zusammenhang mit hirnorganisch bedingtem Nachlassen der Selbstverwirklichungsmöglichkeiten zu depressiven Verstimmungen kommt, bedarf keiner besonderen Begründungen. Bekanntlich sieht man depressive Verstimmungen (meist endomorphen Gepräges) nicht nur im Zusammenhang mit altersbedingtem Abbauprozeß des Gehirns, sondern z. B. auch bei syphilitisch erkranktem Gehirn, besonders bei der progressiven Paralyse. Möglicherweise im Zusammenhang mit persönlichkeitsenthemmenden Stirnhirnprozessen stellen sich bei der progressiven Paralyse nicht selten manische Persönlichkeitsdekompensationen ein. In unserem Zusammenhang von Interesse ist die Tatsache, daß endomorphe Depressionen bei der progressiven Paralyse in erster Linie am Beginn der Erkrankung auftreten und zurücktreten, wenn es hirnorganisch bedingt zur Persönlichkeitsnivellierung gekommen ist.

Einerseits läßt nicht nur bei der progressiven Paralyse, sondern bei jedem hirnorganisch bedingten Persönlichkeitsabbau die Bereitschaft zur endomorph-depressiven Dekompensation nach und schwindet schließlich gänzlich, wenn die Persönlichkeit in ihrer Über-Ich-Struktur und ihren Selbstverwirklichungsmöglichkeitstendenzen im Kern getroffen ist. Andererseits hat der Kliniker immer wieder den Verdacht, daß sich die Chronifizierung mancher endomorpher Depressionen im Alter damit erklärt, daß hier gleichzeitig ein Hirnabbauprozeß besteht. Man muß daher annehmen, daß eine hirnorganisch verminderte geistige Leistungsfähigkeit einerseits zur endomorph-depressiven Dekompensation führen wie auch vermutlich zur Chronifizierung beitragen kann, andererseits aber auch den Rückgang bzw. das Aufhören endomorpher Depression bedingen kann.

Von besonderem Interesse ist das Phänomen der gegenseitigen Verstärkung endomorph-depressiver und psychoorganischer Symptomatik. So kommt es nicht nur zur endomorph-depressiven Dekompensation nach Beeinträchtigung der geistigen Leistungsfähigkeit und evtl. der Gedächtnisleistungen, sondern umgekehrt kann die psychoorganische Symptomatik erheblich durch eine einsetzende Depression verstärkt werden. Man kann Fälle beobachten, in denen es in diesem Zusammenhang zu erheblicher zeitlicher, örtlicher und situativer Desorientierung, die evtl. bis zur Harn- und Stuhlinkontinenz führen kann, kommt. Es besteht die Gefahr, daß wegen der durch die psychoorganische Symptomatik verschleierten Depression die medikamentöse antidepressive Behandlung vernachlässigt oder gar überhaupt nicht durchgeführt wird. Mit Abklingen der depressiven Symptomatik kann es in manchen Fällen zu einem erheblichen Rückgang der depressiv bedingten verstärkten psychoorganischen Symptomatik kommen.

Handelt es sich um psychoorganische Symptome mit nachlassender Merkleistungsfähigkeit, geringerer geistiger Spannkraft, mit gesteigerter Ermüdbarkeit, so finden wir, abgesehen von den Folgen chronischer Intoxikationen (besonders Alkoholismus) und den relativ seltenen in früheren Lebensabschnitten hirnorganisch Erkrankenden diese Symptome mit Depressionsbereitschaft besonders beim Alternden. Es wird die Häufung der Altersdepression nicht nur gefördert durch Einsamkeit, durch Ziellosigkeit des

Lebens, durch Hilflosigkeit, durch vermeintliche Sinnlosigkeit, sondern auch durch Minderung der körperlich-seelischen Kräfte, ganz besonders beim psychoorganischen Hirnabbausyndrom. Diese Fälle, die als Pensionierungs-bankrott, als Vakuumdepression, als Involutionsdepression, als senile Depression hier deklariert werden, fallen in den Bereich derjenigen, bei denen eine psychoorganische Symptomatik die Selbstverwirklichung zumindest zusätzlich belastet.

Erst wenn die Selbstverwirklichungsmöglichkeit im schwersten psycho-organischen Syndrom gänzlich aufgehoben ist und auch nicht mehr inten-diert wird, weil der Betreffende nichts Neues mehr aufnimmt und nur noch der Vergangenheit lebt, hört die Depressionsbereitschaft auf.

Wird berichtet (Bergener u. a.), daß 8% der über 65jährigen zumindest zeit-weise nervenärztlicher Behandlung bedürfen, so besteht kein Zweifel, daß mehrere Prozent der über 65jährigen Behandlungsbedürftigen häufig an endomorphen Depressionen erkranken. Gerade bei den letzteren ist eine Therapie oft besonders erfolgversprechend. Es ist bekannt, daß gerade die depressiven Verstimmungen alternder Menschen, die sich mangels erfüllen-der Lebensinhalte und angesichts des in Sichtweite gerückten möglichen Lebensendes besorgt und beobachtend ihren Körperfunktionen zuwenden, häufig ängstlich-hypochondrische Färbungen haben.

Beachtet man die Bedeutung der Persönlichkeitsentwicklung für das Auf-treten behandlungsbedürftiger Depressionen, so wird zunächst deutlich, daß, wie erwähnt, ein nicht bildungsfähiger, tiefstehender **Schwachsinniger**, ein sog. Idiot ohne Ich-Bewußtsein, in diesem Sinne nicht depressionsfähig ist, zumindest nicht im Sinne endomorpher Depression wie auch nicht im Sinne anhaltender exomorpher Depressionen. Am ehesten finden sich de-pressive Verstimmungen bei leicht Schwachsinnigen, Debilen, bei denen bei entsprechender Persönlichkeitsstruktur durchaus auch endomorphe De-pressionen zu beobachten sind. Sie können in der Form unmittelbarer Primi-tivreaktionen auftreten. (Zum Beispiel kam ein leicht Schwachsinniger zur Aufnahme, nachdem in seinem Schweinestall mehrere Schweine gestorben waren. Im Sinne eines Totstellreflexes wollte er weder essen noch ein Wort sprechen und legte sich immer wieder auf den Boden.)

Wegen der Eigenartigkeit und häufigen Andersartigkeit der Reaktionen Schwachsinniger hat man versucht, ihre Reaktionen als »Schwachsinns-psychosen« zusammenzufassen, doch sollte man sich immer bemühen zu klären, wieweit es sich um eine unmittelbare nichtpsychotische Erleb-nisreaktion und wieweit um eine endomorphe Depression handelt, da erst im letzteren Fall der Vorrang der körperlichen Behandlungsverfahren be-rechtigt ist.

Ein besonderes Problem sind die **schizophrenen Erkrankungen**, besonders seitdem akut schizophrene Psychosen häufig rasch stationär neuroleptisch kompensiert werden. Während vor der neuroleptischen Ära schon im vorigen Jahrhundert depressive Verstimmungen am Beginn schizophrener Psycho-sen nicht selten beschrieben wurden und man im Sinne einer sog. Einheitspsychose verschiedentlich annahm, daß es zunächst zu Gemütsstörungen und erst dann zum »Wahnsinn« komme, kam es zu einem steilen Anstieg depressiver Erkrankungen bei Schizophrenen nach Einführung der Neuroleptika.

In diesem Sinne hat Verf. kurz nach Einführung der Neuroleptika (1955) darauf hingewiesen, daß bei Disposition zu manischen bzw. depressiven Erkrankungen »häufiger eine depressive Verstimmung ausgeklinkt werden kann, womit sich dann Überschneidungen mit der Eigenwirkung (Anm.: der Neuroleptika) der Antriebsminderung ergeben«.

In der Folgezeit wurde zwar versucht, bestimmte Neuroleptika für das Auftreten depressiver Verstimmungen bei Schizophrenen verantwortlich zu machen, jedoch kann zusammenfassend festgestellt werden, daß weder ein bestimmtes Neuroleptikum noch eine bestimmte Gruppe von Neuroleptika, d. h. weder schwach potente noch stärker potente Neuroleptika noch Langzeitneuroleptika, in besonderer Weise für das Auftreten depressiver Verstimmungen bei Schizophrenen verantwortlich zu machen sind.

Wichtig ist zunächst, daß es sich bei Schizophrenen fast ausnahmslos um das Auftreten endomorpher Depressionen handelt, die nach der neuroleptischen (meist stationär durchgeführten) Kompensation einer akuten Psychose auftreten. 10–20% der Patienten, deren akute schizophrene Psychose meist stationär neuroleptisch kompensiert worden war, erkranken in den folgenden Monaten endomorph depressiv. Wir stützen diese Zahl sowohl auf eine Rundfrage bei 151 niedergelassenen Nervenärzten wie auch auf die Erfahrung in einer Ambulanz für Schizophrene, die Verf. mit seinen Mitarbeitern in einem Zeitraum von 4 Jahren aufbaute. In diese Ambulanz kamen im Durchschnitt jede Woche rd. 100 schizophrene Patienten zur Nachbehandlung mit Langzeitneuroleptika, nachdem sie vorher stationär in der gleichen Klinik neuroleptisch behandelt worden waren.

Beachtenswert und geradezu erschreckend ist die Tatsache, daß jeder der 151 niedergelassenen Nervenärzte in einem ihm entsprechend zugesandten Fragebogen mitteilte, daß er im Durchschnitt 1 Suizidversuch eines Patienten in seiner Praxis beobachtet hatte, der aus der Klinik nach neuroleptischer Behandlung und Kompensation seiner Psychose entlassen worden war. Jeder zweite der niedergelassenen Nervenärzte hatte sogar einen vollendeten Selbstmord eines derartigen Patienten in den ersten 6 Monaten nach der Entlassung aus der Klinik zu melden.

Es zeigte sich, daß keine Beziehung bestand zur Art der neuroleptischen Behandlung während der Klinik. Es war also nicht wesentlich, ob diese Patienten während des stationären Aufenthaltes vorwiegend mit schwach potenten oder stärker potenten Neuroleptika behandelt wurden. Es ergab sich auch keine Häufung des Auftretens endomorpher Depressionen, wenn die Patienten nach der Entlassung mit Kurzzeit- oder Langzeitneuroleptika, mit schwächer potenten oder stärker potenten Neuroleptika weiterbehandelt worden waren.

Es ergab sich ferner in unserer Schizophrenenambulanz, daß es nicht erforderlich war, die Langzeitneuroleptika, die bei uns grundsätzlich gegeben wurden, beim Auftreten endomorpher Depressionen abzusetzen, sondern daß es vielmehr erforderlich war, zusätzlich Antidepressiva zu verordnen. Sofern deutliche Selbstgefährdung bestand, wurde eine erneute vorübergehende stationäre Behandlung durchgeführt.

Es handelt sich damit also um ein Phänomen, das eines psychodynamischen Verstehens wie einer psychobiologischen, insbesondere biochemischen (s. S. 167) Erklärung bedarf. Offensichtlich hat die Tatsache, daß eine akute schizophrene Psychose mit psychotischen Erlebnissen, wie Wahnideen, Halluzinationen, psychischer Erregung u. a., nicht wie früher allmählich ausklingt, sondern im Zeitraffertempo neuroleptisch gerafft wird, eine ursächliche Bedeutung, wenn es bei 10–20% der Patienten in den folgenden Monaten zur endomorph-depressiven Nachschwankung kommt. In der weiteren Folgezeit, nachdem die vorübergehend auftretende endomorphe Depression mit Antidepressiva kompensiert wurde und die Behandlung mit Neuroleptika (in unserer Ambulanz mit Langzeitneuroleptika) gleichzeitig fortgesetzt wurde, traten meist keine weiteren endomorphen Depressionen trotz Fortsetzung der neuroleptischen Therapie auf.

Soweit es sich um die Möglichkeit psychodynamischen anthropologischen Verstehens dieses Phänomens handelt, hat Verf. (gemeinsam mit einer Assistentin, J. Wilke) folgende Untersuchung geführt:

Unter 154 langfristig neuroleptisch nachbehandelten Schizophrenen wurde in unserer Ambulanz nach der Entlassung in 24 Fällen (15,6%) eine endomorphe Depression beobachtet. Diese Gruppe von 24 Patienten, die depressiv gestimmt waren, wurde verglichen mit einer Kontrollgruppe von 24 Patienten, die ebenfalls nach der Entlassung neuroleptisch nachbehandelt wurden, jedoch nicht depressiv geworden waren.

Bei den depressiv verstimmten Patienten handelte es sich um endomorph-depressive Zustände mit beeinträchtigter Fähigkeit zur Selbstverwirklichung. Die Patienten klagten über Konzentrationsverlust, leeres Grübeln, Tagesschwankungen, Schlafstörungen, leibliche Beschwerden. 18 dieser 24 Patienten waren suizidal gestimmt. Ein Patient beging Suizid. Zwei Patienten führten einen Suizidversuch durch.

Der Vergleich zur Kontrollgruppe ergab signifikant, daß die Patienten mit endomorph-depressiver Symptomatik nach stationärer neuroleptischer Kompensation ihrer akuten schizophrenen Psychose signifikant häufiger vor ihrer Erkrankung zur Ordnungsliebe, Pedanterie und insbesondere zur Überverpflichtung gegenüber ihrer Umgebung neigten. Die Hälfte der Patienten erkrankte innerhalb der ersten 8 Wochen nach der Entlassung aus der Station. Die andern erkrankten in den folgenden Monaten. In der Gruppe der später depressiv Erkrankten fühlte sich etwas mehr als die Hälfte bei der Entlassung subjektiv gesund, während es bei der Kontrollgruppe rund $^2/_3$ der Patienten waren. Bei 5 der 24 Fälle setzte die depressive Verstimmung innerhalb der 1. Woche nach der Entlassung ein, in 3 weiteren Fällen trat die endomorphe Depression plötzlich innerhalb der ersten 3 Monate ein, während sie in 16 Fällen allmählich einsetzte. Es schien, daß in der Hälfte der Fälle äußere Belastungssituationen von Bedeutung waren. In 3 Fällen bestand eine Verlustsituation einer nahestehenden Person. In anderen Fällen wurden Probleme am Arbeitsplatz, in der Familie angegeben. Es bestand kein Anhalt, daß die depressiv Erkrankenden signifikant häufiger objektive Schwierigkeiten nach der Entlassung hatten als die nicht depressiv Erkrankenden. Es bestand insbesondere kein Anhalt für einen Unterschied im Hinblick auf den Familienstatus, die Rückkehrmöglichkeit zum Arbeitsplatz und anderes. Dagegen wurde deutlich, daß die mehr auf Verpflichtung eingestellten depressiv Erkrankenden sich häufiger unter den Alltagsproblemen, die sich nach der Entlassung ergaben, belastet fühlten als die Kontrollgruppe.

Unsere Beobachtung, daß Schizophrene, die depressiv nach einer schizophrenen Psychose erkranken, anscheinend durch bestimmte Persönlichkeitsmerkmale gekennzeichnet sind und offensichtlich nicht exomorph, sondern endomorph-depressiv, d. h. psychotisch erkranken, erinnert an den Begriff der Einheitspsychose. Conrad stützte neuerdings dieses Konzept, das schon als überholt galt, und meinte, daß es nur einen Erbfaktor zur »endogenen« Psychose gäbe (s. o.). Die schizophrene oder zyklothyme (in unserem Zusammenhang endomorph-depressive) Erscheinungsweise der Psychose sei durch Persönlichkeitseigenschaften und peristatische Faktoren bedingt.

Es wurde schon wiederholt auf die Bereitschaft der depressiv strukturierten Personen hingewiesen, der Realität über **Sucht** und **Mißbrauch**, insbesondere über **Alkoholismus**, auszuweichen. Ein beachtlicher Anteil der z. Z. rd. 750 Alkoholkranken, die pro Jahr in unsere Klinik aufgenommen werden, sind depressiv strukturierte Persönlichkeiten. Nicht selten werden exomorphe oder auch endomorph depressive Verstimmungen überdeckt durch einen gleichzeitig oder kurze Zeit später einsetzenden Alkoholismus. Nicht wenige gelten als alkoholkrank, während sie im wesentlichen Depressive sind, die außerhalb depressiver Verstimmungen durchaus nicht suchtbereit sind. Besonders eindrucksvoll sind jene Fälle, die ihre Umgebung dadurch überraschen, daß sie nach Zeiten der Gesundheit und voller Leistungsfähigkeit wiederholt plötzlich und für eine begrenzte Zeitdauer exzessiv Alkohol trinken. Nichterkannte exomorphe und auch endomorphe Depressionen können der Anlaß hierfür sein. Ein wesentlicher Anteil der sog. »Quartalstrinker« dürfte in diesen Bereich fallen.

Wenn wiederholt behauptet wurde, daß Patienten mit depressiven Psychosen nicht sucht- und alkohol-, insbesondere alkoholgefährdet sind, so gilt dies in erster Linie für schwere Erkrankungsformen an endomorpher Depression, in der die Betroffenen zu jeglicher Selbstverwirklichung unfähig sind. Sie können sich dann weder in irgendeiner Form positiv verwirklichen, noch dieser Verwirklichung über Suizid oder Mißbrauch und Rausch ausweichen. Hinzu kommt, daß die voll integrierten und in einer festen Ordnungswelt lebenden Personen meist auch in der endomorphen Depression nicht zum Mißbrauch gefährdet sind und daß sich die Bereitschaft zum Ausweichen in den Rausch bei den neurotisch-depressiv Strukturierten häuft. Dabei findet man offensichtlich eher den Übergang in anhaltende Alkoholkrankheit bei denjenigen, die zu exomorphen behandlungsbedürftigen Depressionen neigen, d. h. bei einem absoluten Mangel an »Ich-Fülle«, bei ständiger Selbstwertproblematik und Gehemmtheiten im Bereich des Selbstbehauptens und des Fordern-Könnens.

Davon abzugrenzen sind diejenigen, die, nicht selten besonders leistungsbetont, Selbstwertprobleme überkompensieren oder nicht realisierbaren, zu hoch gesteckten Zielen nachleben, bei denen wir eher von einem relativen Mangel an Ich-Fülle sprachen. Relativ, weil sie bei sonstiger Angepaßtheit erst unter bestimmten Bedingungen in das Krank-Sein, in das Nicht-mehr-Können, in die endomorphe Depression hinein dekompensieren. Gerade hier finden sich am ehesten diejenigen, die ganz überraschend und auch zeitlich begrenzt Alkoholiker werden und dann auch in erster Linie als Alkoholkranke behandelt werden, obwohl sie im wesentlichen eine Behandlung ihrer Depression, insbesondere auch mit Antidepressiva, benötigen.

Ein 33jähriger Lokomotivführer, der sonst als stets fleißig, ordentlich und ehrgeizig galt, fiel dadurch auf, daß er in wiederholten Intervallen exzessiv Alkohol trank. Er sei von der Mutter eher streng erzogen worden und als Einzelkind aufgewachsen. Es gab einige Schwierigkeiten mit dem Vater, den der Patient als »zu genau« empfand.
Beruflich arbeitete er sich zum Lokomotivführer hoch und galt als zuverlässig. Er lebte in guter Ehe.
In einer Zeit, in der er beruflich nicht so vorankam, wie er es sich wünschte, erkrankte er an Magengeschwüren. Vor 5 Jahren fiel er dadurch auf, daß er plötzlich 3 Tage hintereinander ohne Kontrolle Alkohol trank. In den folgenden Monaten habe er, abgesehen von gelegentlich einem Glas Bier, praktisch nicht getrunken, bis es dann wiederum zu einem Kontrollverlust innerhalb von 3 Tagen kam. Es heißt, daß er dann schlafe, aufstehe und trinke, sich wieder hinlege, schlafe, wieder aufstehe, trinke und böse werde, wenn die Ehefrau ihm den Alkohol wegnehmen wolle. Während er zunächst wiederholt $1/2$ Jahr frei von Alkoholmißbrauch war, verkürzten sich in den letzten 2 Jahren die Intervalle, in denen er nicht trank sowie fleißig und zuverlässig arbeitete, bis dann mehrere Tage des exzessiven Trinkens einsetzten. Der Patient berichtet, daß es damit anfange, daß er zunächst nicht schlafen könne und keine rechte Lust zum Arbeiten habe. Er versuche dann noch zu arbeiten, wenn er aber nicht damit zurechtkäme, fange er an zu trinken. Zuerst trinke er 1–2 Tage mit Kontrolle, aber dann trinke er völlig unkontrolliert. Er habe den Eindruck, je mehr und je konzentrierter er trinke, um so rascher komme er aus der Depression heraus. Er sei in diesen Tagen des Trinkens und der Depression lebensüberdrüssig. Nach spätestens 1 Woche sei alles vorbei.

Die psychodynamischen Zusammenhänge zwischen Depression, Mißbrauch und Sucht, insbesondere Alkoholismus, sind vielfältig zu interpretieren. Im Sinne des Erleichterungstrinkens wird der Alkohol als Psychopharmakon genutzt. Es kann aber auch im engeren Sinne des Mißbrauchs und der Sucht der Rausch im Interesse der Realitätsverfälschung gesucht und mit Dosissteigerung und mit Abhängigkeit süchtig kontinuierlich ausgelöst werden. Es wird psychoanalytisch interpretiert, daß gerade die oral-aggressiv Gehemmten depressiv Strukturierten zu oraler Regression neigen, d. h. daß sie anstelle des fordernd an die Welt Herantretens in infantil orale Erwartung zurückfallen und über Tabletteneinnahme, Alkoholkonsum u. a. eine Ersatzbefriedigung suchen.

In diesem Zusammenhang ist auch unabhängig von der Einnahme von Drogen und Alkohol an diejenigen zu denken, die im Zusammenhang mit depressiver Verstimmung mehr essen, so daß es zum Kummerspeck kommt.

Gilt dies vor allem sowohl für die normal traurige Verstimmung wie auch für exomorphe Depressionen, so sind aber auch endomorphe Depressionen, bei denen es in Einzelfällen anstelle der sonst üblichen Appetitlosigkeit und der Gewichtsabnahme zu gesteigerter Eßbereitschaft kommt, bekannt, so daß man von »fressender Melancholie« sprach. Die Leitlinien der Eltern und andere Faktoren mögen hier von Bedeutung sein.

Wichtig ist, daß die Bereitschaft zu oraler Regression mit Mißbrauch oder auch Sucht von der exomorphen Depression zur endomorphen Depression abnimmt und daß sie bei gänzlicher Aufhebung der Selbstverwirklichungs-möglichkeit in der tiefen endomorphen Depression gänzlich schwindet.

Ein neuerdings von Winokur mitgeteiltes statistisches Ergebnis bedarf weiterer Absicherung und vor allem der Interpretation. Winokur ermittelte in einer Untersuchungsreihe, daß chronische Depressionen eher bei Frauen und eher bei späterem Beginn auftraten, wobei bei nur 2% der chronisch Depressiven der Vater ein Alkoholiker war, während bei den remittierend depressiv Erkrankenden 15% einen Vater hatten, der Alkoholiker war. Wenn Winokur zu dem Schluß kommt, daß das Alter des Beginns, das Geschlecht wie die Familie wichtig seien für den Verlauf der Depressionen, so würde Verf. für eine derartige Aussage zunächst eine subtile Unterscheidung zwischen exomorpher und endomorpher Depression für wesentlich halten, wobei aus psychodynamischer Sicht zu erwarten wäre, daß sich aus Alkoholikerfamilien eher Persönlichkeitsstrukturen mit Bereitschaft zu exomorpher Depression entwickeln. Erst nach der Berücksichtigung psychodynamischer Gesichtspunkte ist es u. E. möglich, statistische Ergebnisse zum Auftreten wie zum Verlauf von Depressionen mit konstitutionellen bzw. hereditären Faktoren in Zusammenhang zu bringen.

IX. Zur Behandlung endomorpher Depressionen

Die Behandlung der endomorphen Depression setzt die Entscheidung voraus, ob der bestehende depressive Zustand endomorph ist. Sie setzt nicht voraus, daß man entscheidet, ob die betreffende endomorphe Depression durch äußere Anlässe ausgelöst wurde oder nicht.

Ganz allgemein kann man davon ausgehen, daß diejenigen, die wegen behandlungsbedürftiger Depressionen in eine Klinik eingewiesen werden, meist an endomorphen Depressionen leiden, es sei denn, sie werden wegen eines Suizidversuches oder wegen Realitätsflucht mit Mißbrauch und Sucht eingewiesen.

Wie wir unter Berücksichtigung der Medikamentenumsätze in der BRD feststellen konnten, wurden mehr als 95% der verordneten antidepressiv wirkenden Medikamente außerhalb von psychiatrischen Krankenhäusern bei ambulanten Patienten eingesetzt. Der Verbrauch in den Allgemeinkrankenhäusern war uns bei dieser Ermittlung nicht ersichtlich, doch wird man annehmen können, daß auch unter Berücksichtigung der Patienten, die außerhalb von psychiatrischen Kliniken als Depressive in Allgemeinkrankenhäusern behandelt werden, insgesamt mehr als 90% in der ambulanten Praxis behandelt werden. Eine Beobachtung, die nach unseren Informationen auch in anderen Ländern ihre Gültigkeit hat.

Das hängt nicht nur damit zusammen, daß gerade die endomorph-depressiv Erkrankenden meist Personen sind, die sich besonders schwer von ihren Angehörigen trennen können und in eine Klinik gehen, sondern es hängt sicher auch mit den Vorurteilen gegenüber den psychiatrischen Krankenhäusern, insbesondere Großkrankenhäusern, zusammen, daß man möglichst »draußen« bleiben möchte und nicht selten eher das Leben gefährdet als in eine Klinik geht. Nicht nur das so häufige Nicht-Erkennen endomorpher Depressionen, sondern auch die geringe Bereitschaft zu stationärer Behandlung bei bestehender Selbstgefährdung erklären offensichtlich die so hohe Anzahl von Suiziden endomorph Depressiver außerhalb psychiatrischer Kliniken.

Selbst wenn man unterstellt, daß sich in jedem psychiatrischen Großkrankenhaus in der BRD pro Jahr 3 Menschen das Leben nehmen (diese Zahl liegt mit aller Wahrscheinlichkeit niedriger), so kann man schätzen, daß, unter Berücksichtigung der Annahme, daß ein Viertel der Suizide psychotisch bedingt sind, sich mehr als 10mal so viele psychotisch Kranke außerhalb von psychiatrischen Krankenhäusern und Kliniken das Leben nehmen, im Vergleich zu denjenigen, die sich innerhalb eines stationären Aufenthaltes in einer psychiatrischen Klinik umbringen. Die Zahl ist deshalb bemerkenswert, weil sich in die Kliniken nicht nur die schwersten Fälle endomorpher Depression begeben, besonders gerade die Selbstgefährdeten, sondern weil in diesen Suizidzahlen der psychotisch Kranken selbstverständlich auch die Suizide der Schizophrenen enthalten sind, die gerade innerhalb der psychiatrischen Kliniken einen relativ hohen

Anteil haben. Dabei handelt es sich nicht nur um Schizophrene mit endomorphen Depressionen, wie wir sie besonders nach neuroleptischer Kompensation einer akuten Psychose (s. o.) so häufig beobachten, sondern auch um Suizide von Schizophrenen, die in Zusammenhang mit Wahnstimmungen und einer nicht depressiven psychotischen Affektivität geschehen.

Wenn also trotz der geringen Bereitschaft, sich wegen einer Depression klinisch behandeln zu lassen, ein Patient eingewiesen wird, handelt es sich meist um einen endomorph Depressiven, oft auch um einen entweder schon längere Zeit erkrankten oder besonders selbstgefährdeten Patienten.

Die stationäre Behandlung hat nicht nur den Vorteil der erheblich geringeren Selbstgefährdung des Patienten, sondern bietet auch die Möglichkeit einer intensiveren und exakteren Dosierung der Psychopharmaka, insbesondere der Antidepressiva, und einer notfalls erforderlichen Elektroschockbehandlung.

Entschließt sich der Patient bzw. seine Angehörigen zur stationären Behandlung der endomorphen Depression, so hat sich uns am Beginn der stationären wie auch jeder ambulanten Behandlung endomorpher Depressionen ein Paktabschluß bewährt. Gerade wenn es sich um die Behandlung auf einer offenen Abteilung handelt, wie es ja meist bei diesen Fällen der Fall ist, oder wenn es sich um den Beginn einer ambulanten Behandlung handelt, ist es wichtig, in diesem Sinne den Patienten von vornherein danach zu befragen, ob und welche Suizidgedanken er habe. Es wird ihm gesagt, daß dies eine Routinefrage sei, zumal bekannt sei, daß die meisten Patienten bei dieser Erkrankung Lebensüberdrußideen haben.

Handelt es sich nicht um einen ausgesprochenen depressiven Stupor, sind die Patienten meist bereit, Auskunft zu geben. Es wird dann der Patient befragt, ob man sich fest auf ihn verlassen könne, ob er nicht möglicherweise den Kopf verliere und sich selbst gefährde. Er wird ferner befragt, ob man es im Falle der stationären Behandlung verantworten könne, daß er auf einer nicht kontrollierten, d. h. offenen Station behandelt werde. Schließlich wird mit Handschlag und »Ehrenwort« das Abkommen getroffen, daß die Behandlung nur übernommen werden könne, in der offenen Station oder in der Ambulanz, wenn man sich in diesem Sinne auf den Patienten fest verlassen könne. Bei den wenigen Fällen, bei denen der Patient entweder sich nicht überzeugend äußert oder gar selbst meint, daß eine Anfangsbehandlung auf einer kontrollierten, d. h. geschlossenen Station erforderlich sei, ist auch sicher zumindest die Anfangsbehandlung auf einer derartigen Abteilung erforderlich. Um so eher, wenn schon Suizidversuche im Zusammenhang mit der endomorphen Depression durchgeführt wurden oder der Patient ganz konkrete Gedanken hat, auf welche Weise er sich umbringen möchte.

In einem Zeitraum von 10 Jahren, in dem Verf. in jeder Woche persönlich 1–2 Patienten mit endomorphen Depressionen auf einer offenen Abteilung stationär aufnahm, hielten sich alle Patienten an diesen Paktabschluß. Dieser Paktabschluß mußte gelegentlich während der stationären Behandlung, wenn der Zustand sich evtl. verschlechterte, erneuert werden, doch kam es zu keinem Suizid auf dieser Abteilung. Dagegen wurde uns in jedem Jahr mindestens von 1 Patienten berichtet, der aus dieser Abteilung voll kompensiert entlassen worden war, der dann aber in einem späteren Zeitabschnitt offensichtlich wieder endomorph-depressiv wurde und »draußen« dann Suizid beging.

Handelt es sich um eine ambulante Behandlung, so wird in den Paktabschluß einbezogen, daß der Patient bei ausgeprägtem endomorph-depressivem Syndrom nicht arbeitet bzw. daß er bei leichterem Erkrankungsgrad nur das tut, was ihm Freude macht. Er soll auf keinen Fall arbeiten, um gegen das quälende Gefühl, daß er etwas leisten müsse, anzukommen. Er sei ärztlich entpflichtet und solle dies auch allen Angehörigen mitteilen.

Gerade die stationäre Behandlung ermöglicht diese so wesentliche Entpflichtung sehr viel eher, weil die Situation in der Klinik verständlicherweise weniger Aufforderungscharakter in diesem Sinne hat. Nicht selten sehen wir Patienten, die bereits durch die Antidepressiva stationär gut kompensiert waren, und die dann bei gleicher Dosis am Wochenendurlaub, an dem sie vorzeitig wieder etwas für die anderen tun wollten, erneut endomorph-depressiv dekompensierten bzw. deren Zustand sich deutlich beim Wochenendurlaub, der eine sonst so wichtige Vorbereitung auf die Entlassung ist, verschlechterte.

Es bedarf keiner besonderen Erläuterung, daß Grundvoraussetzung der Behandlung ist, daß die Angehörigen wie der Patient rasch über die Art der Erkrankung informiert werden. In diesem Sinn bewährte sich uns seit Jahren die Übergabe eines Merkblattes über endomorphe Depressionen an Patienten und Angehörige. Zumindest die Angehörigen sollten das Merkblatt lesen (nicht selten auch die Arbeitgeber u. a.), solange der Patient noch nicht lesefähig ist. Selbstverständlich kommen auch mündliche Erklärungen hinzu, doch ist die Übergabe des Merkblattes nicht nur zeitsparend, sondern das gedruckte Wort wird nicht nur durch die Möglichkeit des wiederholten Lesens oft sehr viel besser verstanden, sondern scheint auch häufig mehr zu überzeugen. Inzwischen haben mehrere hundert Ärzte in der BRD unser Merkblatt zur Behandlung ihrer Patienten übernommen. Es kann nur gewünscht werden, daß in noch größerem Umfang das Angebot der Industrie[1]) genutzt wird, dieses Merkblatt anzufordern und einzusetzen.

Das Merkblatt hat folgenden Wortlaut:

1. »Merkblatt für Patienten und Angehörige zur Behandlung krankhafter, nicht verständlicher Depressionen«
(Fachausdruck = endomorphe Depressionen bzw. depressive Psychosen)

---

[1]) Das Merkblatt kann zur Verwendung für Patienten und Angehörige durch den behandelnden Arzt von der Fa. Röhm Pharma GmbH, 61 Darmstadt, Julius-Reiber-Straße 17, sowie von der Fa. Janssen GmbH, 4 Düsseldorf, Postfach 10052, und der Fa. Pfizer GmbH, 75 Karlsruhe, Pfizerstraße 1, mit dem Kennwort »Merkblatt bei end. Depressionen« und Angabe der erwünschten Anzahl angefordert werden.

> Was sollte man über die krankhaften, nicht verstehbaren (endomorphen) Depressionen wissen?

Mindestens 500000 Personen in der Bundesrepublik Deutschland (BRD) erkranken mindestens einmal in ihrem Leben an einer sogenannten endomorphen, nicht verständlichen Depression. Sie dauert im Durchschnitt 6–9 Monate.
Man nimmt an, daß in aller Welt im Durchschnitt z. Z. 0,5 bis 1% der Bevölkerung in diesem Sinne depressiv erkranken.

> Wer wird krank?

Meist Personen mit einem überdurchschnittlichen Pflichtgefühl, meist sehr ordnungsliebende Personen, die sich außerordentlich für etwas (Familie, Beruf) einsetzen. Sie waren meist Jahrzehnte sehr leistungsfähig, bis sie erkrankten, und sind nach der Krankheit wieder sehr leistungsfähig.

> Warum werden sie krank?

Voraussetzung ist eine Veranlagung zur Krankheit, wie es z. B. auch eine Veranlagung zur Zuckerkrankheit gibt. Mindestens eine von 200 Personen hat diese Veranlagung. Man nimmt an, daß bei typischen Fällen bis zu 20–30% der Nachkommen ebenfalls an nicht verständlichen (endomorphen) Depressionen erkranken. Nicht selten fehlen aber in der Familie weitere Erkrankungsfälle. Die Krankheit kann mit oder ohne äußere seelische oder körperliche Veranlassung beginnen. Sofern ein äußerer Anlaß am Beginn vorlag, verselbständigt sich die krankhafte Depression und verliert die Beziehung zum Anlaß.
Man muß annehmen, daß eine vorübergehende »Nervenstoffwechselstörung« im Gehirn die Krankheit bedingt.

> Welche Beschwerden haben die Kranken?

Meist Schlafstörungen, körperliche Beschwerden, wie besonders Druck oder Mißempfinden im Kopf, Brust- oder Bauchraum, Schwunglosigkeit, Lustlosigkeit, innere Unruhe, Konzentrationsstörungen, z. B. bei der Arbeit, beim Lesen, evtl. Nachlassen des Appetits, Gewichtsabnahme, Stuhlverstopfung. Die Beschwerden sind oft abends weniger stark als morgens. Die meisten Kranken können nicht oder weniger arbeiten trotz eines Wollens.
Wichtig ist, daß einzelne der genannten Beschwerden noch nicht die Krankheit ausmachen, sondern daß die Mehrzahl der genannten Beschwerden zusammenkommen muß, damit man von einer krankhaften, nicht verständlichen Depression in unserem Sinne sprechen kann. Nur wenige Patienten erkranken zeitweise auch an dem Gegenteil, d. h. an einer manisch gehobenen Stimmung mit überdurchschnittlicher Leistungsfähigkeit, die aber auch krankhafte Formen annehmen kann und gewöhnlich wieder abklingt.

> Ist die Krankheit harmlos?

Ja, denn jeder richtig mit allen Vorsichtsmaßregeln Behandelte wird wieder gesund.

> Ist die Krankheit gefährlich?

Ja, denn es besteht erhöhte Selbstmordgefahr, wenn die Krankheit nicht erkannt oder unzureichend behandelt wird. Wenn weder der Kranke noch die Angehörigen die Krankheit kennen, kann der Kranke infolge eines tragischen Irrtums, infolge einer krankhaft bedingten Fehlbeurteilung der Lage Selbstmord begehen. Man kann annehmen, daß täglich (!) mehrere dieser Kranken in der Bundesrepublik Deutschland und viele in aller Welt Selbstmord begehen, obwohl sie meist in kürzester Zeit gesund werden könnten.

Die häufigsten Fehler bei der Behandlung ergeben sich:

Weil viele Patienten sich nicht für krank halten und sich wegen des »Nicht-mehr-Könnens« als Versager fühlen. Weil viele Patienten sich wegen fast stets vorhandener Körperbeschwerden für nur körperlich krank (Kopf, Brust, Bauch) halten und die ärztliche Feststellung einer krankhaften Depression ablehnen. Weil die Angehörigen das »Nichtkönnen« des Patienten fälschlich für Willensschwäche halten, ihn ermahnen, sich zusammenzunehmen, oder gar ungeduldig werden. Damit steigt die Selbstmordgefahr, denn der Kranke will arbeiten, aber er kann nicht oder ist zumindest in seiner Leistungsfähigkeit beeinträchtigt.
Weil der Arzt nicht aufgesucht wird oder ihm nur von Körperbeschwerden berichtet wird oder ihm die richtige Diagnose »krankhafte Depression« nicht geglaubt wird.
Weil die verordneten Medikamente, die in $^2/_3$ der Fälle innerhalb weniger Wochen zur Beschwerdefreiheit führen, nicht regelmäßig oder nicht ausreichend dosiert oder nicht lange genug eingenommen werden.
Weil der Patient nicht ausreichend oder lange genug von Verpflichtungen befreit wird bzw. sich nicht zur Entpflichtung entschließen kann. (Hierzu gehört nicht zuletzt auch die Haushaltsarbeit.)
Weil sich bei einer schweren krankhaften Depression der Patient oder die Angehörigen nicht zu der oft notwendigen stationären Behandlung entschließen können. Diese stationäre Behandlung ist notwendig zur Ermöglichung einer höheren Dosierung von Medikamenten, zur Entlastung (Entpflichtung) des Patienten und in Einzelfällen zur eventuellen Elektroschockbehandlung.
Weil zuwenig über die Wirkung und Nebenwirkung der Medikamente bekannt ist.

Die Antidepressiva

sind Medikamente, die beim Gesunden mit wenigen Ausnahmen keinen Einfluß auf die Stimmung haben, jedoch bei $^2/_3$ der Patienten mit krankhaften, nicht verständlichen (endomorphen) Depressionen innerhalb weniger Wochen die Stimmung normalisieren.
Die Antidepressiva wirken im Gehirn auf den »Nervenstoffwechsel«. Es gibt Milliarden von Zellen im Gehirn, und es ist unmöglich, nur auf diejenigen Zellen zu wirken, auf die es im Interesse der Gesundung ankommt.
Das bedeutet: Neben- und Begleitwirkungen müssen in Kauf genommen werden. Außerdem ist jeder Mensch unterschiedlich empfindlich gegenüber diesen Medikamenten.
Das bedeutet: Die Dosierung muß vorsichtig dem einzelnen angepaßt werden.

Vorsicht

besonders in den ersten Tagen der Behandlung. Die häufigste Komplikation tritt infolge medikamentös verursachter Kreislaufbelastung mit Schwindelgefühl, Herzklopfen und evtl. Ohnmacht, besonders beim Aufstehen oder Gehen, auf. Müdigkeit und Schläfrigkeit führen zur Leistungsbeeinträchtigung bei der Arbeit und im Straßenverkehr.
Relativ häufig treten je nach Medikament ferner Zittern in den Händen, Mundtrockenheit, Schwitzen, Sehbeschwerden beim Lesen, Schweregefühl in den Beinen, Störungen beim Wasserlassen u. a. vorübergehend und dosisabhängig auf.
Sofern in manchen Fällen besonders rasch und intensiv wirksamen Medikamente der Gruppe der sogenannten Monoaminoxydasehemmer (in der BRD besonders Jatrosom) verordnet werden, ist wichtig, daß diese Medikamentengruppe bei bestehender Herzschädigung zwar oft verträglicher ist, aber andererseits Unverträglichkeiten mit Käse, Alkohol und bestimmten anderen Medikamenten bestehen. Eine Nichtbeachtung der entsprechenden Anweisungen des Arztes kann gefährliche Folgen haben. Über die weiteren Nebenwirkungen der einzelnen Medikamente ist in den Prospekten nachzulesen.

> **Achtung!**

Da meist innere Unruhe und Schlafstörungen bestehen, ist fast stets die zusätzliche Verordnung von beruhigenden (Tranquilizer) und schlaffördernden (Tranquilizer, evtl. Schlafmittel) Medikamenten erforderlich.
Diese Kombinationen mit anderen Medikamenten sind zwar meist notwendig, aber nur gemäß ärztlicher Verordnung durchzuführen, da es sonst evtl. zu Unverträglichkeiten kommen kann. Alkohol ist wegen der Gefahr der Unverträglichkeit zu meiden.

> **Wichtig**

Schwere endomorphe Depressionen sollten stationär behandelt werden. Entschließt man sich zu einer ambulanten Behandlung, so ist den ärztlichen Verordnungen unbedingt Folge zu leisten. Bei Behandlungsbeginn mehrmals wöchentlicher Kontakt mit dem Arzt, evtl. telefonisch. Sind Hausbesuche nicht erforderlich, so erhält der Patient meist feste Termine für die ärztliche Sprechstunde. Der Patient sollte den Arzt ermächtigen, bei ihm zu Hause nachzufragen bzw. nachfragen zu lassen, falls er zu einem verabredeten Termin ohne Begründung nicht erscheint.

> **Absetzen der Medikamente**

Nach völliger Beschwerdefreiheit besteht meist noch mehrere Monate Rückfallgefahr. Daher nur vorsichtiges, allmähliches Absetzen unter ständiger ärztlicher Kontrolle. (Jede Woche im Durchschnitt eine ärztliche Beratung.) Eine Erhaltungsdosis ist meist mindestens mehrere Monate erforderlich.
Als Faustregel bewährt sich oft, nach Beschwerdefreiheit die Mittel zu reduzieren und am Tage erst dann ganz abzusetzen, wenn trotz Arbeitsbelastung nicht nur mehrere Wochen Beschwerdefreiheit bestand, sondern der Patient auch mindestens 2–3 Wochen ohne Nachtschlafmedikamente wieder normal schlief. Die Sondergruppe der Monoaminoxydasehemmer (in der BRD besonders Jatrosom) wirkt auch außerhalb endomorpher Depressionen in manchen Fällen stimmungshebend und wird daher besonders bei angstneurotischen Patienten u. a. in Ergänzung zur Psychotherapie langfristig gegeben.

> **Wie ist es mit der Arbeit?**

Patienten mit schweren und mittelschweren krankhaften, nicht verständlichen Depressionen sollten von jeder Arbeit befreit werden. Handelt es sich um leichte bzw. abklingende Depressionen dieser Art, ist die Konzentration nicht sehr gestört, quält die Langeweile, so ist dem Patienten das Arbeitspensum, das ihm etwas Ablenkung und Freude verschafft und ihn nicht belastet, versuchsweise gestattet.

> **Wie ist es mit lang dauernden (endomorphen) Depressionen?**

Die krankhafte, nicht verständliche (endomorphe) Depression kann nur wenige Wochen dauern, aber auch 1–2 Jahre, im Durchschnitt 6–9 Monate. Der Patient muß lernen, in dieser Zeit mit der Depression zu leben, das Beste daraus zu machen. Er muß wissen, daß er nicht schuld ist, kein Versager, und mit Sicherheit wieder gesund wird, wenn man ihm auch nicht sagen kann, wann er wieder gesund wird.

> Welche Verpflichtungen hat der Kranke?

1. Fest auf die ärztliche Zusage vertrauen, daß die Krankheit heilbar ist.
2. Auch bei nur noch leichten Beschwerden gewissenhaft und regelmäßig die verordneten Medikamente einnehmen und alle weiteren ärztlichen Anordnungen befolgen.
3. Auf keinen Fall den Kopf hängen lassen! Ein Selbstmord ist nie eine Entlastung, sondern stets eine schwere Belastung für Familie und Umgebung des Kranken. Oder wollen Sie, daß Ihre Angehörigen und Ihr Arzt sich fragen müssen: »Was habe ich falsch gemacht?!«

> Kommt die Krankheit wieder?

Die Mehrzahl der Patienten hat nicht nur eine solche Depression im Leben. Ein ernstes, aber nicht tragisches Problem. Denn eine spätere derartige Depression läßt sich genauso gut behandeln und klingt ebenso folgenlos ab wie die erste Erkrankung. Der Zwischenraum zwischen einzelnen Phasen kann Jahrzehnte betragen.

> Was kann man für die Zukunft tun?

Während der Krankheit sollten Zukunftsentscheidungen möglichst zurückgestellt werden, da während der Depression nicht nur die Gegenwart, sondern auch die Zukunft meist zu pessimistisch beurteilt werden. Wenn irgend möglich, sollten also wichtige Entscheidungen erst nach Abklingen der Depression gefällt werden.
Es ist wichtig, sich zu fragen und mit dem Arzt durchzusprechen, ob nicht eine evtl. lang dauernde Psychotherapie nach Abklingen der Krankheit die Gefahr des Auftretens weiterer depressiver Sackgassen verringern kann. Sofern gesichert ist, daß die Krankheit nicht nur von innen heraus (rein endogen = ausschließlich anlagebedingt) auftrat, sondern durch einen Anlaß ausgelöst wurde, erst recht, wenn dies evtl. schon wiederholt vorkam, sollte die Frage einer Psychotherapie nach der Krankheit ernsthaft geprüft werden.
Bei häufig auftretenden nicht verständlichen Depressionen sollte die Frage einer medikamentösen Dauerbehandlung (also auch in gesunden Zeiten) geprüft werden, um die Gefahr des Wiederauftretens von Depressionen zu verringern.
Als geradezu sensationeller Fortschritt ist die rückfallsmindernde Wirkung der Lithiumsalze anzusehen. Von 3 Patienten, die nach wiederholtem Auftreten endomorpher Depressionen (und evtl. manischer Erkrankungen) ständig Lithiumsalze in der richtigen Dosis (Kontrolle der Dosis nach Blutentnahmen, sowie im Hinblick auf die Verträglichkeit) verordnet erhalten, wird ein Patient überhaupt nicht mehr rückfällig, ein zweiter Patient wird nur noch seltener und leichter erkranken, und nur der dritte Patient spricht auf diese vorbeugende Behandlung nicht an. Einzelheiten im Hinblick auf die Einstellung der Dosis sowie auf die Nebenwirkungen sind mit dem Arzt zu besprechen und den Prospekten der entsprechenden Medikamente zu entnehmen.

> Wie sieht eine eventuell erneut auftretende krankhafte, nicht verständliche Depression aus?

Es ist wichtig zu wissen, daß die Krankheit, falls sie sich wiederholt, meist mit den völlig gleichen Symptomen sich ankündigt und mit den völlig gleichen Symptomen verläuft. Begann sie also mit Schlafstörungen oder etwa mit Kopfdruck oder innerer Unruhe, die im Leib gefühlt wurde, oder vorwiegend mit Schwunglosigkeit oder Grübeln, setzt die Krankheit mit den völlig gleichen Beschwerden ein. Der Patient sucht konsequenterweise bei Wiederauftreten dieser Beschwerden am besten sogleich wieder seinen Arzt auf, um sofort wieder die entsprechende Behandlung einleiten zu lassen.
Auch diese Krankheit wird wieder völlig abklingen und läßt sich mindestens so gut behandeln wie die vorige Krankheit. Vielleicht sind inzwischen sogar noch rascher und sicherer wirkende Medikamente entwickelt worden, da die Forschung auf diesem Gebiet ständige Fortschritte macht.
(Ende des Merkblatts)

Sowohl bei der stationären wie bei der ambulanten Behandlung ist es erforderlich, den Patienten ständig wegen der Möglichkeit der Selbstgefährdung in Kontrolle zu haben. Es muß nicht nur, falls erforderlich, der Paktabschluß erneuert und bekräftigt werden, sondern es ist auch darauf zu achten, daß der Patient sich möglichst nicht allein überlassen bleibt. Stationär legen wir ihn möglichst nicht in ein Einzelzimmer. Wenn er spazieren geht, soll er nicht allein gehen. Dabei leuchtet es dem Patienten ein, daß er schon wegen der möglichen Nebenwirkungen der Psychopharmaka, besonders der Kreislaufwirkungen, nicht allein gehen sollte. Erscheint der Kranke bei der ambulanten Behandlung ohne Entschuldigung nicht zum einbestellten Termin, besteht höchste Alarmstufe.

Der an Depressionen erkrankende Patient ist im allgemeinen sehr gewissenhaft, schon in der Einnahme der Medikamente wie auch im Einhalten von Terminen. Es besteht daher im Falle des Nichterscheinens die Möglichkeit einer Verschlechterung, insbesondere auch einer erhöhten Selbstgefährdung, so daß am gleichen Tage noch ein Hausbesuch bzw. eine Klärung des Nichterscheinens erfolgen sollte.

Während die entscheidende Wirkung der Behandlung bei den endomorphen Depressionen von den Psychopharmaka, insbesondere Antidepressiva, und notfalls den Elektroschocks ausgeht, ist die psychotherapeutische Begleitbehandlung oft entscheidend, um den Leidensdruck zu mindern und die Selbstgefährdung herabzusetzen. Es versteht sich, daß es keine Psychotherapie **der** endomorphen Depressionen gibt, sondern nur eine Psychotherapie **bei** endomorphen Depressionen. Man macht dem Kranken Mut, mit seiner endomorphen Depression zu leben, sagt ihm immer wieder, daß er mit Sicherheit wieder gesund werde und nicht schuld sei an seinem „Nicht-Können«.

Lediglich im Rahmen der Suizidgefahr soll man den Kranken auf seine Verpflichtungen gegenüber seiner Umgebung ansprechen und dies, wie erwähnt, so intensiv wie möglich. Selbstverständlich sind die Angehörigen in diese Gespräche mit einzubeziehen. Vor allem den Angehörigen, wie den Mitarbeitern und nicht selten auch den Vorgesetzten, dient das Merkblatt, dienen alle Informationen, die über Presse, Rundfunk und Fernsehen über diese Erkrankung an sie herankommen. Nicht wenige Patienten mit endomorphen Depressionen wurden uns z. B. zur Behandlung durch Laien eingewiesen, nachdem eine entsprechende Information an die Öffentlichkeit gelangt war, wobei sich ganz besonders Fernsehsendungen, in denen auch Patienten zur Sprache kamen, bewährten.

Der Laie geht natürlich oft von der normalen depressiven Reaktion aus, die er selbst schon erlebt hat und bei der er erfahren hat, daß ein Sich-Zusammennehmen möglich und oft auch sinnvoll ist. Er weiß zunächst nicht, daß der Kranke in der endomorphen Depression mit umgekehrten Vorzeichen lebt und ganz besonders darunter leidet, daß er sich nicht zusammennehmen kann, daß er nicht kann, obwohl er will. Es kann also mangelndes Verständnis oder gar Drängen der Umgebung den Patienten erheblich gefährden. Wir haben aber auch andererseits von Patienten erfahren, daß sich Schuldgefühle bei ihnen vermehrt einstellten, wenn ihre Angehörigen sich in besonderer Weise mitleidig um sie bemühten.

Es haben zwar die endomorph-depressiv Erkrankten oft den Vorteil, Angehörige zu haben, die geduldig ausharren, auch wenn sie über die Art der Erkrankung nicht ausreichend informiert wurden, doch gibt es gerade bei länger anhaltenden Erkrankungen natürlich alle Möglichkeiten der Komplikationen mitmenschlicher Beziehungen, ganz besonders außerhalb des Familienkreises, im Berufsleben.

Bevor wir auf Einzelheiten über die Anwendung von Psychopharmaka, besonders Antidepressiva, zu sprechen kommen, wollen wir die allgemeinen Richtlinien zur psychagogischen Führung des Kranken und zur Behandlung mit Psychopharmaka zusammenfassen:

2. Zur psychischen Führung des Kranken

a) Dem Kranken helfen, mit der Depression zu leben.

b) Dem Patienten stereotyp und wiederholt im Laufe der Behandlung versichern, daß er »nichts dafür kann«, »kein Versager ist«, »nicht schuld hat an dem gegenwärtigen Zustand«, sondern »daß er krank ist« (Stichwort: Nervenstoffwechselstörung, krankhafte Gemütsstörung u. a.).

c) Keine verbindlichen Angaben über die Zeitdauer der endomorphen Phasen, dagegen wiederholt und verbindlich zusichern, daß der Patient wieder gesund wird.

d) Den Kranken entpflichten, er soll entweder nichts tun oder nur das, was ihm Freude macht.

e) Die Angehörigen informieren, daß bei krankhafter Gemütsstörung im Unterschied zur normalen Trauer ein Appell an den Kranken, »sich zusammenzunehmen«, nicht nur sinnlos ist, sondern den Kranken unnötig quält und evtl. die Suizidgefahr erhöht.

f) Den Kranken und die Angehörigen auf das Suizidproblem ansprechen (Information für die Angehörigen: täglich mehrere psychotisch bedingte Suizide in der BRD).

g) Den Kranken fragen, ob er zu seinem Schutz der stationären Behandlung bedarf.

h) Dem Kranken das Versprechen abnehmen, daß man sich auf ihn verlassen könne, und ihn ggf. in diesem Bereich an seine Verantwortung erinnern, sofern er sich nicht zur stationären Behandlung entschließen kann. (Notfalls kommt wegen Suizidgefahr Zwangseinweisung auf eine kontrollierte Station unter Berücksichtigung der entsprechenden Landesgesetze in Betracht.)

3. Behandlung mit Psychopharmaka

a) Zur Behandlung mit Psychopharmaka orientiert man sich zunächst zweckmäßigerweise mit vorsichtig einschleichender Dosierung an der Verträglichkeit. Auf Nebensymptome, wie besonders Kreislaufbelastung (Kollapsgefahr, Tachykardien), Schwere in den Gliedern, Mundtrockenheit, Miktionsstörungen u. a., ist der Patient aufmerksam zu machen. Besonders bei der Behandlung mit **trizyklischen** und **tetrazyklischen Präparaten** sind zunächst möglichst ein EKG abzuleiten und die **Kontraindikationen (Reizleitungsstörung, Zustand nach Herzinfarkt, Herzinsuffizienz)** zu beachten.

b) Bei der Behandlung mit einem Präparat der **MAOH** (in der BRD besonders **Jatrosom**) ist zu beachten, daß der Patient bis 1 Woche lang kein Präparat aus der **Imipramingruppe** erhielt und der Genuß von **Käse, Alkohol** u. a. untersagt ist.

c) Bei mehr **agitierten Kranken** empfehlen sich die stärker **dämpfenden Antidepressiva** bzw. **schwach potenten Neuroleptika.**

d) Vorsicht bei Steigerung der inneren Erregung durch **Psychopharmaka,** besonders durch die mehr erregend wirkenden Präparate, wegen Verschlechterung der **Schlafstörungen** und Erhöhung der **Suizidgefahr!**

e) Grundsätzliche Regelung des fast immer gestörten Nachtschlafes durch Verordnung **schwach potenter Neuroleptika, »reiner« Tranquilizer** und evtl. Kombination mit **Hypnotika.**

Ergänzung betr. Schlafentzug

Bei dem neuerdings propagierten Schlafentzug (von 24–48 Stunden Dauer (s. B. Pflug und R. Tölle)) werden in manchen Fällen Besserungen beobachtet. Macht man aus der Not eine Tugend, indem aus dem Nichtschlafen-Können ein Nichtschlafen-Sollen wird, so ist schon rein psychodynamisch verständlich, daß manche Patienten sich nach einer absichtlich durchwachten Nacht aufgelockerter fühlen, als wenn sie sich vergeblich mit einem Nichtschlafen-Können abquälten. Daher ist u. E. in diesem Sinne daran zu denken, z. B. bei endomorphen Depressionen, bei denen der Patient sein Leiden im Sinne einer überwertigen Idee aus seiner Schlafstörung ableitet, Schlafentzug (stationär) im Sinne der paradoxen Intention gelegentlich therapeutisch einzusetzen. Auch z. B. bei therapieresistenten Fällen, die sich seit längerer Zeit mit der Qual des Nicht-Könnens trotz Wollens belastet fühlen, kann die vollbrachte Leistung der durchwachten Nacht dazu führen, daß eine abendliche Besserung nach dieser durchwachten Nacht nicht durch das gewohnte morgendliche Tief abgelöst wird, sondern bestehen bleibt. Bemerkenswert ist auch, daß 48stündiger Schlafentzug manchen endomorph Depressiven leichter möglich ist als Gesunden.

Wieweit sich auf diesem Weg nur vorübergehend Leidenserleichterungen erzielen lassen oder auch Beschleunigungen des Abklingens einer endomorphen depressiven Phase, wieweit der erwähnte psychodynamische Vorgang des »Endlich-etwas-geleistet-Habens« wesentlich ist bei erreichter Besserung, bleibt noch zu überprüfen.

Die Beobachtung, daß das abendliche Hoch unter Umständen beim Schlafentzug auch morgens erhalten bleibt, könnte u. a., nach Kaumeier, auf folgender Hypothese beruhen: »Das in der Genese der Depression diskutierte und bei Depressiven erniedrigte Serotonin unterliegt einem circadianen Rhythmus und wird normalerweise als schwache Base wegen der nächtlichen Azidose nachts schneller ausgeschieden als tagsüber.

Somit ist der Serotoninspiegel morgens noch niedriger und steigt erst gegen Abend wieder an. Durch den Schlafentzug ist der circadiane Rhythmus gestört, so daß unter

Fortfall der nächtlichen Azidose der abendliche Serotoninspiegel über Nacht konstant hoch bleibt.« (Zit.)

Weitere Beobachtungen zum Gesichtspunkt des Schlafentzuges sind daher abzuwarten. Zu klären ist auch z. B., wieweit eine evtl. Besserung nach Schlafentzug die Folge eines unspezifischen Stresses ist. Hierzu gibt es Hiweise, wonach nach Schlafentzug Katecholamine wie Norepinephrin vermehrt im Harn ausgeschieden wurden (Matussek u. a.). Norepinephrin und andere korrelieren zur motorischen Aktivität und zum Blutdruck und gelten als Neurotransmitter des peripheren sympathischen Nervensystems. Wenn nun z. B. in einer Untersuchungsreihe gerade bei den Depressiven, die sich nach Schlafentzug vorübergehend besserten, diese vermehrten Ausscheidungen ermittelt wurden, dann taucht u. a. die Frage auf, wieweit die nächtliche psychomotorische Aktivität oder auch der Streß der durchwachten Nacht von Bedeutung waren. Besserungen von Psychosen durch Streßeinfluß sind vielfach beschrieben und dürften z. B. für evtl. Erfolge von Torturbehandlungen vergangener Jahrhunderte, wie Drehstuhltherapie, Untertauchen usw., verantwortlich gewesen sein. Wieweit wiederum das Erleben der Streßsituation oder mehr die körperliche Belastung von Bedeutung ist, muß nach unserem bisherigen Wissen offenbleiben.

f) Am Tage meist zusätzliche Verordnung »reiner Tranquilizer« bzw. von Neuroleptika im Tranquilizerbereich angezeigt.

g) Zumindest in der 1. Woche der Behandlung sollte der Arzt möglichst mehrmals mit dem Patienten (notfalls telefonisch) sprechen. Sobald der Patient ohne Bedenken regelmäßig die Sprechstunde aufsuchen kann, sollte er mindestens 1–2 feste Wochentermine erhalten, und es sollte ein Hausbesuch erfolgen, falls er ohne Abmeldung ausbleibt.

h) Erklärt sich der Patient mit diesen Bedingungen bei Beginn der Behandlung nicht einverstanden, sollte man eine stationäre Behandlung empfehlen.

i) Mehrere Wochen nach Kompensation der endomorphen Depression können die Medikamente versuchsweise reduziert bzw. allmählich abgesetzt werden.

Faustregel: Zunächst allmähliches Absetzen der Schlafmittel. Sofern der Patient ohne Schlafmittel mehrere Wochen gut schläft, kann gehofft werden, daß die depressive Phase abgeklungen ist, so daß auch die Antidepressiva am Tage dann gänzlich abgesetzt werden können, nachdem sie schon vorher reduziert wurden. Es empfiehlt sich die Übergabe des Informationsblattes für Patienten und Angehörige.

Es ist das Ziel dieses Buches, das Wesentliche über Erscheinungsweise, Entstehung und Behandlung depressiver Verstimmungen zusammenzufassen. Das bedeutet, daß zwar möglichst Vollständigkeit bei den zu berücksichtigenden Gesichtspunkten angestrebt wird, jedoch nicht Vollständigkeit aller Fakten im Sinne eines Handbuchbeitrages. In diesem Sinne werden nunmehr die Psychopharmaka nicht in aller Vollständigkeit aufgezählt, sondern im Hinblick auf ihre wesentlichen Wirkungen zusammengefaßt. Einzelheiten zur Dosierung, zu den Neben- und Begleitwirkungen sind in der Monographie des Verf. »Therapie mit Psychopharmaka und anderen psychotropen Medikamenten«[1]) zu entnehmen.

---

1) 3. Auflage vergriffen. 4. Auflage im Druck. (F. K. Schattauer, Stuttgart–New York).

4. Tranquilizerwirkung

Die Lehrbucheinteilung der depressiven Psychosen in gehemmte und agitierte depressive Psychosen trifft nur ein äußeres Verhalten. Man kann davon ausgehen, daß, mit ganz wenigen Ausnahmen, die weitaus meisten Patienten mit endomorphen Depressionen, auch wenn sie nach außen nur gehemmt wirken, zumindest innerlich agitiert sind.

Das versteht sich allein schon aus der inneren Qual des »Nicht-Könnens trotz Wollens«. Das äußert sich in einer meist bestehenden quälenden inneren Unruhe am Tage wie in der Nacht. Sie vermindert sich häufig abends oder auch schon am Nachmittag entsprechend den Tagesschwankungen.

Definiert man die Tranquilizerwirkung als »affektive Entspannung mit mehr oder weniger begleitender Müdigkeit«, so wird ersichtlich, daß die weitaus meisten Patienten, die an einer endomorphen Depression leiden, dieser Tranquilizerwirkung bedürfen. Sie wird psychagogisch gefördert durch die Entpflichtung des Patienten und die Hilfen, die es ihm erleichtern, mit seiner endomorphen Depression zu leben, und wird medikamentös bewirkt durch 1. reine Tranquilizer, 2. Neuroleptika im Einsatz als Tranquilizer, 3. durch affektiv entspannende bzw. sedierende Antidepressiva.

a) Reine Tranquilizer

Unter »reinen« Tranquilizern sind bekanntlich diejenigen zu verstehen, deren Dosiserhöhung nicht in die »neuroleptische Wirkung« mit auftretender extrapyramidaler Symptomatik übergeht.

Als reine Tranquilizer werden verwandt: die Gruppe der Meprobamate (Aneural, Cyrpon, Miltaun u. a.), ferner: Carbinole (Phenprobamat-Gamaquil, Methylpentynol-Allotropal), Diphenylmethanderivate (Hydroxyzin-Atarax, Meclozin-Calmonal u. a.).

Als Einzelsubstanz hat sich besonders bewährt: Promethazin-Atosil.

Besonders häufig wird die Gruppe der Benzodiazepine verwandt mit Oxazepam (Adumbran, Praxiten), Medazepam (Nobrium), Lorazepam (Tavor), Chlordiazepoxid (Librium), Diazepam (Valium), Nitrazepam (Mogadan), Dikaliumchlorazepat (Tranxilium).

Bei denjenigen, die im Rahmen endomorpher Depressionen in Alkoholismus ausweichen, sind die genannten reinen Tranquilizer mit Zurückhaltung anzuwenden bzw. auch zu vermeiden, da Alkoholiker nicht selten die potenzierende Wirkung der reinen Tranquilizer für den Alkoholrausch schätzen.

Selbstverständlich sind besonders bei der Verordnung und Auslösung der medikamentösen Tranquilizerwirkung die Neben- und Begleitwirkungen zu beachten und bei ambulanter Behandlung Höchstdosierungen wegen der evtl. Gefahren im Straßenverkehr möglichst zu vermeiden.

Die Nützlichkeit einer begleitenden medikamentös geförderten Tranquilizerwirkung hat sich unter anderem dadurch erwiesen, daß z. B. bei dem Antidepressivum Amitriptylin eine feste Kombination mit dem reinen Tranquilizer

Chlordiazepoxid (Librium) (als Limbatril) eine besonders häufige Anwendung gefunden hat.

Von besonderer Bedeutung sind alle Neuroleptika in niederen Dosierungen unterhalb der »**neuroleptischen Schwelle**«. Es sei daran erinnert, daß der vom Verf. eingeführte Begriff der neuroleptischen Schwelle besagt, daß diejenige Dosis eines Neuroleptikums, die zunächst in der Feinmotorik, d. h. in der Handschrift, extrapyramidale Hemmungssymptome auslöst, als neuroleptische Schwellendosis anzusehen ist.

Es hat sich erwiesen, daß diese neuroleptische Schwellendosis als Mindestdosis dafür gilt, wenn es darauf ankommt, bei hellem Bewußtsein außerhalb von Schlaf, Sedierung bzw. einem Major-Tranquilizer-Effekt die wesentlichen antipsychotischen Wirkungen der Neuroleptika auf psychotisch bedingte Erregungs- und Spannungszustände sowie auf psychotische Erlebnisproduktionen, wie Wahnideen, Halluzinationen u. a., zu erreichen.

Das Erreichen der neuroleptischen Schwellendosis bringt auch bei vorsichtig einschleichender Dosierung in etwa 10% der Fälle das Auftreten subjektiv störender grobmotorischer extrapyramidaler Symptome mit sich. Am Behandlungsbeginn als dyskinetische Reaktion mit Schiefhals u. a. auftretend, bei fortschreitender Behandlung als Sitzunruhe im Sinne der Akathisie sowie zunehmendem grobmotorischem Parkinsonismus.

Es ist selbstverständlich, daß es darauf ankommt, **unterhalb** der neuroleptischen Schwellendosis zu dosieren, wenn Neuroleptika als Tranquilizer eingesetzt werden.

Es sei in diesem Zusammenhang auf die von uns angegebenen neuroleptischen durchschnittlichen Schwellendosierungen verwiesen, die dementsprechend zu unterschreiten sind.

Werden die Neuroleptika bei endomorphen Depressionen als Tranquilizer eingesetzt, so sei ferner auf die vom Verf. eingeführte Gliederung der Neuroleptika in schwach, mittelstark, stark und sehr stark potente Neuroleptika hingewiesen: Verf. setzte (1963) Chlorpromazin = 1, als mittelstarkes Neuroleptikum. Alle Neuroleptika, bei denen höhere neuroleptische Schwellendosierungen erforderlich sind als beim Chlorpromazin (Megaphen), wurden als schwach potent neuroleptisch bezeichnet.

b) Schwach potente Neuroleptika

Bei ihnen stehen meist ausgeprägte Müdigkeit und Sedierung im Vordergrund. Sie führen in besonderem Maße vegetative Neben- und Begleitwirkungen, wie besonders Blutdruckabfall, Mundtrockenheit u. a., mit sich. Wegen dieser Neben- und Begleitwirkungen werden sie eher als starke Tranquilizer eingesetzt und weniger als Neuroleptika oberhalb der neuroleptischen Schwelle. Sie werden entweder kombiniert mit stärker potenten Neuroleptika oder dienen besonders auch zur Förderung des Nachtschlafs. Besonders durchgesetzt haben sich als **schwach potente** Neuroleptika: Promazin (Protactyl), Thioridazin (Melleril), Perazin (Taxilan), Pipamperon (Dipiperon), Prothipendyl (Dominal), Chlorprothixen (Truxal, Taractan), Levomepromazin (Neurocil), Perazin (Inofal u. a.).

Einer besonderen Erwähnung bedarf das schwach potente Neuroleptikum Sulpirid (Dogmatil), dem eine Sonderwirkung dahingehend zukommt, daß es unterhalb der neuroleptischen Schwellendosis wenig sedierend, dagegen eher anregend wirksam ist. Sulpirid wird daher in diesem Sinne unterhalb der neuroleptischen Schwellendosis im Hinblick auf diese thymoanaleptischen Wirkungen auch bei endomorphen Depressionen eingesetzt.

Das schwach potente Neuroleptikum Clozapin (Leponex) hebt sich bei deutlich beruhigender und entängstigender Wirkung durch besondere körperliche Nebenwirkungen (Kollapsgefahr, Temperatursteigerungen, Speichelfluß u. a.) ab und wurde kürzlich in Finnland wegen mehrerer Todesfälle infolge Agranulozytose vorerst sistiert; die Zusammenhänge werden überprüft.

Die Einzeldosen der genannten schwach potenten Neuroleptika liegen bei durchschnittlich 15–25 mg, die Tagesdosis beträgt mindestens 30 mg, werden sie im Hinblick auf ihren Tranquilizereffekt genutzt. Bei den endomorphen Depressionen handelt es sich meist um eine Zusatzverordnung zur Anwendung der Antidepressiva.

Leidet ein Patient an erheblichem Schlafdefizit, und handelt es sich nicht um einen älteren Patienten, so kommt in Betracht, mit den schwach potenten Neuroleptika für 2–3 Tage einen sog. »Heilschlaf« auszulösen. Es sind dann Tagesdosierungen von 200–400 mg erforderlich. So angenehm dieser sog. Heilschlaf, bei dem der Patient jederzeit weckbar ist, vom Patienten evtl. empfunden wird, so ernst ist doch die Thrombosegefahr der Bettruhe zu berücksichtigen. Es ist eine Reihe von Fällen bekannt, in denen derartige Patienten an einer Embolie nach Thrombosebildung verstarben. Die Heilschlafbehandlung in diesem Sinne sollte also eher ausnahmsweise und dann nur mit Einschränkung angewandt werden. Hinzu kommt besonders auch die Kreislaufkollapsgefahr nach plötzlichem Aufstehen des Patienten.

Für die Praxis bedeutungsvoller ist daher der Einsatz der **schwach potenten** Neuroleptika als Zusatzverordnung mit Tagesdosierungen, die meist nicht über durchschnittlich 75 mg liegen. Besonders bewährt sich die abendliche Verordnung zur Förderung des Schlafes, evtl. in Kombination mit einem sedierenden Antidepressivum oder bei sehr ausgeprägter und hartnäckiger Schlafstörung auch mit Schlafmitteln. Die abendlichen Dosierungen für die Nacht liegen durchschnittlich um 25–50 mg.

c) Mittelstark potente Neuroleptika

Die **mittelstark potenten** Neuroleptika beginnen mit Chlorpromazin (Megaphen). Als häufig angewandte mittelstark potente Neuroleptika sind ferner zu nennen: Oxypertin (Forit), Fluanison (Sedalande), Clopenthixol (Ciatyl), Dixyrazin (Esucos), Triflupromazin (Psyquil), Prochlorperazin (Nipodal), Periciazin (Aolept), Homofenazin (Pasaden).

Bei Zunahme der neuroleptischen Potenz müssen die erforderlichen Tagesdosierungen heruntergehen, um nicht die neuroleptische Schwellendosis zu erreichen. In diesem Sinne liegen die Tagesgrenzdosierungen im Durchschnitt bei 20–30 mg. Die Tranquilizerwirkung nimmt bei dieser Gruppe bereits ab. Sie werden zunehmend häufiger oberhalb der neuroleptischen Schwelle als Neuroleptika bei schizophrenen Psychosen eingesetzt. In diesem Sinne ist auch die Förderung des Nachtschlafes im allgemeinen geringer als bei der Gruppe der schwach potenten Neuroleptika.

d) Stark potente Neuroleptika

Die Gruppe der **stark** bis **sehr stark potenten** Neuroleptika hat zwar unterhalb der neuroleptischen Schwellendosis auch eine Tranquilizerwirkung, jedoch ist diese sehr viel weniger ausgeprägt und vor allem kaum von Sedierung begleitet. Es kommt nicht mehr zu einer nennenswerten Förderung des Nachtschlafs. Dagegen besteht mit zunehmender neuroleptischer Potenz die Möglichkeit, schon mit niedrigen Dosierungen die neuroleptische Schwellendosis zu erreichen und evtl. damit subjektiv störende extrapyramidale grobmotorische Symptome auszulösen.
An stark potenten Neuroleptika werden häufig angewandt: Perphenazin (Decentan), Thiopropazat (Dartal), Methylperidol (Luvatrena), Butaperazin (Randolectil), Trifluoperazin (Jalonac, Jatroneural), Tiotixen (Orbinamon), Imiclopazin (Ponsital).
Entsprechend der Regel, daß mit zunehmender neuroleptischer Potenz die neuroleptischen Schwellendosierungen immer niedriger werden, liegen die Tranquilizer-Tagesgrenzdosierungen bei maximal 5–10 mg. Um sicherzugehen, kann man die Faustregel aufstellen, daß bei dieser Gruppe mit einer Tagesdosierung von 5 mg in jedem Falle die Tagesdosis zum Erreichen der neuroleptischen Schwellendosis nicht erreicht wird.

e) Sehr stark potente Neuroleptika

Als **sehr stark potente** Neuroleptika sind besonders gebräuchlich: Pimozid (Orap), Fluphenazin (Lyogen, Omca), Flupentixol (Fluanxol), Haloperidol, Thioproperazin (Majeptil), Trifluperidol (Triperidol), Benperidol (Glianimon), Spiroperidol.
Als Faustregel kann man sagen, daß mit 1 mg Tagestranquilizerdosis die neuroleptische Schwellendosis bei den sehr stark potenten Neuroleptika unterschritten wird.
Das sehr stark neuroleptisch potente Reserpin (Sedaraupin u. a.) ist als Zusatztranquilizermedikation bei der Behandlung endomorpher Depressionen problematisch, da besonders von internistischer Seite auf das gelegentliche Auftreten depressiver Verstimmungen bei der Behandlung von Hochdruckleiden durch Reserpin hingewiesen wurde.
Grundsätzlich wird man ferner berücksichtigen müssen, daß entsprechend der antriebsreduzierenden Eigenschaft der neuroleptischen Wirkung Neuro-

leptika bei endomorphen Depressionen nicht unnötig hoch dosiert werden sollten, weil durch eine zu intensive Reduzierung des psychoenergetischen Niveaus endomorphe Depressionen verstärkt und in Einzelfällen auch ausgelöst werden können.

f) Zur Schlafregulierung

Die Schlafregulierung ist von besonderer Bedeutung. Es wurde schon erwähnt, daß sich besonders schwach potente Neuroleptika in abendlichen Gaben bewähren, daß es jedoch häufig erforderlich ist, bei der endomorphen Depression zusätzliche Schlafmittel zu geben. Besonders bei therapieresistenten endomorphen Depressionen wird man beachten müssen, daß eine Kombination mit Barbituraten die Wirkung der Antidepressiva vermindern kann. Auf die günstige schlafinduzierende Wirkung »reiner« Tranquilizer ist ferner hinzuweisen, wobei Tranquilizer, die langsam ausgeschieden werden, wie Diazepam (Valium) und besonders Lorazepam (Tavor) u. a., bei zunächst schlafanbahnender Wirkung als Durchschlafmittel eingesetzt werden können. Auch schwach potente Neuroleptika können in diesem Sinn als Durchschlafmittel wirken, wie besonders Levomepromazin (Neurocil).
Handelt es sich um kreislauflabile Patienten sowie um hirngeschädigte alte Patienten, sind die verordneten Medikamente entsprechend vorsichtig einzusetzen. Bei den schwach potenten Neuroleptika ist zu berücksichtigen, daß beim plötzlichen Aufstehen nachts Kollapsgefahr bestehen kann, so daß bei diesen die abendlichen Dosen im allgemeinen bei maximal 50 mg liegen sollten. Günstig kann eine Verordnung in Tropfenform sein, so daß man eine bessere Möglichkeit zur Dosierung hat. So bewährte sich uns z. B. besonders Levomepromazin (Neurocil), von dem bereits nicht selten 5–10 Tropfen bei älteren Patienten (= 5–10 mg) abends ausreichend waren. Bei der Verordnung von Schlafmitteln bewähren sich besonders die wenig kumulierenden, wie z. B. Hémineurine (Distraneurin), das evtl. nicht nur abends mit 1–2 Dragées bzw. Kapseln verordnet werden kann, sondern auch nachts zusätzlich gegeben werden kann, ferner Paraldehydlösung, ferner auch Chloralhydratkapseln. Bei besonders hartnäckiger Schlafstörung ist auch daran zu denken, daß nicht am Tage eine hohe Sedierung erreicht wird, um den gestörten Schlaf-Wach-Rhythmus nicht zusätzlich zu belasten.

5. Antidepressiva

Mit den Antidepressiva ist es möglich, innerhalb spätestens 6 Wochen nach Behandlungsbeginn bei etwa $2/3$ der Fälle mit endomorphen Depressionen eine Normalisierung oder wenigstens wesentliche Besserung des Zustandes zu erreichen. Bei dem letzten Drittel hilft dann meistens eine Elektroschockbehandlung, die wir sonst nur noch bei wenigen Einzelfällen mit vitaler Indikation, so bei starker Agitation mit gesteigerter Suizidgefahr, durchführen oder wenn eine möglichst rasche und intensive Besserung aus körperlichen Gründen indiziert ist. Die Elektroschockbehandlung sollte grundsätzlich gemeinsam mit einem Anästhesisten durchgeführt werden.

Es versteht sich, daß jede Beruhigung des gequälten Patienten mit endomorpher Depression nicht nur die innere Unruhe u. U. verringert, sondern auch die Grundstimmung zumindest in geringem Umfang bessern kann. Beruhigt wird der Patient vor allem durch verständnisvolles Verhalten der Umgebung, ganz besonders durch die Entpflichtung, beruhigt wird er durch den Einsatz der Tranquilizerwirkung. Ob darüber hinaus die schwach potenten Neuroleptika auch im engeren Sinne antidepressiv wirken, ist nicht sicher, wird aber immer wieder vermutet.

Wesentlich ist, daß sich die antidepressive medikamentöse Wirkung im engeren Sinne von der Tranquilizerwirkung und der neuroleptischen Wirkung abgrenzen läßt. Es begann damit, daß man nach einer Kernmodifikation von Phenothiazin zunächst mit Imipramin ein neues Neuroleptikum erwartete, während klinisch auffiel, daß Imipramin (Tofranil) keine neuroleptischen, sondern antidepressive Wirkungen zeigte.

Es wurde daraufhin die Reihe der trizyklischen und tetrazyklischen Antidepressiva entwickelt.

Bisher galt die durch Kielholz mitgeteilte Erfahrung, daß diejenigen Präparate besonders deutliche antidepressive Wirkungen zeigen, die weder stark erregend noch sehr sedierend wirken.

Man sollte u. E. diese Mitteilung nunmehr dahingehend modifizieren, daß kein Anhalt dafür besteht, daß eine begleitende erregende bzw. sedierende Wirkung mit einer stärkeren antidepressiven Wirkung kombiniert ist. Dennoch hat sich bisher in der Praxis der Einsatz der mehr sedierend wirkenden Antidepressiva wegen der meist bestehenden inneren quälenden Unruhe durchgesetzt.

Die eher agitierend als anregend wirkenden Antidepressiva sind dagegen mit großer Vorsicht und in Dosierungen, bei denen eine evtl. Erregungssteigerung nicht die Suizidgefahr erhöht oder den Nachtschlaf beeinträchtigt (evtl. in Kombination mit einem Tranquilizereffekt-bewirkenden Medikament), anzuwenden. Während sich beim Imipramin (Tofranil) nur in manchen Fällen eine begleitende erregungssteigernde Wirkung einstellt, häuft sich eine begleitende Erregungssteigerung bei Noxiptilin (Agedal), Protriptylin (Maximed), Nortriptylin (Acetexa, Aventyl, Nortrilen), Desipramin (Pertofran).

Man sollte bei diesen Antidepressiva zumindest ambulant täglich nicht über 75 mg (auf 3 Dosierungen verteilt) im Durchschnitt gehen. Selbst diese Dosierung bedarf am Anfang einer intensiven Kontrolle wegen der Gefahr einer bedenklichen Erregungssteigerung.

Von besonderem Interesse sind zwei neu entwickelte Antidepressiva, die bei mindestens gleicher antidepressiver Wirkung eher etwas anregender bzw. erregungssteigernder als Imipramin wirken und sich gemäß bisherigen klinischen Prüfungen durch das weitgehende Fehlen anticholinerger Nebenwirkungen abheben. Es handelt sich um Amoxapin und Nomifensin (voraussichtlicher Handelsname Alival). Anticholinerge Nebenwirkungen sind: Mundtrockenheit, Blutdrucksenkung, Tachykardie, Akkomodationsstörungen, Mydriasis mit evtl. Erhöhung des Augeninnendrucks (betr. Glaukom), Verminderung des Tonus der glatten Muskulatur (wichtig bei Prostatahypertrophie) u. a.

Von Interesse sind in diesem Zusammenhang Untersuchungen von Fischbach im Arbeitskreis Harrer, wonach in Verbindung mit den anticholinergen Wirkungen die Magensäureproduktion abnehmen kann (bes. bei oraler Applikation), so daß die Antidepressiva dann unzureichend resorbiert werden und es deshalb zu einem erneuten Auftreten depressiver Symptome bzw. zur Therapieresistenz kommen kann. Fischbach und Harrer empfehlen daher Nutzung parenteraler Applikation, Kontrolle der Magensäurewerte und evtl. Säuresubstitution mit Enzynorm, Heloacid u. a.

Antidepressiva mit geringen anticholinergen Nebenwirkungen käme danach auch aus diesem Grund besondere Beachtung zu.

Dem neuerdings eingeführten tetrazyklischen Antidepressivum Mianserin (Tolvin) wird ebenfalls das weitgehende Fehlen anticholinerger Nebenwirkungen bei begleitender sedierender und anxiolytischer Wirkung zugeschrieben (Tagesdosis ca. 20–60 mg).

Als mehr sedierend bei vergleichbarer antidepressiver Wirkung wurden inzwischen eingeführt: Dimetacrin (Istonil), Clomipramin (Anafranil), Dibenzepin (Noveril), Melitracen (Trausabun), Amitriptylin (Laroxyl, Tryptizol, Saroten), Amitriptylin + Chlordiazepoxid (Librium) = (Limbatril), Trimipramin (Surmontil, Stangyl), Doxepin (Aponal, Sinquan).

Wurden die bisher genannten Antidepressiva als trizyklische Antidepressiva zusammengefaßt, so ist das vergleichbar wirkende, inzwischen neu eingeführte Tolvin ein tetrazyklisches Antidepressivum.

Besteht bei zu niedriger Dosierung durchaus die Möglichkeit einer unzureichenden Wirkung, so sind auch besonders die Antidepressiva bei höherer Dosierung durch körperliche Neben- und Begleitwirkungen gekennzeichnet, die unbedingt einer Berücksichtigung bedürfen. Im Vordergrund steht die negative Wirkung auf die Herzfunktionen, die zumindest für die bekanntesten dieser Gruppe bisher gilt.

Es steht noch nicht fest, ob bei allen trizyklischen und tetrazyklischen Antidepressiva in gleicher Weise eine negative Wirkung auf die Herzfunktionen besteht. So beobachteten Greeff und Wagner pharmakologisch am isolierten Vorhofpräparat des Meerschweinchens bei den von ihnen untersuchten Präparaten eine Verminderung der Schlagkraft des Herzens (sowie eine gesteigerte Adrenalinempfindlichkeit): Imipramin (Tofranil), Amitriptylin (Laroxyl, Tryptizol, Saroten), Nortriptylin (Acetexa, Aventyl, Nortrilen), Melitracen (Trausabun) und Desipramin (Pertofran).

Man wird daher u. E. sagen können, daß bei vorgeschädigtem Herzen, besonders bei Reizleitungsstörungen, eine relative bis absolute Kontraindikation zur Behandlung zumindest bei den zuletzt genannten Medikamenten besteht. Die Forschung in diesem Bereich ist noch im Fluß.

Die Möglichkeit einer vergleichsweise geringen Kardiotoxizität besteht aufgrund bisheriger hämodynamischer Untersuchungsergebnisse (G. Bianimo u. a.) bei Dimetracin (Istonil), Dibenzepin (Noveril) und dem tetrazyklischen Antidepressivum Mianserin (Tolvin). Auf die in jedem Fall günstigeren Wirkungen der MAOH auf die Herzfunktionen sei in diesem Zusammenhang hingewiesen, sofern es sich um Behandlungen bei vorgeschädigtem Herzen handelt. Weitere Untersuchungen werden durchgeführt und sind dringend erforderlich, wenn bedacht wird, daß wiederholt über Todesfälle nach Verordnung trizyklischer Antidepressiva bei Patienten mit vorgeschädigtem Herzen berichtet wurde. Es ist noch die Frage zu klären, ob Medikamente mit geringen bzw. fehlenden anticholinergen Nebenwirkungen (s. o.) eine geringere Kardiotoxizität besitzen.

Als Symptome einer Intoxikation mit Imipramin (Tofranil) und verwandten Antidepressiva werden u. a. beschrieben: Hypotonie mit Kollaps, delirante Syndrome, Pyramidenbahnsymptome mit Reflexsteigerungen und positivem Babinski-Reflex, Mydriasis, Schweißausbrüche, Temperatursteigerungen, Reizleitungsstörungen am Herzen, Muskelspasmen mit Myoklonien, Krampfanfälle (evtl. Status epilepticus), Koma, Herz- und Atemstillstand.

Als kritische Einzeldosis von Imipramin (Tofranil) werden etwa 1000 mg angegeben. Diese Dosis entspricht der einmaligen Einnahme einer Menge, die in einem Zeitraum von rund 5 Tagen von organisch Gesunden (unter 60 Jahren) meist gut vertragen wird.

Die Tagesdosis sollte u. E. bei Imipramin (Tofranil) und den verwandten Antidepressiva 300 mg nicht überschreiten, da dann eine wesentliche Häufung unerwünschter Nebenwirkungen, besonders deliranter Syndrome und kardialer Komplikationen, möglich ist. Hinzu kommt, daß die Frage von evtl. organischen Schädigungen durch Pigmentablagerungen bei länger dauernder Behandlung mit hohen Dosen trizyklischer Antidepressiva noch nicht endgültig geklärt ist, wenn sich auch bisher im Unterschied zu den Phenothiazinen, insbesondere zum Chlorpromazin (Megaphen), keine sicheren Hinweise für diese Komplikationsmöglichkeit ergeben haben.

Für die Praxis ist es wichtig zu wissen, daß Intoxikationen mit Antidepressiva besonders gefährlich für Kinder sind. Darüber hinaus nimmt die Toleranz oft im hohen Lebensalter erheblich ab, so daß dann z. B. die maximale Tagesdosis evtl. bei 20–30 mg liegen kann.

Es empfiehlt sich, bei suizidgefährdeten Patienten in der Ambulanz möglichst kleine Packungen zu verschreiben. Darüber hinaus sind die Angehörigen darauf aufmerksam zu machen, daß Kinder keinen Zugang zu den Medikamenten haben dürfen. Es sind bei Kleinkindern tödlich verlaufende Intoxikationen durch rd. 20 Dragées Imipramin (Tofranil) zu je 25 mg bekannt.

Nach dem bisherigen Stand der Erfahrungen und Forschungen bestehen folgende besondere Komplikationsmöglichkeiten und Gefahren bei trizyklischen und tetrazyklischen Antidepressiva: Unverträglichkeit mit MAO-Hemmern, Krampfanfälle, Schweißausbrüche. Beeinträchtigung der Herzfunktionen bei vorgeschädigtem Herzen: besonders Reizleitungsstörungen. Delirante Syndrome, innere Unruhe. Allergische Dermatosen und Fotosensibilisierung.

Allgemeine, besonders häufige oder störende Neben- oder Begleitwirkungen:

Neurovegetative Symptome: Zittern, Akkommodationsstörungen der Augen, Kopfdruck, Trockenheit der Schleimhäute. Müdigkeit mit Herabsetzung der Leistungsfähigkeit bei der Arbeit und im Straßenverkehr, Miktionsstörungen, Impotentia coeundi, Obstipation, Gewichtsschwankungen.
Herz- und Kreislaufreaktionen: Tachykardien, Pulsbeschleunigung. Kreislaufbelastung mit Schwindel. Blutdrucksenkung und Kollapsneigung. Thrombosen und Embolien.
Psychische Begleiterscheinungen: Besonders bei parenteraler Applikation kann es zu einem Umschlag in ein manisches Zustandsbild kommen. Potenzierung mit evtl. Unverträglichkeit, besonders bei Alkohol und Barbituraten.
Sonstige Begleitwirkungen: Allergische Dermatosen, Beeinflussung des Hormonhaushaltes. Vorsicht bei erhöhtem Augeninnendruck!!

Für die Behandlung ist von Bedeutung, daß die parenterale Verabreichung der Antidepressiva zumindest in manchen Fällen der peroralen Verabreichung überlegen ist. Bei stationärer Behandlung hat man den Eindruck, daß Clomipramininfusionen (Anafranil), 10–14 Infusionen von je 1–6 Ampullen in 500 ml physiologischer NaCl-Lösung in je 1–2 Stunden einmal täglich i. v., eine besonders schnell und deutlich einsetzende antidepressive Wirkung zeigen. Zumindest ist von Bedeutung, daß der Patient diese Infusion als meist sehr angenehm und entspannend empfindet. Sicher ist auch der psychagogische Effekt einer Infusion nicht ohne Bedeutung. Kielholz, Harrer, Fischbach u. a. empfehlen kombinierte Infusionen von Clomipramin (Anafranil) und dem tetrazyklischen Maprotilin (Ludiomil).
Sehr bewährt hat sich die abendliche Verordnung eines sedierend wirkenden Antidepressivums in einer lang wirksamen Form, so daß nicht nur der Schlaf gefördert wird, sondern auch die Möglichkeit besteht, das morgendliche Tief zu vermindern. Am häufigsten eingesetzt wurde bisher Amitriptylin (als Saroten retard) in Dosierungen von 25–75 mg abends, evtl. in Kombination mit einem schwach potenten Neuroleptikum oder auch einem Schlafmittel.

Bei Einzelfällen, die Psychopharmaka nicht gut vertragen, bei denen sie kontraindiziert sind oder keine ausreichende Wirkung zeigen, kann (abgesehen von einer evtl. Elektroschockbehandlung) eine Medikation mit Tinct. opii simplex (beginnend mit 3×5 Tropfen täglich, ansteigend um 3×1 Tropfen bis zu 3×40 Tropfen, dann wieder absteigend; Stuhlgangregelung beachten) immer noch mit einigem Erfolg angewandt werden.
Bei starker Agitation und ausgeprägtem Leidensdruck bewährt sich, besonders bei stationärer Behandlung, $^1/_2$–1 Ampulle SEE schwach, i. m. (Scopolamin, Ephedrin, Eukodal).
Diese Injektion kann in Kombination mit der psychopharmakologischen Behandlung dem sehr gequälten Kranken wesentliche Erleichterung geben. Wenn auch eine Suchtauslösung während der depressiven Psychose praktisch nicht bekannt ist, sollte diese Notfallinjektion nur in Ausnahmefällen an einzelnen Tagen, einmal täglich, verabreicht werden.
Zu Unrecht werden in manchen Ländern Monoaminoxydasehemmer nicht oder in nur äußerst geringem Umfang verordnet. Die Monoaminoxydase-

hemmer, die ein Ferment beeinflussen, dessen Hemmung das für den Hirn-stoffwechsel biogene Amin Serotonin wirksam werden läßt, bedürfen einer ganz besonderen Beachtung. Nachdem zunächst mit dem Tuberkulostati-kum Iproniazid (Marsilid), einem Monoaminoxydasehemmer, auffiel, daß tuberkulöse depressiv Verstimmte heiterer wurden, wurden auch Patienten mit depressiven Psychosen mit Iproniazid behandelt. Da Iproniazid sich als zu toxisch erwies, wurden andere Präparate entwickelt. Ein Nachteil ist, daß sie häufiger eine erregende statt einer beruhigenden Wirkung haben, wobei eine Erregungssteigerung, wie erwähnt, die Suizidgefahr erhöhen kann. Ein wesentlicher Vorteil der MAO-Hemmer liegt, wie erwähnt, in einer, gegenüber den anderen Antidepressiva sicher weit günstigeren Wirkung auf kardiale Funktionen.

Die evtl. nachteilige erregungssteigernde Wirkung der MAO-Hemmer wurde bei dem Präparat Jatrosom durch eine Kombination mit einem Neuroleptikum (Trifluoperazin) verringert bzw. aufgehoben. Während die Monoamin-oxydasehemmer Iproniazid (Marsilid) und Isocarboxazid (Marplan) sich wegen ihrer toxischen Wirkungen besonders auch im Hinblick auf die Leber-funktionen nicht mehr im Handel befinden, setzten sich die weiteren MAO-Hemmer, wie Nialamid (Niamid), Phenelzin (Nardil) und Tranylcypromin (Parnate) weniger durch als das erwähnte Kombinationspräparat Jatrosom. Abgesehen von der therapeutisch vorteilhaften Kombination mit einem Neuroleptikum ist dabei von Wichtigkeit, daß sich Tranylcypromin, der Hauptwirkstoff des Jatrosoms, von den MAO-Hemmern des Hydrazintyps, wie Nialamid (Niamid) und Phenelzin (Nardil), deutlich durch geringere Toxizität und rascheren Wirkungseintritt abhebt.

Die biochemischen Ursachen dieser Unterschiede von Tranylcypromin gegenüber den MAO-Hemmern der Hydrazingruppe werden von L. Paulmann wie folgt zusammengefaßt:
»Die reaktionsfreudigen Hydrazin-Abkömmlinge führen wegen ihrer starken Enzymbindung zu einer irreversiblen MAO-Hemmung und – auch wegen ihrer unspezifischen Reaktion – zu toxischen Nebenwirkungen. Tranylcypromin unterscheidet sich von den MAO-Hemmern des Hydrazintyps deutlich, weil es anstelle der Hydrazingruppe einen kleinen Kohlenwasserstoff-ring trägt. Daher hemmt Tranylcypromin die Monoaminoxydase reversibel im Sinne einer An-lagerung. Auf der vergleichsweise hohen Spezifität beruht der rasche Wirkungseintritt – meistens innerhalb 1–3 Tagen – ebenso das Fehlen toxischer Nebenwirkungen. Wegen der reversiblen MAO-Hemmung klingt die Wirkung nach dem Absetzen rasch ab. Tranylcypromin und seine Metaboliten sind im Harn und im Serum nach 3 Tagen nicht mehr nachweisbar«.

Unter Berücksichtigung vielfacher Erfahrungen bei der Behandlung mit Jatrosom, wie besonders auch einer Rundfrage bei sämtlichen deutschen Nervenärzten, praktischen Ärzten und Internisten, die Verf. (gemeinsam mit H. Buhr) durchführte, läßt sich zur Anwendung wie zu den Nebenwirkungen folgendes aussagen:

Die besonderen Vorteile des Jatrosoms sind: Rascher Wirkungseintritt innerhalb weniger Tage. Tritt innerhalb spätestens 1 Woche nicht eine deutlich positive therapeutische Wirkung auf, so ist eine weitere Verordnung sinnlos. Nicht selten wird schon eine Besserung nach der ersten Applikation gesehen, besonders fiel dies bei alten Patienten auf mit einer endomorphen

Depression, die auf trizyklische Antidepressiva nicht angesprochen hatten. Wiederholt wurde in diesem Zusammenhang die Bezeichnung »Glückspille« gewählt. Die Patienten fühlen sich meist wach und leistungsfähig.

Es besteht eine relativ positive Wirkung auf die Herzfunktionen im Vergleich zu den oben erwähnten trizyklischen Antidepressiva. Die Verordnung ist besonders günstig in der Ambulanz bei leichteren, nicht suizidgefährdeten Patienten, die einer Arbeit nachgehen (1–2 Dragées täglich, evtl. nur jeden 2. Tag 1 Dragée). Doch kommt durchaus auch eine stationäre Verordnung in Betracht, sofern die Kontraindikationen beachtet werden.

Da Jatrosom nicht nur eine erregungssteigernde, sondern auch vielfach positiv empfundene anregende Wirkung zukommt, geht der Anwendungsbereich über die Verordnung bei endomorphen Depressionen hinaus. So kann sich eine Verordnung in Kombination mit einer psychotherapeutischen Behandlung bei Patienten mit Angstneurosen, bei Zwangsneurosen wie bei exomorphen Depressionen durchaus bewähren. Die subjektiv anregende Wirkung kann dem Patienten mehr Selbstvertrauen geben und den Leidensdruck in angemessener Form vermindern, so daß nicht nur seine Arbeitsfähigkeit sich deutlich bessert, sondern er auch psychotherapiefähiger werden kann. Ganz besonders bei Angstneurosen beobachtete Verf., wie auch wiederholt im internationalen Schrifttum bei der Behandlung mit MAOH mitgeteilt wurde (Tyrer u. a.), eine Verminderung der Angstbereitschaft, so daß der Patient eher angstauslösenden Situationen entgegengehen konnte.

Ein Patient, der mehrjährige psychoanalytische Behandlungen ohne Zusatzmedikation hinter sich hatte und z. B. in panische Angst geriet, wenn er im Auto saß und vor einer roten Ampel halten mußte, und der unter zahlreichen weiteren Ängsten vor Kontrollverlust litt, wurde mit der Zusatzverordnung von 1–2 Dragées Jatrosom nicht nur schon in der 1. Woche wesentlich gebessert, sondern wurde auch psychotherapiefähiger, so daß die fortgesetzte psychoanalytische Behandlung weitere Ansatzpunkte fand. Ein hochqualifizierter Violinvirtuose, der unter jahrelangen exomorphen und schließlich auch endomorphen Depressionen litt und zeitweise nicht mehr konzertfähig war, wurde nicht nur innerhalb der ersten 2 Wochen nach Verordnung des Medikamentes frei von depressiven Verstimmungen, sondern blieb es auch in den folgenden Jahren, so daß er ständig zahlreiche Konzerte in aller Welt gab. Der wiederholte Versuch, das Präparat abzusetzen, mißlang zunächst, da er dann wiederum in eine depressive Antriebsminderung geriet, die nicht seinem Selbstverwirklichungssoll entsprach. Erst nach mehrjähriger ambulanter Behandlung konnte das Jatrosom nach und nach abgesetzt werden. Eine Fülle weiterer Beispiele könnte gebracht werden, die zeigen, daß dem Präparat nicht nur häufig eine sehr rasche Wirkung bei endomorphen Depressionen zukommt, sondern daß eine Kombination von Psychotherapie und medikamentöser Behandlung bei neurotischen Patienten vielfach von besonderem Erfolg sein kann.

Schließlich kommt auch der erwähnten besonderen Wirkung bei Altersdepressionen eine besondere Beachtung zu.

Eventuelle Nachteile des Jatrosoms: Erregungssteigerung mit evtl. Schlafbeeinträchtigung. Unverträglichkeitsreaktionen mit hypertonen Krisen (Achtung, besonders Nacken-Kopf-Schmerz) bei unzweckmäßigen Kombinationen. Vorsicht bei Gefäßerkrankungen, zumal hypertone Krisen in Einzelfällen auch außerhalb von Kombinationen mit anderen Stoffen nicht ausgeschlossen werden können.

Wichtig ist zu wissen, daß die Kombination von MAO-Hemmern mit anderen Antidepressiva und Sympathikomimetika – wie auch mit dem Genuß tyraminhaltiger Nahrungsmittel, wie besonders Käse und verschiedene Weinsorten – zu lebensgefährlichen Zuständen führen kann. Selbst wenn unmittelbar nach dem Absetzen von MAO-Hemmern Amphetamine, Imipramin, Reserpin oder Tetrabenazin gegeben wurden, traten delirante Zustandsbilder sowie bedrohliche Kreislaufkomplikationen wie Kopfschmerzen, Erbrechen und Schwindel auf (hypertone Krisen, letal verlaufende zerebrale Hämorrhagien).

Im einzelnen ergaben eine Durchsicht der Literatur sowie unsere Umfrage zur Verträglichkeit und Wirkung des Jatrosoms folgendes:

Verf. sandte (gemeinsam mit H. Buhr) an die 44927 Ärzte folgender Ärztegruppen in der BRD einen Fragebogen:

Nervenärzte in der Praxis und in den psychiatrischen Kliniken, praktische Ärzte und Internisten.

8537 Ärzte (19%) beantworteten diesen Fragebogen. Insgesamt wurde durch diese Ärzte, die den Fragebogen bearbeiteten, über 102000 mit Jatrosom behandelte Fälle berichtet, von denen bei 1,6% der Fälle das Jatrosom wegen Unverträglichkeitsreaktionen abgesetzt wurde.

93% der Ärzte, die Jatrosom verordneten, entschieden sich für eine gute subjektive Verträglichkeit, 0,9% der Ärzte für eine schlechte subjektive Verträglichkeit. Die häufigsten Nebenwirkungen, die bei 1,6% der Fälle zum Absetzen führten, waren:

1. Zunahme der inneren Unruhe,
2. Schlafstörungen,
3. Schwindel,
4. Kopfschmerzen,
5. Herzklopfen.

Die Nervenärzte beobachteten während der Behandlung mit Jatrosom 3 Todesfälle. Bei diesen 3 Todesfällen war auf Grund der Literaturkenntnisse in keinem Fall ein Anhalt für eine unmittelbare Jatrosom-Toxizität gegeben. Die praktischen Ärzte und Internisten beobachteten bei gegenüber den Nervenärzten weit höherer Patientenzahl keine Todesfälle im Zeitraum der Behandlung mit Jatrosom.

Die Nebenwirkungen lassen sich in 3 Syndrome gliedern, bei denen die einzelnen Symptome ineinander übergehen können und bei denen eine Steigerung bis zum 3. Syndrom hin erfolgen kann.

Das erste Syndrom äußert sich in plötzlichen, anfallsweisen Kopfschmerzen größter Intensität, die mit einer deutlichen Blutdrucksteigerung einhergehen können. Die Kopfschmerzen beginnen meist im Hinterkopf und breiten sich dann bis zum Stirnbereich aus. Dieses Syndrom kann in das zweite Syndrom übergehen, bei welchem die kardiovaskulären Manifestationen überwiegen. Dabei kann es zu folgenden Symptomen kommen:

Plötzliches Einsetzen von (Kopfschmerzen) Herzklopfen, Schmerzen in der Brust. Weiter können Angst, paroxysmale Hypertension, Schwitzen, Blässe,

Schwindel, Hypotonie, Kopfschmerzen, Kollaps und andere Kreislaufkomplikationen auftreten. Beim dritten Syndrom handelt es sich um die intrakraniellen Blutungen, von denen 25 Fälle in der Weltliteratur beschrieben wurden. Dabei wurde beobachtet, daß stets vorher sehr heftige okzipitale Kopfschmerzen auftraten. Der systolische Blutdruck zeigt eine deutliche Erhöhung gegenüber den Normwerten. Außerdem wurden Bewußtseinsstörungen, gesteigerte Reflexe, Krämpfe, Hemiparesen und ausgeprägte Nackensteife beobachtet.

Insgesamt wurden in der Weltliteratur 25 subarachnoidale Blutungen und 12 Todesfälle ohne Suizidfälle gemeldet.

Von den Todesfällen traten 2 Fälle vor dem Bekanntwerden der Unverträglichkeit mit Käse auf, 5 traten in Kombination mit dem Essen von Käse auf und 5 Fälle bei Kombination mit anderen Medikamenten.

Unter Berücksichtigung unserer Umfrage bei den Nervenärzten, praktischen Ärzten und Internisten der BRD kann zusammenfassend festgestellt werden, daß Unverträglichkeitserscheinungen unter Jatrosom bei sachgemäßer Anwendung äußerst selten vorkommen.

Zur Anwendung:

Jatrosom kann bei entsprechender Dosierung (meist genügen 1 bis höchstens 2 Dragées, nicht selten genügt nach einleitender Behandlung 1 Dragée jeden 2. Tag) verordnet werden, wenn folgendes beachtet wird:

Absolute Kontraindikationen:

1. Hochdruck, 2. Koronarinsuffizienz, 3. Kombination mit Käse, Alkohol, Salzheringen, 4. Kombination mit anderen Antidepressiva (1 Woche Intervall), 5. Kombination mit Sympathikomimetika.

Vorsicht bei:

Kreislaufschwäche wegen Blutdrucksenkung sowie zerebralen Gefäßanomalien (Aneurysmen).

Vorsicht bei:

Ausgeprägter Suizidneigung, da eine evtl. vorübergehende Steigerung der psychischen Erregung die Suizidgefahr erhöhen kann.

Von Interesse ist eine Mitteilung durch Harrer, wobei nach dem evtl. Absetzen von Jatrosom wegen geringer Kumulationstendenz (s. o.) ein freies Intervall von nur 3-6 Tagen bestehen sollte, sofern anschließend trizyklische (Anm.: gilt wahrscheinlich auch für tetrazyklische) Antidepressiva verordnet werden sollen. In umgekehrter Reihenfolge soll das Intervall mindestens 1 Woche betragen. Während des freien Intervalls können Tranquilizer und Neuroleptika verordnet werden. Es wäre wünschenswert, in einem evtl. freien Intervall zwischen der Verordnung von anderen Antidepressiva und MAO-Hemmern in täglichem Kontakt mit dem Patienten zu sein.

Zur Anwendung von Antidepressiva in der ambulanten Praxis sei an folgende allgemeine Vorsichtsmaßnahmen erinnert:

1. Vorsichtig einschleichende Dosierung!
2. Vorsicht bei älteren Patienten und Hirngeschädigten wegen oft geringer Verträglichkeit!

3. Vorsicht wegen möglicher Beeinträchtigung der Verkehrssicherheit!
4. Vorsicht bei Kombination mit Alkohol und Barbituraten wegen potenzierender Wirkung!

Wenn auch bisher keine Beweise für embryotoxische Schäden durch Antidepressiva in der Schwangerschaft vorliegen, so kann man zumindest in den ersten 3 Monaten der Schwangerschaft die Möglichkeit evtl. embryotoxischer Schäden nicht ausschließen. Ganz konkret wurde bei dem bisher die längste Zeit gebräuchlichen Imipramin (Tofranil) die Möglichkeit der Auslösung von Mißbildungen durch McBride diskutiert. Man rechnet mit einer natürlichen Häufigkeit von Mißbildungen in der Gesamtbevölkerung bei etwa 2 % der Neugeborenen, unabhängig von der Einnahme von Arzneimitteln. Bei Einnahme von Imipramin (Tofranil) durch Millionen von Frauen wurde bisher in 14 Fällen eine Verbindung des Medikamentes mit größeren oder geringeren Mißbildungen (davon in 4 Fällen Mißbildungen der Extremitäten) diskutiert. Wurde nicht eine Anzahl von Mißbildungen bisher übersehen bzw. nicht publiziert, so entspricht diese Anzahl nicht einmal der natürlichen Inzidenzrate. Dennoch wird es sich bis auf weiteres empfehlen, entweder mit möglichst niedriger Dosierung, zumindest in den ersten 3 Schwangerschaftsmonaten, zu behandeln oder eine kunstgerechte Elektroschockbehandlung (gemeinsam mit einem Anästhesisten) durchzuführen.

Da wiederholt der Eindruck entstanden ist, daß durch die Behandlung mit Antidepressiva es in Einzelfällen zu einer Chronifizierung endomorpher Depressionen gekommen ist oder sich zumindest Residualsyndrome häufen, bedürfen zwei Gesichtspunkte besonderer Beachtung:

Sofern eine endomorphe Depression sich chronifiziert, sollte grundsätzlich an die Durchführung einer Heilkrampfbehandlung gedacht werden. Steht der Patient unter einem besonderen Leidensdruck und besteht gar Suizidgefahr, so sollte nach 6wöchiger stationärer Behandlung mit Antidepressiva die Heilkrampfbehandlung erwogen werden.

Wichtig ist, daß der Patient und möglichst auch die Angehörigen diese Umstellung der Behandlung bejahen. In Einzelfällen ist bereits schon zu einem früheren Zeitpunkt, besonders bei ausgeprägter Suizidgefahr, an die Elektrokrampfbehandlung zu denken. Es ist in diesem Zusammenhang die Mitteilung Weitbrechts von Interesse, wonach er den Eindruck gewann, daß nach Einführung der Behandlung mit Antidepressiva eine höhere Anzahl chronisch depressiver Psychosen zu beobachten ist als in der Zeit, in der ausschließlich die Elektrokrampfbehandlung durchgeführt wurde.

Weiterer Beachtung bedarf auch ein Gesichtspunkt, auf den besonders Glatzel hingewiesen hat. Glatzel hält es für sehr bedenklich, wenn Antidepressiva nach Abklingen der depressiven Psychose im Sinne einer Erhaltungstherapie in niederer Dosis weiter verordnet werden. Glatzel vermutet, daß eine »ungebührliche zeitliche Ausdehnung der Therapie« unsinnig und bedenklich sei, weil ein solches Vorgehen die Ausbildung »zyklothymer Residualsyndrome« fördere. Glatzel versteht unter diesen Residualsyndromen »eine allgemeine Senkung des Antriebsniveaus und einen Verlust an Schwung, Tatkraft und Initiative«. Die Patienten mit einem derartigen Residualsyndrom,

in das nach der Auffassung Glatzels etwa 6% aller »Psychosen der Zyklo-
thymiegruppe« münden, klagen über eine Minderung der Leistungsfähigkeit,
über frühzeitige Erschöpfbarkeit und ein Nachlassen der Spannkraft. Wenn
auch eine derartige anhaltende Residualsymptomatik bereits vor Einführung
der Behandlung mit antidepressiven Medikamenten beschrieben wurde, so
kann die Möglichkeit einer Förderung durch anhaltende Therapie mit Antidepressiva nicht ausgeschlossen werden. Wenn andererseits eine rezidiv-
vermindernde Wirkung bei Dauergaben, z. B. von Imipramin, beschrieben
wurde, so kommt hinzu, daß bei einer Dauerbehandlung mit Antidepressiva
stets auch an die möglichen kardiotoxischen Wirkungen der Hauptgruppe
der Antidepressiva zu denken ist.
Für die praktische Anwendung der Antidepressiva ist von Interesse, daß in
Analogie zur konstitutionell bedingten Empfindlichkeit gegenüber Dosierungen mit Neuroleptika (s. Haase, Ball u. a. = Disposition zur neuroleptischen Schwelle) Hinweise dafür bestehen, daß hereditäre Faktoren von Bedeutung dafür sind, welche Gruppe von Antidepressiva eher wirksam ist. So
wurde bei Verwandten ersten Grades ein ähnliches therapeutisches Ansprechen auf z. B. Imipramin (Tofranil) beobachtet (Angst). Ferner verdichten
sich die Hinweise, daß die Therapieresistenz auf medikamentöse antidepressive Medikamente z. T. konstitutionell vorgezeichnet ist, so daß es sich
empfehlen kann, zumindest die Wirkgruppe, evtl. auch Einzelpräparate mit
antidepressiver Wirkung, bei Therapieresistenz auszuwechseln, falls man
sich nicht zur Elektroschockbehandlung entschließt. Konkret empfiehlt es
sich z. B. bei Therapieresistenz, von der Gruppe der tri- und tetrazyklischen
Antidepressiva auf Monoaminoxydasehemmer, wie besonders Tranylcypromin (+ Trifluoperazin = Jatrosom, bei entsprechendem Intervall), umzu-
wechseln und umgekehrt. Auch Sulpirid (Dogmatil), das in höheren Dosierungen neuroleptisch wirkt, kann bei Dosierungen unterhalb der neuroleptischen Schwelle evtl. antidepressive Wirkungen entfalten, wenn die anderen
Wirkgruppen nicht ansprechen.
Wieweit darüber hinaus das Auswechseln von Einzelpräparaten innerhalb
einer Wirkgruppe im Hinblick auf die antidepressiven Effekte von Bedeutung
ist, kann bisher u. E. nicht ausreichend beantwortet werden. Sicher sind
die Art der Dosierung wie die Art der Applikation von Bedeutung. Während
Überdosierungen den Patienten durch subjektiv störende Symptome belasten, können Unterdosierungen in Parallele zu Dosierungen unterhalb der
neuroleptischen Schwelle bei einer erwünschten neuroleptischen Wirkung
bei der Verordnung von Neuroleptika, wie zu Dosierungen unterhalb eines
gewissen Lithiumspiegels (s. u.) bei einer erwünschten prophylaktischen
Wirkung von Lithiumsalzen, den wesentlichen antidepressiven Effekt vermissen lassen.
Der Beachtung der Blutspiegelwirkungsrelation wird bei der Behandlung
mit Antidepressiva mehr und mehr Bedeutung zugemessen. Es wird angenommen, daß ein bestimmter Blutspiegel des Antidepressivums bzw. seiner
Metaboliten für das therapeutische Ansprechen wesentlich ist. Es wurde daher neuerdings eine Kontrolle des Blutspiegels zur Gewährleistung einer in-

dividuellen Dosierung wie zur Vermeidung von Nebenwirkungen empfohlen. Praktisch wichtig ist, daß, wie erwähnt, die parenterale Applikation von Antidepressiva wiederholt der peroralen Verabreichung, unabhängig von der Dosierung, überlegen sein kann.

Es wurde wiederholt betont, daß bei Therapieresistenz bei der Behandlung mit Antidepressiva in erster Linie und am wirkungsvollsten bis heute die Elektroschockbehandlung eingesetzt wird. Sofern man sich zu der Elektroschockbehandlung nicht entschließen kann, wurden außer dem erwähnten Umsteigen auf andere Wirkgruppen und dem evtl. Auswechseln von antidepressiven Einzelpräparaten verschiedene Beobachtungen mitgeteilt. So wurden nach Therapieresistenz wiederholt Besserungen nach völligem Absetzen der Antidepressiva bzw. einer Unterbrechung der Therapie beobachtet. Ein evtl. erneuter Übergang auf eine parenterale Applikationsweise kann nützlich sein (s. o.). Berner u. a. berichten z. B. über eine Behandlung mit wechselnder Kombination von Dimethylpräparaten (Imipramin, Amitriptylin) und Monomethylderivaten (Desipramin, Nortriptylin), wobei wechselweise an einem Tag Desipramin oder Nortriptylin sowie am nächsten Tag Amitriptylin oder Imipramin gegeben wurde. Aus der Fülle der Empfehlungen therapeutischer Maßnahmen bei Therapieresistenz kann entnommen werden, daß es immer noch einen gewissen Prozentsatz endomorpher Depressionen gibt, der therapeutisch schwer angehbar ist.

Abgesehen von dem Hinweis auf die Bedeutung hereditärer und konstitutioneller Faktoren für das Ansprechen auf bestimmte Wirkgruppen wie der Beachtung der Blutspiegelwirkungsrelation wird man weitere biochemische Hinweise für eine evtl. Therapieresistenz und wie ihr therapeutisch zu begegnen ist, erwarten können. Zum **Wirkungsmechanismus der Antidepressiva** bringt unser Mitarbeiter S. Kaumeier folgende biochemische Gesichtspunkte, die gegenwärtig diskutiert werden oder bereits Gültigkeit erlangt haben:

»Über den Wirkungsmechanismus der Thymoleptika ist auch heute noch wenig bekannt. Ihr Angriffspunkt soll im Hypothalamus liegen. Die gegenwärtige Theorie der Wirkungsweise von Imipramin und anderen trizyklischen Antidepressiva geht davon aus, daß es sich um eine Interferenz mit den Katecholaminen (vor allem Noradrenalin) an den zentralnervösen Synapsen handelt. Sie verstärken die Wirkungen von Noradrenalin, indem sie seine Rückaufnahme in die Nervenendigungen und damit die Inaktivierung verhindern. Daraus resultiert eine Erhöhung der Noradrenalin-Konzentration am ›Effektor‹-Rezeptor. Der biochemische Wirkungsmechanismus der Monoaminoxydasehemmer (MAOH) beruht auf der Hemmung eines Enzyms, der MAO, das am Abbau der Katecholamine zusammen mit der Catechol-O-Methyl-Transferase (COMT) beteiligt ist. Die MAO katalysiert die oxydative Desaminierung und scheint an die Mitochondrien gebunden zu sein. Die COMT katalysiert die Übertragung von Methylgruppen von S-Adenosylmethionin auf die Hydroxylgruppe in 3-Position der Katecholamine.

Für den antidepressiven Effekt scheint besonders die Hemmung der MAO-Wirkung auf Noradrenalin von Bedeutung zu sein.

Die Hemmung der MAO hat eine Erhöhung der Noradrenalin-Konzentration zur Folge.

Die Wirkung der MAOH läßt sich erklären, weil besonders bei end. Depressionen ein Mangel an Noradrenalin in bestimmten Gebieten des Gehirns nachgewiesen worden ist.

Die Aufgabe des 5-HT (= Serotonin) ist noch relativ unklar. Man fand beim morgendlichen Stimmungstief eine Verminderung der Serotoninkonzentration um 50%. Parallel dazu findet man auch eine Erniedrigung der 5-Hydroxy-Indolessigsäure im Harn. Verantwortlich wird eine verminderte Aktivität der Decarboxylase gemacht, so daß eine geringere Entstehung von Serotonin daraus resultiert.« (Zit.)

6. Vorbeugende Behandlung mit Lithiumsalzen

Geht man davon aus, daß es bei der vorbeugenden Verordnung von Lithiumsalzen nur in einem Drittel bis einem Fünftel der Fälle völlige Versager gibt, so kann man geradezu von einem sensationellen Fortschritt der körperlichen Behandlungsverfahren sprechen. Die vorbeugende Wirkung bezieht sich sowohl auf das Auftreten endomorpher Depressionen wie auch manischer Psychosen. Man rechnet, daß in etwa einem Drittel der Fälle keine weiteren depressiven oder manischen Phasen auftreten. Zwischen den Fällen mit vollem Erfolg und den Versagern liegen diejenigen, bei denen diese Erkrankungsphasen seltener und schwächer auftreten.

Da gerade bei der Anwendung der Behandlung mit Lithiumsalzen in besonderem Maße die Gefahr toxischer Wirkungen besteht, wenn sie nicht kunstgerecht dosiert werden und die Kontraindikationen nicht ausreichend beachtet werden, ist folgendes unter Berücksichtigung eigener Erfahrungen wie einer Bearbeitung des internationalen Schrifttums mit unserem Mitarbeiter Wagner zu beachten:

Eine vorbeugende Behandlung mit Lithiumsalzen darf nur unter sorgfältigster Überwachung durchgeführt werden und nach genauem Abwägen der Vorteile gegenüber den Nachteilen:

Von einer Behandlung mit Lithiumsalzen ist abzusehen bzw. diese darf nur unter sorgfältigster Überwachung durchgeführt werden bei Zuständen, die die Lithiumausscheidung beeinträchtigen, z. B. schwere Herz-, Kreislauf- und Nierenerkrankungen, Erkrankungen, die eine kochsalzarme Diät erfordern;

bei Zuständen, die zu einer Änderung der Elektrolyt- und Flüssigkeitsverteilung im Körper führen können, z. B. interkurrente Erkrankung, starker Schweißverlust, Gravidität, Stoffwechselstörungen, endokrine Erkrankungen (z. B. bei vorgeschädigter Schilddrüse), bei mangelnder Kooperationsfähigkeit des Patienten, z. B. bei Schwachsinn, bei schlechtem Allgemeinzustand, z. B. im hohen Alter, und bei »akuten« schweren neurologischen Störungen, z. B. bei Epilepsie bzw. pathologischem Elektroenzephalogramm.

Bei den Nebenwirkungen sind die subjektiv zwar u. U. störenden, aber harmlosen Nebenwirkungen von den toxischen Nebenwirkungen zu unterscheiden. Im Zweifelsfalle entscheidet der Lithiumspiegel im Blut, ob es sich um toxische Nebenwirkungen handelt.

Als Nebenwirkung werden beobachtet gastrointestinale Störungen (Appetitmangel, Übelkeit, Erbrechen, Bauchschmerz, Diarrhoe oder Obstipation). Diese treten häufig 1-3 Stunden nach Tabletteneinnahme zusammen mit den Spitzenwerten der Lithiumkonzentrationen im Serum auf.

Sie sind um so ausgeprägter, je steiler der Anstieg der Lithiumkonzentration im Serum ist, und können evtl. durch langsam einschleichende Dosierung bzw. durch Verwendung von Retardpräparaten vermieden werden. Auch die folgenden Nebenwirkungen können harmlos sein und treten vorzugsweise am Beginn der Behandlung auf und verschwinden dann wieder von selbst nach 1-2 Wochen oder nach kurzfristigem Aussetzen der Lithiumgaben:

Müdigkeit, Muskelschwäche, Durst, trockener Mund, Polyurie, Händezittern.

Als EKG-Veränderungen wurden im einzelnen beschrieben: T-Abflachung, ST-Senkung und T-Umkehr. Diese EKG-Veränderungen sind reversibel, unspezifisch. Sie ähneln teilweise denjenigen bei Hypokaliämie. Es besteht bisher kein Anhalt für eine kardiotoxische Wirkung bei normaler Dosierung.

Auch evtl. auftretende Veränderungen im Elektroenzephalogramm werden als unspezifisch, reversibel und nicht als Ausdruck einer Organschädigung, sondern der Wechselwirkung von Natrium, Kalium und Lithium an erregbaren Strukturen angesehen.

Folgende weitere Nebenwirkungen wurden beschrieben, die nach kurzfristiger Verminderung der Dosis bzw. nach Absetzen der Lithiumsalze wieder verschwanden:

Anstieg des Körpergewichts, Miktionsstörungen, Nachlassen von Libido und Potenz, visuelle und taktile Halluzinationen, paroxysmale Muskelschwäche, erniedrigte Krampfschwelle bei Epilepsie, Erniedrigung oder Erhöhung (nur tierexperimentell) des Blutdrucks, vermehrte Hämolysebereitschaft des Blutes, vermehrte Nasensekretion, Hautveränderungen (Akne, Haarausfall, Quincke-Ödem, Ulcus cruris, generalisiertes makulopustulöses Exanthem; diese Veränderungen bedürfen noch weiterer Bestätigung), Abschwächung der Wirkung von Analgetika, Struma. Eine Schilddrüsenvergrößerung nach länger dauernder Lithiumbehandlung wurde in mindestens 32 Fällen beschrieben. Dies scheint eine seltene und ungefährliche Nebenwirkung der Lithiumtherapie zu sein, bisher ohne Hinweis auf Malignität oder bleibende Funktionsstörung. Die Schilddrüsenvergrößerung bildet sich vollständig zurück nach Absetzen der Lithiumbehandlung oder nach zusätzlichen Thyroxingaben bei Weiterführung der Lithiumtherapie.

Es ist bekannt, daß Lithium aus dem mütterlichen in den fetalen Kreislauf eindringt, und tierexperimentell liegt eine große Zahl von Hinweisen auf eine keimschädigende Wirkung des Lithiums vor. Wenn auch bei über 60 Kindern, die von Müttern geboren wurden, die während der gesamten Schwangerschaft oder während eines Teils der Schwangerschaft mit Lithium behandelt worden waren, nur 3 Kinder mit Mißbildungen beobachtet wurden (diese Häufigkeit liegt noch nicht sicher oberhalb derjenigen des natürlichen Auftretens von Mißbildungen in der Gesamtbevölkerung), so sollte man doch u. E. die Gabe von Lithiumsalzen während der Gravidität bis auf weiteres als kontraindiziert ansehen. Symptome einer Lithiumintoxikation können schon 3 Tage nach Beginn einer Lithiumtherapie auftreten und äußern sich durch Wiederauftreten oder Verstärkung der oben beschriebenen Nebenwirkungen, besonders Magen- und Darmbeschwerden, ferner Abgeschlagenheit, Schläfrigkeit, Apathie, geistige Verlangsamung, Verwirrtheit, Schwindel, unsicherer Gang, Ataxie, Seh-, Hör- und Schluckstörungen, verwaschene Sprache, ausgeprägter Tremor der Hände und des Unterkiefers, (evtl. epileptiforme) Muskelzuckungen, starke Polyurie, evtl. Nystagmus.

Diese Intoxikationsymptome können in das Vollbild der Intoxikation mit schweren Bewußtseinsstörungen sowie weiteren neurologischen Symptomen des zentralen Nervensystems, der Herz- und Kreislauffunktionen, besonders der Nierenfunktionen u. a. übergehen.

Zu den in der Literatur mitgeteilten Fällen von Lithiumvergiftung kam es meist infolge zu hoher Dosierung oder aufgrund nicht beachteter Kreislauf- oder Nierenkrankheiten. Mindestens 10 dieser Fälle endeten tödlich. Leichte Vergiftungserscheinungen verschwinden nach Absetzen des Lithiums. Schwere Intoxikationen sollten wie Barbituratvergiftungen in Reanimationszentren behandelt werden.

Praktisch wichtig ist, daß es keine Überdosierung bzw. Intoxikation gibt ohne klinische Überdosierungssymptome.

Eine volle prophylaktische Wirkung wird im allgemeinen mit einer Dosis von 24 mval Lithium pro Tag und bei einer Lithiumkonzentration im Serum von 0,5–1,2 mval erzielt, wobei man mit 0,5 mval nur bei einem kleinen Teil der Patienten auskommen wird, während 1,2 mval ebenfalls nur bei einer geringen Zahl von Patienten notwendig sind.

Die meisten Patienten sind nach bisheriger Übereinkunft optimal dosiert bei einem Serum-Lithiumspiegel von 0,8 bis 1,0 mval.

Zusätzliche Kochsalzgaben sind unnötig, solange der Patient eine normale Menge Kochsalz zu sich nimmt. Ebenso bringt es keine Vorteile, jede Woche einen lithiumfreien Tag zu verordnen.

Die am häufigsten verwendeten Lithiumsalze (Acetat, Carbonat, Sulfat, Citrat) sind hinsichtlich ihrer Resorption, Verträglichkeit, therapeutischen Wirkung und Ausscheidung gleichwertig. Das Carbonat enthält pro Gewichtseinheit das meiste Lithium.

Präparate, die Lithium verzögert freisetzen (retard), ermöglichen es, die Zahl der täglichen Einzelportionen auf 1–2 zu reduzieren.

Die Lithiumspiegelbestimmung sollte zunächst einmal pro Woche morgens nüchtern bis zur Einstellung der Erhaltungsdosis durchgeführt werden. Nach ca. 4 derartigen Lithiumbestimmungen, d. h. nach 4 Wochen, erscheinen weitere Lithiumkontrollen bis auf weiteres entbehrlich, sofern der Patient gesund bleibt, keine klinischen Überdosierungssymptome auftreten und gesichert ist, daß der Patient regelmäßig die Medikamente einnimmt. Dennoch wird es sich empfehlen, nach Einstellung, d. h. nach ca. 4×1 Kontrolle pro Woche, weitere Kontrollen des Lithiumspiegels auch beim Fehlen klinischer Überdosierungssymptome in mehrmonatigen Abständen durchzuführen.

Die benötigte Blutmenge (5 ml) kann per Post in ein entsprechendes Institut gesandt werden, ohne daß durch den Versand das Ergebnis beeinträchtigt wird.

Es empfiehlt sich, dem Patienten ein Merkblatt über die Behandlung mit Lithiumsalzen mitzugeben und auf die Neben- und Begleitwirkungen besonders hinzuweisen.

Sofern ein auftretender Tremor, besonders der Hände, subjektiv anhaltend stört und nicht toxisch bedingt ist, d. h. bei normalem Blutspiegel und als Einzelsymptom auftritt, hat sich die Zugabe von β-Rezeptorenblockern, wie z. B. Propranolol (Dociton) oder Pindolol (Visken), bewährt.

Neuerdings wird allerdings die Gefahr einer Herzblockbildung bei der Kombination mit β-Rezeptorenblockern diskutiert.

Wegen des höchsten Anteils an Lithium pro Gewichtseinheit wird im allgemeinen dem Carbonat der Vorzug gegeben. Handelspräparate, die Lithiumcarbonat enthalten, sind zur Zeit Hypnorex, Quilonum retard. Die Einführung von Lithium-Sigletten ist vorgesehen.

Nachdem man den Patienten und die Angehörigen informiert hat über die Möglichkeiten der Erfolge, der Mißerfolge wie der Nebenwirkungen, wird man bei sonst körperlicher Gesundheit nach wiederholten depressiven oder auch manischen Erkrankungen zur Prophylaxe mit Lithiumsalzen in jedem Fall raten, sofern keine Kontraindikationen bestehen. Im Hinblick auf die Wichtigkeit einer korrekten Dosierung sollte der Patient diese Form der vorbeugenden Behandlung voll bejahen, bevor man sich gemeinsam dazu entschließt.

Es sind Fälle bekannt, bei denen der Eindruck bestand, daß an Stelle wiederholter kurz dauernder, ausgeprägter Erkrankungen weniger deutliche, aber langgestreckte Erkrankungsphasen auftraten. Hier wird im Einzelfall zu entscheiden sein, ob man eher auf den weiteren Einsatz der Lithiumsalze verzichtet, besonders sofern sich gezeigt hat, daß sich eine endomorphe Depression oder auch manische Erkrankung bei dem Betreffenden medikamentös gut beeinflussen ließ.

In unserem Zusammenhang ist von besonderem Interesse, daß auch endomorphe Depressionen, die nicht im engeren Sinne zum manisch-depressiven Formenkreis gehören, durch die prophylaktische Wirkung der Lithiumsalze zu beeinflussen sind.

X. Psychotherapie »bei« der endomorphen und »der« exomorphen Depression sowie depressiver Persönlichkeitsstrukturen

Grundsätzlich ist zu unterscheiden, ob ein Patient während einer endomorphen oder exomorphen Depression in Behandlung kommt, ob die Behandlung des gegenwärtigen Zustands im Vordergrund steht oder das Bemühen um Persönlichkeitsänderungen nach abgeklungener bzw. kompensierter depressiver Verstimmung.

Es wurde wiederholt betont, daß es während einer endomorphen Depression, solange der Patient sich nicht in dem Sinne verwirklichen kann, wie er meint, sich verwirklichen zu müssen, nur eine Psychotherapie **bei** der Depression geben kann, dagegen nicht eine Psychotherapie **der** endomorphen Depression. Es wurde schon frühzeitig im Freudianischen Arbeitskreis mit Abraham u. a. erkannt, daß die Psychotherapie hier ihren Hauptansatz im freien Intervall, das heißt nach abgeklungener Psychose hat.

Die Psychotherapie **bei** der endomorphen Depression beginnt mit der Information des Patienten und seiner Angehörigen über die Art der Erkrankung. Es wurde die Übergabe eines Merkblattes (s. S. 185) empfohlen, das zumindest die Angehörigen zunächst lesen sollen, bis der Patient selbst in der Lage ist, den Inhalt aufzufassen.

Die Psychotherapie **bei** der endomorphen Depression beginnt mit dem Paktabschluß, der den Patienten einerseits im Hinblick auf Leistung völlig entpflichtet, ihn aber gleichzeitig verpflichtet im Hinblick auf das Suizidproblem, wie oben (s. S. 184) dargestellt. Ist der Patient zum Paktabschluß im Sinne der Leistungsentpflichtung nicht fähig bzw. wird er durch seine Umgebung dennoch leistungsverpflichtet, sollte möglichst eine stationäre Behandlung angestrebt werden. Sollte der Paktabschluß im Hinblick auf die Verpflichtung gegenüber den Angehörigen und dem Therapeuten zur Vermeidung der Selbstmordgefahr nicht überzeugen, so kommt nicht nur die stationäre Behandlung auf einer offenen Abteilung in Betracht, sondern ggf. in der Anfangszeit auch auf einer kontrollierten Station.

Während der Durchführung der körperlichen Behandlungsverfahren (Pharmakotherapie, evtl. Elektrokrampfbehandlung) ist es unumgänglich, dem Patienten immer wieder zu versichern, daß er keine Schuld an der Krankheit habe, daß er kein Versager sei und daß er wieder gesund werde.

Ermutigender und entlastender Zuspruch wird um so mehr Wirkungen erzielen, je mehr es gelingt, dem Patienten bei der Gewinnung einer realen Krankheitseinsicht zu helfen. Die völlige Krankheitseinsicht und Krankheitskritik des Erkrankten widerspricht dem Wesen psychotischen Erlebens, das durch seine letztliche Unverständlichkeit charakterisiert ist. Solange die endomorphe Depression nicht voll kompensiert bzw. abgeklungen ist, wird der Erkrankte zumindest im Zweifel sein über das, was ihm über seinen Krankheitszustand informatorisch mitgeteilt wird. Auch um die Gefahr von Fehlentschlüssen und Fehlverhaltensweisen in der endomorphen Depression zu verringern, ist es wichtig, dem Patienten zu helfen, sich einer angepaßten Krankheitseinsicht zu nähern. Wichtig ist, daß er aus der endomorph-depressiven Gestimmtheit heraus keine grundsätzlichen Entschlüsse, die Folgen für sein künftiges Leben haben oder haben könnten, faßt; ob es sich um die Frage der Einreichung der Pensionierung, einer Scheidung, eines Arbeitsplatzwechsels, eines Umzuges u. a. handelt. Alle diese Fragen sollten, wenn irgend möglich, zurückgestellt werden, bis die endomorphe Depression kompensiert oder abgeklungen ist. Andernfalls sind schwere Fehlentscheidungen zu erwarten, denn auch im Falle einer situativen Auslösung einer endomorphen Depression bleibt abzuwarten, ob der Betroffene nicht in wiedergesundetem Zustand ganz andere Wege künftiger Bewältigung findet als diejenigen, die sich ihm in der Erkrankung anbieten. Es sind Fälle bekannt, die sich selbst wie dem Therapeuten nach abgeklungener endomorpher Depression Vorwürfe über Entscheidungen während der Erkrankung machten.

Die Verhinderung der tragischen Fehlentscheidung zum Suizid wurde wiederholt angesprochen. Es ist einsichtig, daß nicht nur aus dem Achsensyndrom des Nicht-Könnens trotz Wollens, sondern auch aus einzelnen endomorphen depressiven Erlebnisweisen, wie z. B. den hypochondrischen Befürchtungen, den Verarmungsideen, den Schuldgefühlen, den vielfachen Gefühlsstörungen, ein Fehlverhalten resultieren kann, das den Patienten und seine Angehörigen zusätzlich belastet.

Während im Normalfall im Zusammenhang mit den intensiven symbiotischen Tendenzen der depressiv Erkrankten die Partnerbindungen vom Patienten her nicht gefährdet sind, sind aber in Einzelfällen selbst in diesem Bereich Komplikationen möglich, sofern der Patient nicht in der Erkrankung eine angepaßte psychagogische Führung erfährt.

So steht zwar die Verringerung der Suizidgefahr ganz im Vordergrund der psychagogischen Führung der endomorph-depressiv Erkrankten, doch bringt es die endomorph-depressiv bedingte verzerrte Sicht der Realität mit sich, daß die Psychotherapie **bei** der endomorphen Depression darüber hinaus einen hohen Stellenwert einnimmt.

Nicht nur das Einzelgespräch, sondern ganz besonders auch das stationäre wie ambulante Gruppengespräch gleichsinnig Erkrankter mit einem Austausch der Erfahrungen über die Erscheinungsweise, Entstehungsbedingungen und Behandlungsweisen endomorpher Depressionen kann (u. U.) gemeinsam mit Angehörigen wertvolle Hilfen zur Gewinnung einer Krankheitseinsicht wie einer Verringerung der Gefahr von Fehlverhaltensweisen der Patienten wie der Angehörigen anbieten.

Darüber hinaus bewährt sich im wöchentlich durchgeführten Gruppengespräch mit anderen endomorph-depressiven Patienten ein Austausch von Erfahrungen. Sobald die Patienten in der Lage sind, sich wenigstens im

Ansatz selbst zu verwirklichen, wie es in den meisten Fällen nach der 1.–2. stationären Behandlungswoche der Fall ist, empfahl sich uns die Maltherapie in dem Sinne, daß der Patient das malt, was ihn bewegt.

Es wird dem Patienten offengelassen, ob er das Bild auf Gegenwärtiges bezieht oder ob er Wünsche oder Erinnerungen darstellt. Das Bild wird in Verbindung mit den Einfällen des Patienten zum Thema eines Gruppengespräches gemacht. Ein Verfahren, das sich bei uns in den letzten Jahren sehr bewährt hat und nicht nur dem einzelnen Patienten nützlich war, sondern auch die Atmosphäre der Station, auf der sich vorwiegend depressive Patienten befinden, verbessert. Zahlreiche inzwischen von Patienten gemalte Bilder mit dem dazugehörigen Text ihrer Einfälle schmücken nicht nur die Station, sondern geben dem neu eintretenden Patienten rasch Vertrauen in die neue, stationäre Situation.

Das gesprochene Wort hat seine Grenzen. Die Bildsprache des Traumes wie des gemalten Bildes eröffnet weitere Dimensionen zum Verständnis des Patienten.

Die Auseinandersetzungsmöglichkeit mit den Träumen während der endomorphen Depression wird aus folgenden Gründen erheblich eingeschränkt oder aufgehoben:

Wegen der meist bestehenden Schlafstörungen werden Schlafmittel verordnet, die zum Tiefschlaf führen und damit die Traumbereitschaft wie besonders die Rückerinnerungsfähigkeit vermindern.

Es gilt ferner als gesichert, daß zumindest trizyklische Antidepressiva die Traumbereitschaft vermindern, wie u. a. mit dem Rückgang der Augenbewegungsphasen im Schlaf nachgewiesen wurde.

Die Rückerinnerung des Träumers an den Traum wie besonders das Bringen von Einfällen zum Traum überfordert häufig den Kranken in seinem Nicht-Können trotz Wollens und kann u. U. sogar auf diesem Weg die Selbstgefährdung erhöhen.

Wie Verf. bei mehrjährig ambulant psychoanalytisch behandelten Patienten erfuhr, die zeitweise endomorph-depressiv waren oder deren Analysefähigkeit nur dadurch gegeben war, daß eine endomorph-depressive Verstimmung medikamentös kompensiert war, tritt daher bei endomorph Depressiven die Bearbeitungsmöglichkeit von Traummaterial im Unterschied zu exomorph Depressiven wesentlich zurück.

Bei der exomorphen Depression dagegen ermöglicht die Erhaltung der Sinnkontinuität des Erlebens wie der Traum- und Erinnerungsbereitschaft eine fruchtbare psychoanalytisch-psychotherapeutische Bearbeitung der Bildsprache der Träume. Dazu läßt sich ganz generell sagen, daß es typische Träume exomorph Depressiver zwar nicht gibt, dagegen typische Einfälle des Träumers zu seinem Traum, in denen sich die Besonderheiten seiner depressiven Persönlichkeitsstruktur (s. o.) wie auch in seinen Einfällen zu Tageserlebnissen, zu Tagesfantasien, sowie in der Übertragung gegenüber dem Therapeuten zu erkennen geben.

Kehren wir auf die Bildsprache des gemalten Bildes zurück, so wurden vom Verfasser in jeder Woche in 2 getrennten Gruppen Sitzungen durchgeführt, in denen das gemalte Bild des Patienten wie besonders auch seine Einfälle zum Bild den Einstieg zur gruppentherapeutischen Bearbeitung seiner Problematik boten.

In der einen Gruppe handelte es sich um Patienten, die vorwiegend wegen endomorpher Depressionen in die stationäre Behandlung gekommen waren. Bei der anderen Gruppe handelte es sich um Alkoholkranke, bei denen jeweils mehrere exomorph-depressiv Strukturierte zu finden waren.

Die Bilder, von denen einige abgebildet wurden (s. o.), wie die Einfälle der Patienten in den Gruppensitzungen (die weiterhin fortgeführt werden) lassen zwei grundsätzliche Unterschiede erkennen:

Die endomorph Depressiven sind im Stadium gänzlicher Dekompensation, entsprechend ihrer Selbstverwirklichungsunmöglichkeit, wie erwähnt, auch nicht malfähig. Mit zunehmender Besserung drücken sie in der ihrer Persönlichkeitsstruktur oft entsprechenden genauen und ordentlichen Malweise das Bedrohliche der vergangenen oder gegenwärtigen Situation, die Weise der jetzigen Gestimmtheit, Verpflichtungseinstellungen wie vor allem aber Wünsche in bezug auf Familie, Urlaub, Lebensfreude u. a. aus. Unmittelbare Konfliktsituationen, auch bei offensichtlich situativ ausgelöster endomorph-depressiver Erkrankung, treten demgegenüber weitgehend zurück.

Die charakteristisch exomorph-depressiv Strukturierten malen demgegenüber, besonders sofern sie zur Realitätsflucht mit Alkoholismus oder auch z. B. zur wunschgeleiteten hysterischen Realitätsverfremdung neigen, andererseits eher weniger genau und weniger ordentlich, lockerer, evtl. schöpferischer, vor allem aber konfliktbezogener (s. Abb. S. 39 u. 42). So wird die Erhaltung der Sinnkontinuität und damit der Konfliktbezogenheit des Erlebens im gemalten Bild wie in den Einfällen der Patienten deutlich und der Psychotherapie nützlich.

Mit zunehmender Besserung des Zustandes kommt es darauf an, in therapeutischen Gesprächen sowohl den Patienten wie seine Angehörigen davon zu überzeugen, daß zur Verminderung der Rückfallsgefahr, die grundsätzlich besteht, folgende Ansatzpunkte gegeben sind:

Zunächst eine ausreichend lange ambulante Weiterbehandlung mit regelmäßiger Einnahme der verordneten Medikamente sowie nur behutsamer, allmählicher Leistungsverpflichtung.

Die ersten Schritte dieser Art sollten bereits vor der Entlassung an Wochenendurlauben allmählich realisiert werden.

Ist die endomorphe Depression vollends und nachhaltig kompensiert, so wird der Einzelfall entscheiden, wieweit bei ihm ganz konkrete Ratschläge für die Zukunft ausreichend erscheinen oder wieweit eine individuelle tiefenpsychologisch orientierte Psychotherapie angezeigt ist.

Da gerade die Patienten mit endomorphen Depressionen oft die »Angepaßten« sind, diejenigen, die mit Erfolg und Tüchtigkeit in gesunden Zeiten im Leben stehen, da sie eher diejenigen sind, die »nur« einen relativen Mangel an Ich-Fülle haben, einen Mangel, der erst unter Umständen in besonderen belastenden Situationen zur depressiven Dekompensation führt, stimmen diese Patienten wie auch ihre Umgebung seltener einer psychoanalytischen Langstreckennachbehandlung zu, obwohl sie nicht selten wünschenswert wäre. Wünschenswert, um Überkompensationen, übermäßige Einsatzbereitschaft, Ersatzbefriedigungen und anderes abzubauen. So wird man sie zumindest in therapeutischen Kurzgesprächen auf ihre besonderen Persönlichkeitseigenschaften wie auf die möglichen belastenden Situationen hinweisen. Droht z. B. eine Entordnung im Sinne eines Umzugs oder indem die Handwerker ins Haus kommen, so kann es durchaus sinnvoll sein, durch entsprechende Ratschläge dieser Situation gemeinsam zu begegnen. Drohen oder bestehen Überverpflichtungssituationen, wie z. B. zu Weihnachten, bei Urlaubsvertretungen, bei Doppelbelastungen – wie z. B. Haushalt und Beruf (besonders bei Frauen) oder Beruf und Hausbau und anderes –, so sollte man hier ganz konkret den Patienten und seine Umgebung beraten und gemeinsam besprechen, ob derartige Situationen vermieden werden können oder zumindest ihrem Belastungscharakter mit neuen und anderen Einstellungen begegnet werden kann.

Gehen wir also davon aus, daß gerade in erster Linie diejenigen endomorph-depressiv erkranken, die durch ein besonders hohes Soll der Ich-Verwirklichung ausgezeichnet sind, die sich im Alltag vielleicht schon seit Jahrzehnten nicht nur angepaßt verhielten, sondern von ihrer Umgebung wegen ihrer Tüchtigkeit wie auch ihrer Menschlichkeit besonders geschätzt werden, so sollte doch nie aus dem Auge verloren werden, daß hinter diesem Angepaßtsein Persönlichkeitseigenschaften stehen, die zwar synton wirken, deren Eingeordnetsein jedoch seine belastbaren Grenzen haben kann. Grenzen, die durch ihre Rolle der Überverpflichtung mitbedingt sind.

Je deutlicher es wird, daß im Einzelfall Pflichtbewußtsein, Hilfsbereitschaft, Hingabefähigkeit überbetont sind im Sinne einer Überkompensation oder daß sekundäre Verarbeitungsweisen einer depressiven Persönlichkeitsstruktur, wie illusionäre Fehlerwartungen oder Ersatzbefriedigungen (z. B. Bestätigung in Lese- und Wissenshunger, Vorwurfs- und Anspruchshaltungen), die Selbstverwirklichung wie den Umgang mit der Umgebung komplizieren, um so mehr wird die psychotherapeutische Nachbehandlung von Bedeutung sein.

In diesem Sinne hat Verf. eine Reihe von Patienten, die stationär wegen einer endomorphen Depression behandelt worden war, über mehrere Jahre mit wöchentlich 1–2 Stunden im tiefenpsychologisch orientierten Gespräch weiterbehandelt. Voraussetzung war, daß die endomorphe Depression entweder pharmakotherapeutisch kompensiert war, so daß der Patient sich realistisch mit seinen Erlebnissen auseinandersetzen konnte, oder daß die endomorphe Depression völlig abgeklungen war. Leitlinie dieser Behandlung war, daß die Patienten im Rahmen der Stunde frei ihre Erlebnisse brachten und sich bemühten, die analytische Grundregel einzuhalten, d. h. das auszusprechen, was ihnen peinlich, unwichtig und unsinnig erschien, besonders auch auszusprechen, was sie gegenüber dem Therapeuten erlebten und empfanden. Sie berichteten naturgemäß nicht nur über Alltagserlebnisse und Erinnerungen, sondern ganz besonders auch, soweit möglich, über Träume und brachten ihre Einfälle zu den Träumen (s. o.). Die Patienten lagen jeweils, wie bei dieser Methodik üblich, auf der Couch, während der Therapeut hinter ihnen saß.

Das Ziel war, Überkompensationen wie sekundäre Verarbeitungsweisen von Gehemmtheiten abzubauen. Die Patienten sollten ein Gefühl für ihre Erlebnislücken wie für ihre Fehlverarbeitungen erhalten. Zentrales Thema war immer wieder das Verhältnis von Anbieten- und Fordern-Können, von Selbstbehauptung und Hingabe, von Lebensgenußmöglichkeit und Lebensverpflichtung, von Arbeit und Freizeit, von Ich und Familie bzw. Bekannten, Mitarbeitern und Vorgesetzten, von Angebot und Erwartung. In Bezugnahme auf Alltagserlebnisse der Gegenwart wie der Vergangenheit kamen immer wieder zur Sprache ein »Zuviel« an Angebot, an Hingabe, wie auch ein »Zuviel« an passiver Erwartung, ein »Zuwenig« an Fordern, ein »Zuwenig« an vitalem Egoismus, ein »Zuwenig« an Selbstbehauptung, ein »Zuwenig« an in sich ruhendem Selbstwerterleben.

In ständiger Auseinandersetzung mit den Erlebnissen beim Umgang mit den unmittelbaren Bezugspersonen wie dem Lebenspartner, den Kindern, den Mitarbeitern, den Bekannten und Freunden, ganz konkret erlebt am Umgang mit dem Therapeuten, d. h. in der Übertragung, in der Auseinandersetzung mit den Erlebnissen in Arbeit und Freizeit, gelingt es immer wieder, Persönlichkeitsnachreifungen zu ermöglichen, die dazu führen, daß der ehemals Überangepaßte und Überverpflichtete und evtl. Realitätsfremde seinen relativen Mangel an Ich-Fülle zu seinen Gunsten wie auch letztlich zugunsten seiner Umgebung vermindert.

Es kann kein Zweifel sein, daß selbst bei Patienten, die erstmals im 6. Lebensjahrzehnt endomorph-depressiv dekompensieren, noch positive Persönlichkeitsweiterentwicklungen im genannten Sinne bei entsprechender psychotherapeutischer Nachbehandlung möglich sind. So z. B. bei einem beamteten Juristen, der vor der Erkrankung im perfektionistischen Einsatz seine Pflicht nicht nur erfüllte, sondern seine Mitarbeiter ständig mit schriftlichen Informationen versorgte, die weit über seinen Aufgabenkreis hinausgingen. In einem vergleichbaren Übereinsatz verausgabte er sich auch für seine Familie. Als ihm beruflich eine Aufgabe zugeteilt wurde, bei der eine gewisse Härte anderen gegenüber erforderlich war, da er Schriften und Themen auf ihren sittlichen Gehalt beurteilen sollte, dekompensierte er in eine schwere endomorphe Depression. Die Erkrankung wurde stationär nicht nur bald voll kompensiert, sondern durch die mehr als 1 Jahr dauernde psychotherapeutische Nachbehandlung wurde der Patient im ganzen freier und lebensgenußfähiger, lernte mehr sich selbst leben und verminderte seinen Mangel an Ich-Fülle.

In diesem Sinne ist es durchaus möglich, bei geeigneten Fällen, deren Angepaßtsein-Müssen in ein Mißverhältnis geraten ist zu den eigenen zur Verfügung stehenden Kräften, durch nachgehende individuelle Psychotherapie die Ich-Fülle anzureichern, mehr Lebensgenuß zu ermöglichen und die Gefahr erneuter endomorpher depressiver Dekompensation, evtl. in Ergänzung zur medikamentösen Prophylaxe, zu verringern.

Bemerkenswert ist bei derartigen psychotherapeutischen Langstrecken-Nachbehandlungen nach medikamentöser Kompensation einer endomorphen Depression, wie erneut auftretende endomorph-depressive Schwankungen, die man im Kurzgespräch als »endogen« hingenommen hätte, bei entsprechender mikropsychologischer, tiefenpsychologisch orientierter

Methodik nicht selten ihre äußeren Veranlassungen erkennen lassen. Dabei fällt immer wieder die erhebliche Verdrängungsbereitschaft als Abwehr- symptom dagegen auf, daß der Patient ein vorübergehendes Tief der Selbst- verwirklichung mit Situationen in Zusammenhang bringen soll, die für die anderen mit mehr vitalem Egoismus zum normalen Alltag gehören. So sahen wir derartige scheinbar »endogene« Schwankungen z. B. nach Mikroverlust- situationen, wie der Abreise eines Freundes, einer vorübergehenden leichten Umsatzminderung, der Krankmeldung einer Sprechstundenhilfe usw., konn- ten aber auch miterleben, daß in anderen Zeiten einschneidendere Be- lastungen spurlos vorüberzogen.

Handelt es sich um eine Persönlichkeit mit einem **absoluten** Mangel an Ich- Fülle im Sinne einer primären passiven Struktur mit Übergefügigkeit, zu gro- ßer Verzichtbereitschaft, mehr oder weniger gedrückter Stimmung ohne Überkompensationslinie, so scheinen die Patienten seltener endomorph- depressiv zu dekompensieren als eher exomorph-depressiv.

Sie kommen daher eher in Behandlung wegen begleitender leiblicher Sym- ptome, wegen Ausweichens in Alkoholismus bzw. Sucht oder wegen eines Suizidversuchs mit Appellcharakter. Der Spannungsbogen zwischen Ich-Soll und Ich-Kann ist bei ihnen weniger weit angelegt. Der Umschlag vom Viel- Leisten, vom Gesund zum Nichts, zum Nicht-mehr-Können in der Selbstver- wirklichung tritt bei ihnen, wie oben beschrieben wurde, zurück zugunsten einer eher schmächtigen Selbstverwirklichung, eines Mehr oder Weniger.

Abgesehen von der psychotherapeutischen Bearbeitung der aktuellen Pro- bleme, der Ausweichmanöver, wie ganz besonders des Alkoholismus, ist bei ihnen eine psychotherapeutische Nachbehandlung in Einzelsitzungen wie in Gruppenform oft notwendig. Geht man bei diesen Patienten, die bei ihrem absoluten Mangel an Ich-Fülle ganz besonders einer Situation bedürfen, die sie nicht auslaugt und die ihnen Selbstbestätigung ohne Selbstaufgabe er- möglicht, vom wiederholten therapeutischen Kurzgespräch zur tiefen- psychologisch orientierten Langstreckenbehandlung über, so ist gerade bei ihnen die Bearbeitung ihrer Einstellung zum Therapeuten, der Übertragung, von besonderer Bedeutung.

Geht man davon aus, daß sie gerade im besonderen Maße gehemmt sind, nehmen und fordern zu können, oral-aggressiv gehemmt sind, daß sie nicht selten statt dessen zu passiven unrealistischen Erwartungen (Riesenerwar- tungen) neigen, so fällt gerade ihnen die Einhaltung der Grundregel schwer. Sie können einerseits schweigen und Zuspruch erwarten oder andererseits den Therapeuten als »dämonisiert« fordernd erleben und ängstlich drauf- lossprechen, um Erlebnisse anzubieten. Enttäuschung und Ärger im Umgang mit dem sich im analytischen Sinne passiv verhaltenden Therapeuten kann bei behutsamer Führung eine Auflockerung der neurotischen Gehemmt- heiten und einen Abbau sekundärer Verarbeitungsweisen wie illusionärer Fehlerwartungen zur Folge haben.

Besonders bei ihnen kommt es für den Therapeuten darauf an, nicht zuviel und nicht zuwenig anzubieten, hat er das Ziel, nicht nur die Folgen der depressiven Persönlichkeitsstruktur, wie evtl. den Alkoholismus, zu behandeln, sondern der Persönlichkeit zur Nachreifung zu verhelfen. Kühnel betont, daß man in diesem Sinne zu einer Auseinandersetzung mit den Bildern und Erlebnissen des Familienromans kommen müsse, um eine neue Einstellung zu erarbeiten. Indem man diese tiefsten Quellen nicht eröffnet, würde man bei einer Art von Belehrung und Erziehung bleiben. Die bestehende Minderwertigkeit der Ich-Entwicklung sei bei überwertigem Über-Ich therapeutisch anzugehen. Zunächst komme es darauf an, den Umwandlungsprozeß der Charakterstruktur so einzuleiten, daß dem Patienten zur Entlastung der bedrohlichen inneren Gestautheit sein gestörtes Erleben in der Gegenwart zugänglich wird, während er gleichzeitig aber auch seine Erlebnismöglichkeiten sehen lernt. Das Finden der Erlebnislücken, der Angst- und Schuldgefühle, des neurotischen Verhaltens mit seinen Widerständen sei nach gelungener Kontaktaufnahme ein im allgemeinen erfolgreicher Weg. Beim typisch neurotisch-depressiv Strukturierten empfiehlt Kühnel täglich 2 Stunden psychoanalytischer Behandlung. Entsprechend dem oft bestehenden Mißverhältnis von Nicht-fordern-Können und als Gegengewicht Zuviel-Erwarten werden in dieser Behandlung neurotische Bescheidenheit neben Riesenerwartungen immer wieder deutlich, wie ein Schwanken zwischen planloser Aktivität und Passivität mit Unerfülltheit und Leeregefühlen, Gefügigkeit gegenüber dem Therapeuten neben Vorwurfshaltungen und Handeln mit starker Gefühlszwiespältigkeit. Heftige Forderungen, Trotz und Wut können mit selbstquälerischem Agieren abwechseln. Es kommt in diesem Sinne darauf an, bei Bearbeitung der Übertragungserlebnisse auf den Therapeuten normale menschliche Kontakte aufzubauen. In diesem Sinne können oral einverleibende, gierige, mit Enttäuschungen verbundene Regungen auf den Therapeuten übertragen werden. Regungen, die außerhalb der Analyse, z. B. gegenüber dem Lebenspartner, in gleicher Weise wirksam sein können.

Regungen, die nach psychoanalytischer Lehrmeinung ihre Wurzeln im 1. Lebensjahr haben, in dem, wie wiederholt ausgeführt, die gefühlsmäßigen Bedürfnisse eines Kindes nicht entsprechend befriedigt wurden und evtl. Verlassenheits- und Unerfülltheitserlebnisse mit allen ihren Konsequenzen zurückblieben. Es komme daher darauf an, die Erlebnislücken im aktuellen Erleben, die Angst- und Schuldgefühle gegenüber dem anderen, die mit den Impulsen gekoppelt sind, so aufzudecken, daß der Patient ein Ziel und neue Erlebnismöglichkeiten sehen könne. Seine zwiespältige Gefühlseinstellung, die zwischen Nicht-fordern-Können und unrealistischem Erwarten eingespannt ist, müsse mit all ihren Folgen dem Patienten immer wieder gezeigt werden. Die Anklagen gegen gegenwärtige Personen, die unter dieser Sicht als Wiederholung von Aggressionen gegen die enttäuschenden frühkindlichen Beziehungspersonen aufgefaßt werden, sollen in der Auseinandersetzung mit dem Analytiker wiederholt und abgebaut werden, im Sinne einer sog. Übertragungsanalyse.

Aber auch wenn man diesem orthodox-psychoanalytischen Ansatz nicht folgt, wenn man es mit Patienten zu tun hat, bei denen keine überzeugenden Hinweise für Härte und Enttäuschung oder Verwöhnung in den ersten

Lebensjahren bestehen, bei denen der Eindruck entsteht, daß sich depressive Persönlichkeitseigenschaften, etwa nach dem Verlust eines Elternteiles, in Auseinandersetzung mit Geschwistern, im Zusammenhang mit einer auftretenden körperlichen Beeinträchtigung bzw. Entstellung u. a., im Zusammenhang mit einem gestörten Aufbau des Selbstwerterlebens entwickelt haben, wird das therapeutische Ziel sein, den daraus resultierenden Mangel an Ich-Fülle zu verringern, sowohl im Hinblick auf die Gehemmtheiten im Bereich der Selbstbehauptung wie auf unrealistische Erwartungen.

Zentrale Themen werden das Ich-Du-Verhältnis sein, das Ineinander von Selbst- und Welterfahrung, das in der Fähigkeit des Gebens und Nehmens, des Leisten-Müssens und Genießen-Könnens seinen konkreten in der Behandlung angehbaren Niederschlag findet.

Ein zentrales Thema wird oft eine dahintersteckende Selbstwertproblematik sein, die dem Patienten deutlich werden sollte, deren Abbau aber naturgemäß nur in einem lang dauernden Nachreifungsprozeß möglich ist.

Selbsterfahrungen, die im Gruppengespräch vermittelt werden, können einem in diesem Sinn angepaßteren Selbstverständnis des Patienten dienen.

Erst in den letzten Jahren setzte sich ein neuer Weg der Psychotherapie mehr und mehr durch, die Verhaltenstherapie. Sie entwickelte sich gleichsam als Reaktion auf die Psychoanalyse, obwohl sie in vielen Fällen ihren Stellenwert als ergänzende Behandlung haben kann. Nicht selten wurde sie aus ökonomischen und anderen Gründen sogar zur Methode der Wahl.

Einem Millionenheer von neurotisch Fehlentwickelten stehen selbst in fortgeschrittenen Ländern meist nur einige Hundert voll ausgebildeter Psychoanalytiker gegenüber, die jeweils als Einzeltherapeuten nur einige Dutzend Patienten in jahrelanger Langstreckenbehandlung erfassen können. Hinzu kommt die Begrenzung der Analysefähigkeit vieler Patienten wie der Möglichkeit, diese Behandlungsmethodik für sich zu nutzen, so daß man sich geeinigt hat, beim Behandlungsbeginn den Patienten zu sagen, daß die Hälfte der Patienten die Aussicht hat, nach mindestens 200 Stunden psychoanalytischer Einzelbehandlung eine wesentliche Besserung zu erfahren, sofern sie die Behandlungsmethodik entsprechend für sich nutzen können. Der Behandlungserfolg bei der weiteren Hälfte der Fälle ist zumindest jedoch fraglich, und das, obwohl nicht nur ökonomische, d. h. finanzielle und zeitliche Gesichtspunkte entscheiden, ob der Patient in eine psychoanalytische Behandlung übernommen werden kann, sondern darüber hinaus eine Auswahl getroffen wird, indem z. T. wenig differenzierte Patienten, vor allem aber solche, die mit ihrer Fehlhaltung zu Ausweichreaktionen, wie besonders Bequemlichkeit und Verwahrlosung einschließlich Alkoholismus und Sucht, neigen, oft nicht in die psychoanalytische Behandlung aufgenommen werden.

Schließlich besteht kein Zweifel, daß auch eine psychoanalytische Behandlung durchaus nicht immer vorwiegend am Längsschnitt der psychischen Fehlentwicklung unter ständiger Einbeziehung der Kindheit orientiert ist, sondern viele Behandlungsstunden oft am gegenwärtigen Zustand, d. h. am

Querschnitt, »verhaltenstherapeutisch« ansetzen. Verhaltenstherapeutisch, indem mit dem Denkmodell, daß gehemmte Antriebe realistisch zu entfalten sind, der Patient bei seinem freien Assoziieren von Erlebnissen und Gedanken Ermutigungen, d. h. »Verstärkung«, durch den Therapeuten erfährt, auf »Lücken« und Fehlverhalten hingewiesen wird und am Therapeuten in der Übertragung eine Entfaltung seiner Gehemmtheiten erfährt und »übt«.

Das Konzept, daß Angst- und Schuldreflexe die freie Entfaltung der Antriebe und die Verfügung über sie beim Neurotiker hemmen, verbindet den therapeutischen Ansatz der Psychoanalyse mit der Verhaltenstherapie.

Es dürfte daher in unserem Zusammenhang eine wichtige Zukunftsaufgabe sein, zu überprüfen, wieweit die Verhaltenstherapie in die Behandlung der depressiv strukturierten Personen einbezogen werden kann. Im Einzelfall wird entschieden werden müssen, wieweit eine psychoanalytisch orientierte Behandlung eine verhaltenstherapeutische Ergänzung erfährt oder wieweit der Akzent auf der Verhaltenstherapie liegen kann.

Noch stehen sich die Vertreter der Psychoanalyse und der Verhaltenstherapie fast frontal und oft wenig versöhnlich gegenüber, doch sollte man u. E. damit rechnen, daß sich in Zukunft diese verhaltenstherapeutischen Ansätze mehr und mehr ergänzen werden.

Zum Thema des zu behandlungsbedürftigen exomorphen Depressionen neigenden Personenkreises hat die Verhaltenstherapie mit den Verfahrensweisen des Selbstsicherheitstrainings wie des Selbstbehauptungstrainings bereits ganz konkrete Hinweise gegeben.

Wir haben vielfach darauf hingewiesen, daß nicht erst im exomorph- wie endomorph-depressiven Zustand Selbstwertprobleme von zentraler Bedeutung sind, sondern daß ein Mangel an Ich-Fülle vor der Erkrankung eng mit der Thematik des Selbstwerterlebens verknüpft ist.

Der Selbstwert ist bei den depressiv Strukturierten in besonderem Maße von der Selbstverwirklichung für andere und anderes abhängig. In der depressiven Verstimmung fällt die Behandlungsbedürftigkeit weitgehend mit der (oft verdrängten) Selbstwerteinbuße zusammen.

Das abgewertete bzw. unterschätzte Selbstbild ist daher sowohl während der psychotherapeutischen Behandlung und Betreuung depressiver Zustände oft von wesentlicher Bedeutung wie auch beim psychotherapeutischen Vorgehen zur Beeinflussung der Persönlichkeitseigenschaften, die zur Depression disponieren. Personen mit geringer Selbstwertschätzung können übermäßig Fehlschläge und Zurückweisungen erwarten und durch Gehemmtheiten im Fordern provozieren. Damit kann es zur selbstprovozierten »Verstärkung« der beeinträchtigten Selbstwertschätzung und somit zum weiteren übermäßigen Angebot an andere wie zum depressiven Rückzug mit weiterer Selbstwerteinbuße kommen.

U. de Muynck und Forster gliedern in einer Übersicht über das verhaltenstherapeutische Selbstsicherheitstraining die Selbstunsicherheit auf in a) Einstellung zu sich selbst, b) soziale Angst und Hemmung, c) soziale Fertigkeit.

Soweit oral-aggressive Gehemmtheit in psychoanalytischer Definition begleitet ist von Selbstunsicherheit, von Minderwertigkeitsgefühlen, von einer in diesem Sinn gestörten Einstellung zu sich selbst, bietet die Verhaltenstherapie eine Reihe von Beeinflussungsmöglichkeiten an. Ziel ist, über Förderung von Selbstbestätigungen dauerhaftes selbstsicheres Verhalten herbeizuführen. Verstärkerwirkungen eines idealisierten Selbstbildes sollen dem Patienten bewußt gemacht werden, ebenso wie die negativen und hemmenden Wirkungen sich selbst erfüllender Prophezeiungen, wie z. B. »Es wird mir nicht gelingen«.

Die soziale Angst und Hemmung richtet sich vor allem auf die eigenen Fehlschläge und Erwartungen, vor anderen Fehler zu machen.

Wir befinden uns hier zwar mehr im Bereich des angstneurotischen Personenkreises, der bisher vorrangig vom Selbstsicherheitstraining angesprochen wurde, doch werden bei einer von de Muynck und Ullrich aufgezeigten Faktorenanalyse Erlebnis- und Verhaltensweisen aufgezählt, die bei Personen, die zu exomorphen Depressionen disponiert sind, oft ein besonderes Gewicht haben: 1. allgemeine Unsicherheit, 2. Fehlschlag- und Kritikangst, 3. Nicht-nein-sagen-Können, 4. Kontaktangst, 5. Unfähigkeit zu fordern, 6. Schuldgefühle, 7. Anständigkeit (Abhängigkeit von der Norm).

Sofern diese hier aufgezählten Gehemmtheiten im sozialen Verhalten angstvoll erlebt werden, finden sich die Übergänge zu den Angstneurosen. In diesem Sinne treten besonders Kritikangst und Kontaktangst bei depressiv Strukturierten zurück, während die anderen erwähnten Faktoren, wie allgemeine Unsicherheit, Nicht-nein-sagen-Können, Unfähigkeit zu fordern, Schuldgefühle, Anständigkeit, sich bei den Depressionsbereiten häufen.

Soziale Fertigkeiten, wie z. B. überzeugendes, lautes, spontanes, emotionelles Sprechen, eine entsprechende Mimik und Gestik, werden im Selbstsicherheitstraining gefördert und gelehrt, damit der Patient das »soziale Verstärkungssystem« selbst manipulieren und kontrollieren kann.

Die Fülle der bisher angewandten Methoden eines Selbstsicherheitstrainings wendet sich wie auch die Psychoanalyse an Gehemmtheiten.

Salter, der als Begründer des Selbstsicherheitstrainings angesehen wird, meint, daß therapeutische Prozesse sich mit der Korrektur des Gleichgewichts zwischen Exzitationen und Inhibition befassen sollten. Der exzitatorische Typ sei durch Spontaneität und die Fähigkeit, Emotionen frei auszudrücken, gekennzeichnet. Die Therapie sollte, entsprechend einem zusammenfassenden Bericht von U. de Muynck und Forster, »konditionierte, inhibitorische, emotionale Reflexe« beseitigen, um von »überlegten, exzitatorischen, emotionalen Reaktionen« zu »konditionierten, exzitatorischen Reflexen« zu kommen.

Salter, Wolpe u. a. praktizieren eine Reihe von konkreten Übungen mit dem allgemeinen therapeutischen Ziel, Gehemmtheiten abzubauen.

So wird im Training eine Reihe von Verhaltensweisen geübt, die primär das Ziel haben, die Selbstsicherheit im Umgang mit anderen zu trainieren.

Man wird erwarten, daß bei erfolgreicher Therapie nicht nur die Fähigkeit, sich seiner im Umgang mit anderen sicher zu sein, gefördert wird, sondern damit auch die abwertende Stellung zu sich selbst eine positive Beeinflussung erfährt. Sicherer wirken bedeutet, spontaner, freier und damit auch fordernder auftreten zu können. Sicheres Auftreten bewirkt umgekehrt mehr Anerkennung, mehr Selbstbestätigung, mehr Angebote der anderen. Die suggestive Wirkung selbstsicheren Auftretens hat im allgemeinen weit größere Wirkungen auf andere Personen als zaghaft vorgetragene, noch so richtige sachliche Argumentation. Der selbstsicher Wirkende erfährt in der Rückwirkung mehr Verstärkungen, mehr Wertschätzungen, mehr Erfolge bei evtl. geringerem Angebot als der unsicher Wirkende.

In diesem Sinne sind die von der Verhaltenstherapie bisher angegebenen therapeutischen Praktiken u. E. auf ihren weiteren Wert für die Depressionsproblematik zu überprüfen. Um so mehr, als z. B. die depressiv Strukturierten, die zur Reaktionsflucht über Alkoholismus und Sucht neigen, nicht nur primär oft zu einer Selbstwertproblematik neigen, sondern in ihrem Selbstwerterleben meist eine weitere erhebliche Einbuße durch die Folgen der Sucht erfahren.

Bleibt die depressive Dekompensation im verständlich exomorphen Bereich, so wurden bereits während des depressiven Zustandes neben einer psychotherapeutischen Bearbeitung der Konflikte und Gehemmtheiten verhaltenstherapeutische Übungen zur Beeinflussung der Selbstwertproblematik verhaltenstherapeutisch durchgeführt.

In verhaltenstherapeutische Übungen im Sinne eines Selbstsicherheitstrainings wurden durch Salter z. B. einbezogen: »Emotionales Sprechen, d. h. das vorsätzliche Äußern spontan empfundener Emotionen, wie z. B. loben, klagen, kritisieren u. a.« »Expressives Sprechen«, indem spontan auftretende Gefühle zusätzlich zum gesprochenen Wort in Mimik und Gestik ausgedrückt werden. »Widersprechen und Angreifen« bedeutet, daß man keine Übereinstimmung vortäuschen, sondern die eigene Meinung frei äußern lernen solle. Der »absichtliche Gebrauch des Wortes ›Ich‹« wird in den Übungen beachtet wie der Gesichtspunkt der Zustimmung »bei Lob durch andere«. Lob von anderen Personen soll angenommen werden. U. de Muynck und Forster betonen, daß die verbale Zustimmung zu Lob eine Verstärkungsfunktion für ein positives Selbstwertgefühl haben dürfe. Salter spricht von einer Selbstkonditionierung in Richtung auf ein Anwachsen emotionaler Freiheit.

Der Therapeut ermutigt den Patienten, selbstsichere Bemerkungen einzuüben und im Alltagsleben möglichst oft zu wiederholen. Neue, selbstsichere Verhaltensweisen werden im Rollenspiel mit Rollentausch geübt (Wolpe). Dabei werden gewisse Situationen nachgeahmt und wiederholt.

Geht es darum, die Bereitschaft zur depressiven Dekompensation psychotherapeutisch zu verringern wie auch den Zustand der exomorphen Depression psychotherapeutisch zu beeinflussen, so sollte in jedem Fall zunächst angestrebt werden, daß der Patient ein Selbstverständnis erhält, das ihm den Weg seiner Persönlichkeitsentwicklung wie seine gegenwärtige Persönlichkeitsstruktur deutlich und bewußt macht. Die psychoanalytische Methodik, die freie Einfälle des Patienten zur Vergangenheit, zur Gegenwart, nicht zuletzt zu seinen Träumen, behutsam berücksichtigt, liefert hierzu das umfangreichste Material. Dabei kann schon eine relativ geringe Zahl tiefen-psychologisch orientierter Sitzungen dem Patienten und dem Therapeuten wesentliche Einblicke ermöglichen.

Die psychotherapeutische Nutzung dieses Erlebnismaterials wird dem Ein-zelfall, dem Therapeuten wie den Behandlungsbedingungen anzupassen sein.

Davon wird es abhängen, wieweit dem Patienten über eine konsequente psychoanalytische Einzelbehandlung geholfen wird, wieweit Gruppenstun-den therapeutisch genutzt werden. Wieweit wiederum Einzel- wie Gruppen-behandlungen vorwiegend analytisch, themenzentriert, verhaltenstherapeu-tisch orientiert sind, ob der Patient allein oder mit seinen Bezugspersonen behandelt wird. Wieweit die Gestaltung der Arbeits- und Lebensbedin-gungen in die Behandlung und Betreuung mit einbezogen wird, wird nicht nur eine Frage der den aufgerufenen Therapeuten und Helfern zur Verfü-gung stehenden Behandlungsmethodiken sein, sondern auch der Aufge-schlossenheit der psychisch Gesunden gegenüber den psychisch Kranken.

Literaturhinweise

Abraham, K.: Notes on the Psycho-Analytical Investigation and Treatment of Manic-Depressive Insanity and Allied Conditions. In: Selected Papers on Psychoanalysis. Basic, New York 1951.

Abraham, K.: Ergänzungen zur Lehre vom Analcharakter. 1921. In: Psychoanalytische Studien zur Charakterbildung, Bd. I. 55. Conditio humana. S. Fischer, Frankfurt 1969.

Ackerknecht, E. H.: Kurze Geschichte der Psychiatrie. F. Enke, Stuttgart 1957.

Angst, J.: Zur Ätiologie und Nosologie endogener depressiver Psychosen. Monogr. Gesamtgeb. Neurol. Psychiat. 112. Springer, Berlin 1966.

Angst, J.: Clinical Analysis of the Effects of Tofranil in Depression. Psychopharmacologia 2: 381 (1961).

Baillarger, J.: Zitat S. 47, Ackerknecht, E. H.

Barth, E.: Das Auslösen und Erleben depressiver Verstimmungen und die Beziehung zur Persönlichkeitsstruktur. Dissertation, Med. Fakultät der Universität Düsseldorf, 1967.

Bayer, W. v., H. Häfner, K. P. Kisker: Psychiatrie der Verfolgten. 117. Springer, Berlin, Göttingen, Heidelberg 1964.

Berner, P., K. Kryspin-Exner, W. Poeldinger: Therapy Possibilities for Therapy-Resistent Depressions. Pharmakopsychiatrie, Neuro-Psychopharmakologie 7: 189 (1974).

Bibring: Zitat Mendelsohn, M.

Biamino, G., H. Fenner, J. Neye, Kl.-P. Schüren, B. Ramdohr: Comparative in Vitro and in Vivo Studies on the Effects of Tricyclic Antidepressants on Myocardial Contractility. Berlin, Cardiol. Abt. der Med. Klinik, 1973.

Bleuler, E.: Lehrbuch der Psychiatrie. Berlin, 1. Aufl. 1916, 9. Aufl. 1955.

Bonhoeffer, K.: Die symptomatischen Psychosen im Gefolge von Infektionskrankheiten. Aschaffenburgs Handbuch, Wien 1910.

Bonhoeffer, K.: Die exogenen Reaktionstypen. Arch. Psychiat. Nervenkr. 58 (1917).

Bonhoeffer, K.: Die akuten Geisteskrankheiten der Alkoholiker. 1. Aufl.

Bonhoeffer, K.: Zitat S. 5. In: H. J. Haase: Amnestische Psychosyndrome im mittleren und höheren Lebensalter. Springer, Berlin, Göttingen, Heidelberg 1959.

Bonnet, T.: Zitat S. 3. In: H. J. Haase: Amnestische Psychosyndrome im mittleren und höheren Lebensalter. Springer, Berlin, Göttingen, Heidelberg 1959.

Bräutigam, W.: Beobachtungen bei der analytischen Psychotherapie Manisch-Depressiver (Intervalltherapie). In: Melancholie und Forschung, Klinik und Behandlung. (b) 181f. Thieme, Stuttgart 1969.

McBride: Med. J. Austr. 3: 3 (1972), betr. teratogene Potenz von Imipramin (Tofranil) (englisch).

Bürger-Prinz, H.: Probleme der phasischen Psychose. Enke, Stuttgart 1961.

Cohen, M. B., G. Baker, R. A. Cohen, F. Fromm-Reichmann, E. V. Weigert: An Intensive Study of Twelve Cases of Manic-Depressive Psychosis. Psychiatry 17: 103 (1954).

Collomb, H.: Aspects de la psychiatria dans l'Ouest Africains (Sénégal). In: Beiträge zur vergleichenden Psychiatrie. Karger, Basel, New York 1967.

Collomb, H., J. Zwingelstein: Les états dépressifs en milieu africain. Ist Pan-African Psychiat. Conf. Abeokuta 1961.

Collomb, H.: Methodological Problems in Crosscultural Research. Int. J. Psychiat. 3: 17-19 (1967).

Committee on Nomenclature and Statistics of the American Psychiatric Association. Diagnostic and Statistical Manual. Mental Disorders. Amer. Psychiat. Ass., Washington, D. C., 1952.

Conrad, K.: Der Konstitutionstypus. Springer, Berlin 1961.

Dayton, N. A.: New Facts on Mental Disorder: Marriage and Mental Disorders. Thomas, Springfield, Ill., 1940.

Deutsch, A.: The Mentally Ill in America. 2nd ed., Columbia, New York 1949.

Dilthey, W.: Ideen über eine beschreibende und zergliedernde Psychologie. Berliner Akademie, S.-Ber. 1894.

Federn, P.: Ich-Psychologie und die Psychosen. Huber, Bern 1956.

Fees, U.: Zur prämorbiden Kontaktfähigkeit bei end. Depressiven. Pfalzklinik Landeck (pers. Mitt.) 1975.

Fenichel, O.: The Psychoanalytic Theory of Neurosis, Norton, New York 1945.

Fenichel, O.: Zitat Mendelsohn, M.

Field, M. J.: Search for Security: An Ethno-Psychiatric Study of Rural Ghana. Northwestern Univ. Press, Evansion, Ill., 1960.

Fischbach, R.: Veränderungen der durch Imipramin bedingten Noradrenalinpotenzierung durch unterschiedliche Magensäurewerte bei oraler Medikation. Arzneimittel-Forsch. 25: 123 (1975).

Fonseca, A. F.: Affective Equivalence. Brit. J. Psychiat. 109: 464–469 (1963).

Forster, T.: Vergleich der Wirkung des ATP bei delinquenten und nicht delinquenten Jugendlichen. Vortrag geh. a. d. 4. Kongreß für Verhaltenstherapie der GVT und des DBV in Münster/Westf. vom 17.7. bis 19.7.1972.

Forster, T.: Experimenteller Beitrag zur Bedingungsanalyse im Selbstsicherheitstraining. Vortrag, geh. a. d. 3. Jahreskonferenz European Association of Behaviour Therapy in Amsterdam, Niederlande, vom 2.7. bis 6.7.1973.

Freud, S.: Gesammelte Werke. Vorlesungen zur Einführung in die Psychoanalyse, Bd. XI. S. Fischer, Frankfurt 1961.

Freud, S.: Trauer und Melancholie. In: Die Wahnwelten (Endogene Psychosen). Akademische Verlagsgesellschaft, Frankfurt a. M. 1963.

Friedreich, J. B.: Historisch-kritische Darstellung der Theorien über das Wesen und den Sitz der psychischen Krankheiten. Wigand, Leipzig, 1: 186 (1836).

Friedreich, J. B.: Literärgeschichte der Pathologie und Therapie der psychischen Krankheiten. Strecker, Würzburg 1830.

Gebsattel, V. E. v.: Die depressive Fehlhaltung. In: Imago hominis, Neues Forum, Schweinfurt, 122, 125, 126 (1964).

Gero: Zitat Mendelsohn, M.

Glatzel, J.: Endogene Depressionen. Thieme, Stuttgart 1973.

Greeff, K., J. Wagner: Cardiodepressive und lokalanaesthetische Wirkungen der Thymoleptika. Vergleichende Untersuchungen mit Imipramin, Desimipramin, Amitriptylin und Melitracen. Arzneimittel-Forsch. 19: 1662 (1969).

Gregory, J.: An Analysis of Family Data on 1000 Patients Admitted to a Canadian Mental Hospital. Acta genet. 9: 54 (1959).

Gruhle, H. W.: Manisch-depressive Seelenstörung (zirkuläres Irresein, Zyklothymie). In: Lehrbuch der Nerven- und Geisteskrankheiten. Marhold, Halle a. S. 1952.

Haase, H.-J.: Amnestische Psychosyndrome im mittleren und höheren Lebensalter. Springer, Berlin, Göttingen, Heidelberg 1959.

Haase, H.-J.: Über Vorkommen und Deutung des psychomotorischen Parkinson-Syndroms bei Megaphen- bzw. Largactil-Dauerbehandlung. Nervenarzt 25: 486 (1954).

Haase, H.-J.: Psychiatrische Erfahrungen mit Megaphen (Largactil) und dem Rauwolfiaalkaloid Serpasil unter dem Gesichtspunkt des psychomotorischen Parkinson-Syndroms. Nervenarzt 26: 507 (1955).

Haase, H.-J., A. Krantz-Gross: Beitrag zur Psychomotorik endogener Depressionen. Arch. Psychiat. Nervenkr. 195: 140 (1956).

Haase, H.-J., A. Krantz-Gross: Psychomotorik des Griffdrucks bei endogenen Depressionen. Z. exp. angew. Psychol. V: 61 (1958).

Haase, H.-J.: Psychologie und Psychopathologie Kehlkopfexstirpierter. Zur Bedeutung von Persönlichkeit, Erlebnis und Milieu. Fortschr. Neur. Psychiat. 28: 253 (1960).

Haase, H.-J.: Diagnostik und Therapie depressiver Verstimmungen. Dtsch. Ärztebl. 62: 2781 (1965).

Haase, H.-J.: Zum Verständnis paranoider und paranoid-halluzinatorischer Psychosen am Beispiel alleinstehender Frauen. Nervenarzt 34: 315 (1963).

Haase, H.-J.: Soziopsychiatrische Untersuchungen an alleinstehenden Frauen. Fortschr. Neurol. Psychiat. *32:* 6 (1964).

Haase, H.-J.: Therapie mit Psychopharmaka und anderen psychotropen Medikamenten. Schattauer, Stuttgart, New York. 3. Aufl. 1972, 4. Aufl. im Druck.

Haase, H.-J., u. Buhr: Untersuchungen über die Nebenwirkungen von Jatrosom. Med. Welt *24:* 221 (1973).

Haase, H.-J., P. Ball, B. Keitel, C. D. Koch, D. Mattke, G. Nöcker, R. Ritter, M. Schöneck, M. Zahn, C. P. Zschucke, R. Kopplinghaus: Disposition zur neuroleptischen Schwelle. Pharmakopsychiat., Neuro-psychopharmakother. *1:* 45 (1968).

Haase, H.-J., A. Krantz-Gross: Der Schreibdruck im Vergleich zu anderen psychomotorischen Verläufen bei endogenen Depressionen und Normalen. Z. exp. angew. Psychol. *V,* 2: 246 (1959).

Haase, H.-J. (Hrsg.): Die Behandlung der sogenannten endogenen Psychosen. 2. Symposium Landeck, 1975. Schattauer, Stuttgart, New York. (In Vorbereitung).

Häfner, H., W. Böker: Gewalttaten Geistesgestörter. Springer, Berlin, Heidelberg, New York 1973.

Harrer, G.: Therapie mit Jatrosom. Symposium Salzburg, 21.3.1969. Thieme, Stuttgart 1970.

Harrer, G., R. Fischbach: Zur stationären und ambulanten Behandlung depressiver Psychosen. In: Die Behandlung der sogenannten endogenen Psychosen (Hrsg. H.-J. Haase). 2. Symposium Landeck, 1975. Schattauer, Stuttgart, New York. (In Vorbereitung).

Hippius, H.: Therapeutisch unerwünschte Wirkungen der modernen Psychopharmaka. Internist (1960).

Hippius, H., H. Selbach: Das depressive Syndrom. Intern. Symposium Berlin am 16. u. 17.2.1968. Urban & Schwarzenberg, München 1968.

Hippius, H., H. Selbach: Zur medizinischen Dauertherapie bei Psychosen, Neuropsychopharmakologie, z. Symposium Nürnberg, 1961. Med. exp. 5 (1961).

Hoch, E.: Contents of Depressive Ideas in Indian Patients. Indian J. Psychiat. *3:* 28–36, 120–129 (1961a).

Hoch, E.: Rev. Newsletter transcult. Res. *11:* 65–71 (1961b).

Hoch, P. H., J. Zubin: Depression. Grune & Stratton, New York 1954.

Hoffmann, G.: Vergleichende Untersuchungen zur prämorbiden Persönlichkeit von Patienten mit bipolaren manisch-depressiven Psychosen. Inaug.-Dissertation, München, 63, 113 (1973).

Hübner: Zitat S. 617. In: Gruhle, H. W.: Lehrbuch der Nerven- und Geisteskrankheiten. 2. Aufl. Marhold, Halle a. S. 1952.

Jacobson, E.: Transference Problems in the Psychoanalytic Treatment of Severely Depressed Patients. Amer. J. Psychiat. *2:* 395 (1954).

Janzarik, W.: Die zyklothyme Schuldthematik und das individuelle Wertgefüge. Schweiz. Arch. Neurol. Psychiat. *80:* 174, *68:* 155f. (1957).

Janzarik, W.: Strukturdynamische Überlegungen zur Fortentwicklung des Endogenitätsbegriffes. In: Psychiatrie im Übergang. 34. Thieme, Stuttgart 1969.

Janzarik, W.: Nosographie und Einheitspsychose. In: Schizophrenie und Zyklothymie. 169. Thieme, Stuttgart 1969.

Jaspers, K.: Allgemeine Psychopathologie. 114 f. Springer, Berlin, Göttingen, Heidelberg 1946.

Kallmann, F. J.: Heredity in Health and Mental Disorders. Norton, New York 1953.

Kaumeier, S.: Biochemische und pharmakokinetische Aspekte. Pfalzklinik Landeck (pers. Mitt.) 1975.

Kielholz, P.: Gegenwärtiger Stand und zukünftige Möglichkeiten der pharmakologischen Depressionsbehandlung. Nervenarzt *34:* 181, 176 (1963).

Kielholz, P.: Diagnostik und Therapie der depressiven Zustandsbilder. Schweiz. Med. Wschr. 87, 107, 62, 68, 164 (1957).

Kielholz, P.: Medikamentöse Depressionsbehandlung und Methodik der Depressionsforschung. In: Das ärztliche Gespräch. Troponwerke, Köln *III:* 165 (1965).

Kielholz, P. (Hrsg.): Die larvierte Depression. Int. Symposium St. Moritz, 1973. Huber, Bern 1973.

Kiloh, L. G., R. F. Garside: The Independence of Neurotic Depression and Endogenous Depression. Brit. J. Psychiat. *109:* 451 (1963).

Kimura, B.: Schulderlebnis und Klima (Fuhdo). Nervenarzt *37:* 394 (1966).

Kimura, B.: Vergleichende Untersuchungen über depressive Erkrankungen in Japan und Deutschland. Fortschr. Neurol. Psychiat. *33:* 205 (1965).

Kimura, B.: Phänomenologie des Schulderlebens in einer vergleichenden psychiatrischen Sicht. In: Zur vergleichenden Psychiatrie. Karger, Basel, New York 1967.

Klages, L.: Der Geist als Widersacher der Seele. Bd. III, 2. Teil, 20. Barth, Leipzig 1932.

Klein, M.: Zur Psychogenese der manisch-depressiven Zustände. Psyche *14:* 156, 32 (1960/61).

Klein, M.: Contributions to Psycho-Analysis. Hogarth, London 1950.

Kraepelin, E.: Die Erscheinungsformen des Irreseins, Z. ges. Neurol. Psychiat. *62,* 1: 168 (1920).

Kraepelin, E.: Manic-Depressive Insanity and Paranoia. Livingstone, Edinburgh 1921.

Kranz, H.: Das Thema des Wahns im Wandel der Zeit. Fortschr. Neurol. Psychiat. *23,* 58: 145 (1955).

Kretschmer, E.: Körperbau und Charakter. 21. u. 22. Aufl. 58 f. 67. Springer, Berlin, Göttingen, Heidelberg 1955.

Kühnel, G.: Acta psychotherap. III. Suppl. (1955).

Lange, J.: Das zirkuläre Irresein. In: Just: Handbuch der Erbbiologie. Bd. V, Teil 2, 873 ff. Springer, Berlin 1939.

Lenz, H.: Wandelbares und Bleibendes im Bild der Depressionen. Wien. Z. für Neurosenheilk. *18* (1961).

Lenz, H.: Vergleichende Psychiatrie. Eine Studie über die Beziehung von Kultur, Soziologie und Psychopathologie. Maudrich, Wien 1964.

Lersch, P.: Der Aufbau des Charakters. Leipzig, 1. Aufl. 1938, 3. Aufl. 1948.

Lin, T. Y.: A Study of the Incidence of Mental Disorder in Chinese and Other Cultures. Psychiatry *16,* 4: 313–336 (1953).

Lin, T. Y.: Diskussionsbemerkung. In: De Reuck, A. V. S., R. Porter (Hrsg.): Transcultural Psychiatry, Ciba Found. Symposium, London, 1965. S. 112/113.

Loch, W.: Psychoanalytische Aspekte zur Pathogenese und Struktur depressiv-psychotischer Zustandsbilder. Psyche *21:* 758, 141, 181, 191 (1967).

Malzberg, B.: Is Birth Order Related to Incidence of Mental Disease? Amer. J. Phys. Anthropol. *24:* 91 (1937).

Malzberg, B.: Social and Biological Aspect of Mental Disease. State Hosp. Press, Utica, N. Y. (1940).

Matussek, P., A. Halbach, Troeger: Endogene Depression. 64, 65, 73, 113, 117, 188 Urban & Schwarzenberg, München, Wien, Berlin 1965.

Matussek, N., U. Ackerbeil, D. Athen, H. Beckmann, O. Benkert, Th. Dittmer, H. Hippius, P. Loosen, E. Rüther, U. Scheller: Catecholamine Metabolism under Sleep Deprivation Therapy of Improved and Not Improved Depressed Patients. Pharmakopsychiat. *7:* 108 (1974).

Mauz, F.: Psychotherapeutische Möglichkeiten bei endogenen Psychosen. Arch. Psychiat. Nervenkr. 206, 584, 164, 180, 190 (1964/65).

Mendelsohn, M.: Psychoanalytic Concepts of Depression. Thomas, Springfield, Ill., 1960.

Meyer, A.: Substitutive Activity and Reaction Types. In: Studies in Psychiatry, Nervous and Mental Disease, Monograph No. 9, 1: 155 (1912). Reprinted in Ref. 115, S. 193–206.

Müller, Ch.: Die Psychotherapie der Psychosen. Fortschr. Neurol. Psychiat. *27* (1959).

Muynck, R. U. de, T. Forster: Selbstsicherheitstraining. Handbuch der Verhaltenstherapie (Hrsg. Chr. Kraiker) S. 351. Kindler 1974.

Neumann, H.: Leitfaden der Psychiatrie. Breslau 1883.

Norris, V.: A Statistical Study of the Influence of Marriage on the Hospital Care of the Mentally Sick. J. ment. Sci. *102:* 428 (1956).

Panse, F.: Untersuchungen über Verlauf und Prognose beim manisch-depressiven Irresein. Mschr. Psychiat. Neurol. *56* (1924).

Panse, F.: Die psychische Gefährdung durch Großstadtleben und Industriearbeit. Festschrift Adolf Bach, II. Teil, Ludwig-Röhrscheid-Verlag, Bonn 1921. Heft 1/4 (1956).

Paracelsus, T.: Zitat S. 2. In: H.-J. Haase (Hrsg.): Amnestische Psychosyndrome im mittleren und höheren Lebensalter. Springer, Berlin, Göttingen, Heidelberg 1959.

Paulmann, L.: (Pers. Mitt.)

Perris, C.: A Study of Bipolar (Manic-Depressive) and Unipolar Recurrent Depressive Psychosis. Acta psychiat. scand. Suppl. *42* (1964).

Petrilowitsch, N.: Zur Problematik depressiver Psychosen. Arch. Psychiat. *202:* 440 ff. (1961/62).

Petrilowitsch, W.: Abnorme Persönlichkeiten. Karger, Basel, New York 1960.

Pinel: Zitat S. 3. In: H.-J. Haase (Hrsg.): Amnestische Psychosyndrome im mittleren und höheren Lebensalter. Springer, Berlin, Göttingen, Heidelberg 1959.

Pfeiffer, W. M.: Die Symptomatik der Depression in transkultureller Sicht. In: Das depressive Syndrom. 20, 161. Urban & Schwarzenberg, München, Wien, Berlin 1969.

Pflug, B., R. Tölle: Therapie endogener Depression des Schlafentzugs. Nervenarzt *42:* 117, 173 (1971).

Rado, S.: Psychodynamics of Depression from the Etiologic Point of View. Psychosom. Med. *13:* 51 (1951).

Rado, S.: The Problem of Melancholia. Int. J. Psycho-Analysis *9:* 420 (1928).

Richter, D.: Schizophrenie. Thieme, Stuttgart 1957.

Riemann, F.: Z. Psychosomat. *8,* 2.

Riemann, F.: Grundformen der Angst. Reinhardt, München, Basel 1965.

Riesman, D.: Some Informal Notes on American Churches and Sects. Confluence *4:* 127 (1955).

Riesman, D., N. Glazer, R. Denney: The Lonely Crowd. Yale, New Haven, Conn., 1950.

Ringel, E.: Indikationen zu ärztlichem Eingreifen bei Selbstmorddrohung und Selbstmordversuch. Wien. med. Wschr. *111:* 949–952 (1965).

Rohracher, H.: Einführung in die Psychologie. Urban & Schwarzenberg, Wien 1948.

Salter, A.: Conditioned Reflex Therapy. In: J. Wolpe, A. Salter, L. J. Reyna (Hrsg.): The Conditioning Therapies. Holt, Rinehart & Winston, New York 1964.

Scheler, M.: Die Stellung des Menschen im Kosmos. 50. Nymphenburger Verlagsbuchhandlung, München 1947.

Schneider, K.: Klinische Psychopathologie. 166 f. Thieme, Stuttgart 1959.

Schou, M.: Lithium als Psychopharmakon. Fortschr. Neurol. Psychiat. *37:* 349 (1969).

Schulte, W.: Die Entlastungssituation als Wetterwinkel für Pathogenese und Manifestation neurologischer und psychiatrischer Krankheiten. Nervenarzt *22:* 140 f., 172 (1951).

Schulte, W.: Der Schlafentzug und seine Folgen. Med. Klin. *91:* 969 (1959).

Schulte, W.: Nicht traurig sein können im Kern melancholischen Erlebens. Nervenarzt *32:* 314, 23, 24 (1961).

Schultz-Hencke, H.: Lehrbuch der Traumanalyse. Thieme, Stuttgart 1949.

Schultz-Hencke, H.: Lehrbuch der analytischen Psychotherapie. Thieme, Stuttgart 1951.

Schwidder, W.: Neopsychoanalyse (Schultz-Hencke). In: Handbuch der Neurosenlehre und Psychotherapie. Bd. III. Urban & Schwarzenberg, München, Berlin 1959.

Sheldon, W. H., S. S. Stevens, W. B. Tucker: The Varieties of Human Physique. Harper, New York 1940.

Shimoda, M.: Über den prämorbiden Charakter des manisch-depressiven Irreseins, Psychiat. Neurol. jap. *45:* 101, 61 f. (1961).

Shinfuku, N., S. Ihda: Über den prämorbiden Charakter der endogenen Depressions-Immodithymie (später Immobilithymie) von Shimoda. Fortschr. Neurol. Psychiat. *37:* 545, 61 (1969).

Slater, E. T. O.: Genetics in Psychiatry. J. ment. Sci. *90:* 17 (1944).

Slater, E. T. O.: The Inheritance of Manic-Depressive Insanity and Its Relation to Mental Defect. J. ment. Sci. *82:* 626 (1936).

Spitz, R. A.: Anaclitic Depression. In: The Psychoanalytic Study of the Child. Vol. 2, S. 313. Internat. Univ. Press, New York 1946.

Spitz, R. A.: Über psychosomatische Epidemien des Kindesalters. Psyche *4:* 17, 38 (1950/51).

Stenstedt, A.: A study in manic-depressive psychosis, clinical, social and genetic investigation. Acta psychiat. scand. Suppl. *79,1:* 32 (1952).

Stenstedt, A.: Genetics of neurotic depressions. Acta psychiat. scand. *42:* 392 (1966).

Strömgren, E.: Klassifizierung der Depressiven. In: Das depressive Syndrom. Urban & Schwarzenberg, München, Wien, Berlin 1966.

Tellenbach, H.: Melancholie. 2. Aufl. Springer, Berlin, Heidelberg, New York 1974.

Tellenbach, H.: Mißerfolge der Pharmakotherapie von Depressionen. In: Begleitwirkung und Mißerfolge der psychiatrischen Pharmakotherapie. Thieme, Stuttgart 1964.

Tellenbach, H.: Jahrbuch für Psychologie, Psychotherapie und medizinische Anthropologie. Alber, Freiburg, München. 17. Jahrg., 1/2 (1969).

Thiemann, E.: Die affektive Psychose. VIII, S. 180. Enke, Stuttgart 1960.

Tyrer, P., J. Candy, D. Kelly: Phenelzine in Phobic Anxiety: a Controlled Trial. Psychol. Med. *3:* 120 (1973).

Völkel, H.: Neurotische Depression. Thieme, Stuttgart 1959.

Wagner, H.: Lithiumsalze bei affektiven Psychosen. Eine wirksame und ungefährliche Behandlungsmethode? Dissert. Düsseldorf 1973.

Weitbrecht, H. J.: Zur Typologie depressiver Psychosen. Fortschr. Neurol. Psychiat. *20:* 247, 84, 153, 162 f., 170 (1952).

Weyer, J.: Zitat S. 19/20. In: Ackerknecht, E. H..

Wilke, J.: Nachuntersuchung Schizophrener in der Remission während ambulanter Behandlung mit Langzeitneuroleptika unter besonderer Berücksichtigung depressiver Symptomatik. Dissertation, Med. Fakultät der Universität Düsseldorf, 1973.

Winkler, W. Th.: Formen existentieller Depressionen und ihre psychotherapeutische Behandlung. Regensburger Jahrbuch für ärztliche Fortbildung *6:* 236, 80 (1957/58).

Winokur, G.: Genetic and Clinical Factors Associated with Course in Depression. Pharmakopsychiat. *7:* 122 (1974).

Wolpe, J., P. J. Lang: A Fear Survey Schedule for the Use in Behaviour Therapy. Beh. Res. Ther. *2* (1964).

Wolpe, J.: Reciprocal Inhibition as the Main Basis of Psychotherapeutic Effects. Arch. Neurol. Psychiat. *72* (1954).

Wolpe, J.: Psychotherapy by Reciprocal Inhibition. Stanford University Press, Stanford 1958.

Wolpe, J.: Conditioned Inhibition of Craving in Drug-Addiction: A Pilot Experiment. Beh. Res. and Ther. *2* (1965).

Wulff, E.: Der Hypochonder und sein Leib. Nervenarzt *29:* 60, 137 (1958).

Wulff, E.: Psychiatrischer Bericht aus Vietnam. In: Petrilowitsch, N. (Hrsg.): Beiträge zur vergleichenden Psychiatrie. Bd. 1. Karger, Basel 1967.

Wyrsch, J.: Über Depressionen. In: Acta psychosomatica Nr. 1, J. R. Geigy AG, Basel 1958.

Yap, D. M.: Phenomenology of Affective Disorder in Chinese and Other Cultures. In: De Reuck, A. V. S., R. Porter (Hrsg.): Transcultural Psychiatry. Ciba Found. Symposium, London 1965.

Zerbin-Rüdin, E.: Genetische Aspekte der endogenen Psychosen. Fortschr. Neurol. Psychiat. *39:* 459 (1971).

Zerbin-Rüdin, E.: Genetik der Depressionen. Vortrag vor der Med. Gesellschaft von Oberösterreich, 1974.

Zerbin-Rüdin, E.: Die vielschichtigen Beziehungen der endogenen Psychosen in genetischer Sicht. In: Schizophrenie und Zyklothymie, Ergebnisse und Probleme. Thieme, Stuttgart 1969.

Zerssen, D. v., D. M. Köller, E. R. Rey: Objektivierende Untersuchungen zur prämorbiden Persönlichkeit endogener Depressiver. In: Das depressive Syndrom. Urban & Schwarzenberg, München, Berlin, Wien 1969.

Zerssen, D. v., D. M. Köller, E. R. Rey: Die prämorbide Persönlichkeit von endogenen Depressiven. Confin. Psychiat. 13, 156, 36, 67, 113, 183 (1970).

Zilboorg, G.: Depressive Reactions Related to Parenthood. In: Manic-Depressive Psychosis. Vol. XI. Williams & Wilkins, Baltimore 1931.

Zilboorg, G.: Manic-Depressive Psychosis. In: Lorand, S.: Psychoanalysis Today. Internat. Univ. Press, New York 1944.

Zutt, J.: Über Daseinsordnungen. Nervenarzt *24* (1953).

Zutt, J., C. Kulenkampff: Das paranoide Syndrom in anthropologischer Sicht. Springer, Berlin, Göttingen, Heidelberg 1958.

Zutt, J.: Blick und Stimme. Nervenarzt *28* (1957).

Verzeichnisse der im Text erwähnten Präparate

1. Deutsche Handelsnamen – Generische Namen

Deutsche Handelsnamen	Generische Namen
Acetexa 197, 198	Nortriptylin
Adumbran 192	Oxazepam
Agedal 195	Noxiptilin
Alival 197	Nomifensin
Allotropal 192	Methylpentynol
Anafranil 198, 200	Clomipramin
Aneural 192	Meprobamat
Aolept 194	Periciazin
Aponal 198	Doxepin
Atarax 192	Hydroxyzin
Atosil 192	Promethazin
Aventyl 197, 198	Nortriptylin
Calmonal 192	Meclozin
Chloraldurat 196	Chloralhydrat
Ciatyl 196	Clopenthixol
Cyrpon 192	Meprobamat
Dartal 195	Thiopropazat
Decentan 195	Perphenazin
Dipiperon 194	Pipamperon
Distraneurin 196	Clomethiazol
Dociton 211	Propranolol
Dogmatil 194, 206	Sulpirid
Dominal 194	Prothipendyl
Esucos 194	Dixyrazin
Fluanxol 195	Flupentixol
Forit 194	Oxypertin
Gamaquil 192	Phenprobamat
Glianimon 195	Benperidol
Haloperidol 195	Haloperidol
Hypnorex 211	Lithiumcarbonat
Inofal 194	Sulforidazin
Istonil 198	Dimetacrin
Jalonac 195	Trifluoperazin, Amobarbital
Jatroneural 195	Trifluoperazin
Jatrosom 185, 186, 190, 201, 203, 204, 205, 206	Trifluoperazin, Tranylcypromin

Deutsche Handelsnamen	Generische Namen
Laroxyl 198	Amitriptylin
Leponex 194	Clozapin
Librium 192, 193, 198	Chlordiazepoxid
Limbatril 193, 198	Amitriptylin
Lithium-Sigletten	Lithiumcarbonat
Luvatrena 195	Methylperidol = Moperon
Lyogen 195	Fluphenazin
Marplan 201	Isocarboxazid
Marsilid 201	Iproniazid
Maximed 197	Protriptylin
Mayeptil 195	Thioproperazin
Meclizine 192	Meclozin
Megaphen 193, 194, 199	Chlorpromazin
Melleril 193	Thioridazin
Miltaun 192	Meprobamat
Mogadan 192	Nitrazepam
Nardil 201	Phenelzin
Neurocil 194, 196	Levomepromazin
Niamid 201	Nialamid
Nipodal 194	Prochlorperazin
Nobrium 192	Medazepam
Nortrilen 197, 198	Nortriptylin
Noveril 198, 199	Dibenzepin
Omca 195	Fluphenazin
Orap 195	Pimozid
Orbinamon 195	Tiotixen
Paraldehyd 196	Paraldehyd
Parnate 201	Tranylcypromin
Pasaden 194	Homofenazin
Pertofran 197, 198	Desipramin
Ponsital 195	Imiclopazin
Praxiten 192	Oxazepam
Protactyl 193	Promazin
Psyquil 194	Triflupromazin
Quilonum retard 211	Lithiumcarbonat
Randolectil 195	Butaperazin
Saroten retard 198, 200	Amitriptylin
Sedalande 194	Fluanison
Sedaraupin-forte 195	Reserpin
SEE (Scopolamin, Ephedrin, Eukodal = Scophedal) 200	
Serpasil 165	Reserpin
Sinquan 198	Doxepin
Stangyl 198	Trimipramin
Surmontil 198	Trimipramin

Deutsche Handelsnamen	Generische Handelsnamen
Taractan 194	Chlorprothixen
Tavor 192	Lorazepam
Taxilan 193, 196	Perazin
Tofranil 197, 198, 199, 205, 206, 207	Imipramin
Tolvin 198, 199	Mianserin
Tranxilium 192	Dikaliumchlorazepat
Trausabun 198	Melitracen
Triperidol 195	Trifluperidol
Truxal 194	Chlorprothixen
Tryptizol 198	Amitriptylin
Valium 192, 196	Diazepam
Verophen 193	Promazin
Visken 211	Pindolol

2. Generische Namen – Deutsche Handelsnamen

Generische Namen	Deutsche Handelsnamen
Amitriptylin 198, 200, 207	Laroxyl, Tryptizol, Saroten retard
Benperidol 195	Glianimon
Butaperazin 195	Randolectil
Chloralhydrat 196	Chloraldurat
Clordiazepoxid 192, 193, 198	Librium
Chlorpromazin 193, 194, 199	Megaphen
Chlorprothixen 194	Truxal, Taractan
Clomethiazol 195	Distraneurin
Clomipramin 198, 200	Anafranil
Clopenthixol 194	Ciatyl
Clozapin 194	Leponex
Desipramin 197, 198, 207	Pertofran
Diazepam 192, 196	Valium
Dibenzepin 198, 199	Noveril
Dikaliumchlorazepat 192	Tranxilium
Dimetracrin 198	Istonil
Dixyrazin 194	Esucos
Doxepin 198	Aponal, Sinquan
Fluanison 194	Sedalande
Flupentixol 195	Fluanxol
Fluphenazin 195	Lyogen, Omca
Haloperidol 195	Haloperidol
Homofenazin 194	o-Pasaden
Hydroxyzin 192	Atarax

Generische Namen	Deutsche Handelsnamen
Imiclopazin 195	Ponsital
Imipramin 190, 197, 198, 199, 201, 203, 205 207	Tofranil
Iproniazid 201	Marsilid
Isocarboxazid 201	Marplan
Levomepromazin 194, 196	Neurocil
Lithiumcarbonat 211	Lithium-Sigletten, Hypnorex, Quilonum retard
Lorazepam 192, 196	Tavor
Meclozin 192	Meclizine, Calmonal
Medazepam 192	Nobrium
Melitracen 198	Trausabun
Meprobamat 192	Aneural, Cyrpon, Miltaun
Methylperidol 195	Luvatrena
Methylpentynol 192	Allotropal
Mianserin 198, 199	Tolvin
Nialamid 201	Niamid
Nitrazepam 192	Mogadan
Nomifensin 197	Alival
Nortriptylin 197, 198, 207	Acetexa, Aventyl, Nortrilen
Noxiptilin 197	Agedal
Oxazepam 192	Adumbran, Praxiten
Oxypertin 194	Forit
Paraldehyd 196	Paraldehyd
Perazin 193, 194	Taxilan
Periciazin 194	Aolept
Perphenazin 195	Decentan
Phenelzin 201	Nardil
Phenprobamat 192	Gamaquil
Pimozid 195	Orap
Pindolol 211	Visken
Pipamperone 193	Dipiperon
Prochlorperazin 194	Nipodal
Promazin 193	Protactyl, Verophen
Promethazin 192	Atosil
Propranolol 211	Dociton
Prothipendyl 194	Dominal
Protriptylin 197	Maximed
Reserpin 165, 195, 203	Serpasil, Sedaraupin-forte
SEE (= Scopolamin, Ephedrin, Eukodal = Scophedal) 200	
Spiperon 195	Spiroperidol
Sulforidazin 194	Inofal
Sulpirid 194, 206	Dogmatil

Generische Namen	Deutsche Handelsnamen
Thiopropazat 195	Dartal
Thioproperazin 195	Mayeptil
Thioridazin 193	Melleril
Tiotixen 195	Orbinamon
Tranylcypromin 201, 206	Parnate (in Jatrosom)
Trifluoperazin 195, 201	Jatroneural (in Jalonac)
Trifluperidol 195	Triperidol
Triflupromazin 194	Psyquil
Trimipramin 198	Surmontil, Stangyl

3. Generische Namen – Handelsnamen verschiedener Länder

Generische Namen	Handelsnamen verschiedener Länder			
	BRD	USA	Frankreich	Schweiz
Amitriptylin	Laroxyl			
	Tryptizol			
	Saroten retard			
Benperidol	Glianimon	Benperidol „Mc Neil"	Frenactil	
Butaperazin	Randolectil in Neuronal retard			
Chloralhydrat	Chloraldurat			
Chlordiazepoxid	Librium			
Chlorpromazin	Megaphen		Largactil	
Chlorprothixen	Truxal			
	Taractan			
	Truxaletten			
Clomethiazol	Distraneurin		Hémineurine	
Clomipramin	Anafranil			Anafranil
Clopenthixol	Ciatyl	Sordinol		Sordinol
Clozapin	Leponex			
Desipramin	Pertofran	Norpramin		
Diazepam	Valium			
Dibenzepin	Noveril			
Dikaliumchlorazepat	Tranxilium			
Dimetacrin	Istonil			
Dixyrazin	Esucos			
Doxepin	Aponal	Curatin		
	Sinquan	Doxepin		
Fluanison	Sedalande		Sédalande	
	Solu-Sediv ad us. vet.			
Flupentixol	Fluanxol			Fluanxol
Fluphenazin	Lyogen			
	Dapotum			
	Omca			

Generische Namen	Handelsnamen verschiedener Länder			
	BRD	USA	Frankreich	Schweiz
Haloperidol	Haloperidol			
Homofenazin	Pasaden			
Hydroxyzin	Atarax			
Imiclopazin	Ponsital			
Imipramin	Tofranil			
Iproniazid	Marsilid			
Isocarboxazid	Marplan			
Levomepromazin	Neurocil	Veractil		
Lithiumcarbonat	Lithium-Sigletten			
Lorazepam	Tavor			
Meclozin	Bonamine			
	Calmonal			
	Meclizine			
	Peremesin			
Medazepam	Nobrium			
Melitracen	Trausabun			
Meprobamat	Aneural			
	Cyrpon forte			
	Meprocompren			
	Meprosa			
	Miltaun			
	Restenil			
	Sonja			
	Urbilat			
Methylperidol	Luvatrena			
Methylpentynol	Allotropal			
	Atempol-Norgine			
	Miramel forte			
Mianserin	Tolvin			
Nialamid	Niamid			
Nitrazepam	Mogadan	Mogadon	Mogadon	Mogadon
Nortriptylin	Acetexa	Allegron	Psychostyl	
	Nortrilen	Aventyl		
Noxiptylin	Agedal			
Oxazepam	Adumbran		Séresta	
	Praxiten	Serax		
Oxycodon	Eubine			
	Eukodal			
Oxypertin	Forit	Intergrin		
Paraldehyd	Paraldehyd			
Periciazin	Aolept		Neuleptil	
Perphenazin	Decentan	Fentazin	Trilifan	
		Trilafon		
Phenelzin	Nardil	Nardelzine		
		Nardil		

| Generische Namen | Handelsnamen verschiedener Länder | | | |
	BRD	USA	Frankreich	Schweiz
Phenprobamat	Gamaquil			Quamaquil
Pimozid	Orap			
Pipamperon	Dipiperon			
Prochlorperazin	Nipodal	Compazine	Témentil	
Promazin	Protactyl			
	Verophen			
Promethazin	Atosil	Phenergan	Phénergan	
Propranolol	Dociton			
Prothipendyl	Dominal			
Protriptylin	Maximed	Triptil		Concordin
Reserpin	Helfoserpin			
	Sedaraupin-forte			
	Serpasil			
SEE (Scopolamin, Ephedrin, Eukodal = Scophedal)				
Sulpirid	Dogmatil			
Thiopropazat	Dartal	Dartal		
		Dartalan		
Thioproperazin	Mayeptil			
Thioridazin	Melleretten			Melleretten
	Melleril retard			Melleril retard
Tiotixen	Orbinamon	Navane		
		Tiotixene		
Tranylcypromin	Parnate	Parnate	Tylciprine	
Trifluoperazin	Jatroneural			
	(in Jalonac)			
Trifluperidol	Triperidol	Trifluperidol		
Triflupromazin	Psyquil			
Trimipramin	Stangyl	Surmontil	Surmontil	
	Surmontil			

Sachverzeichnis

Siehe auch Verzeichnisse der Präparate, S. 233–239